中医教·学经典备课笔记

金匮要略

南京中医学院(南京中医药大学) 编著
王忠山 审校

上海科学技术出版社

图书在版编目(CIP)数据

金匮要略 / 南京中医学院(南京中医药大学)编著
—上海:上海科学技术出版社,2018.1(2022.10重印)

中医教·学经典备课笔记

ISBN 978-7-5478-3754-2

Ⅰ.①金… Ⅱ.①南… Ⅲ.①《金匮要略方论》
Ⅳ.①R222.3

中国版本图书馆 CIP 数据核字(2017)第 257852 号

内容提要

本书是南京中医学院(现南京中医药大学)金匮教研组的教学备课资料,全书分 22 篇。为了便于证候分析,充分地表达"辨证论治"的精神,依据每篇特点,按照因、证、脉、治等,将原书条文重新作了一次编排,在不失原书精神的前提下使其系统化起来。至于对条文的讲解,多采用分析、综合和对比的方法,便于读者领会。在编写体裁上,除每篇首冠概说,终加结语外,绝大部分都有阶段小结,便于上下联系,前后呼应。此外,还附参考资料,以便教学时根据需要,加以取舍。

本书经过集体备课,课堂讲授,多次修改而成,可供中医教学之用,亦可供中西医自学和参考。

金匮要略
南京中医学院(南京中医药大学) 编著

上海世纪出版(集团)有限公司
上 海 科 学 技 术 出 版 社 出版、发行
(上海市闵行区号景路 159 弄 A 座 9F-10F)
邮政编码 201101 www.sstp.cn
常熟市华顺印刷有限公司印刷
开本 787×1092 1/16 印张 20.75
字数:320 千字
2018 年 1 月第 1 版 2022 年 10 月第 4 次印刷
ISBN 978-7-5478-3754-2 / R·1482
定价:52.00 元

本书如有缺页、错装或坏损等严重质量问题,
请向工厂联系调换

出版说明

20 世纪 50 年代始，我国中医药高等院校相继建立，当时尚无规范统一的教材可供使用，于是南京中医学院（现南京中医药大学）组织了一批造诣精湛、颇孚众望的中医药学专家，将多年来的读书、备课笔记及资料加以整理修改，并听取多方面意见后著成教学参考资料，由上海科学技术出版社等多家出版社相继出版。这批教参的出版创国内中医药院校之先河，亦是此后各类、各版教材的重要参考，含金量颇高。由于时代相隔较长，现在这批经典教参踪迹难觅，很多读者求索无门。

基于此，我社组织南京中医药大学相关学科力量和专家学者，重刊此系列教参，并以“中医教·学经典备课笔记”为丛书名出版。本套丛书的主要特点：一是内容精粹，经典实用，原汁原味地再现了 20 世纪五六十年代我国高等中医教学工作实际，同时也反映了老一代中医药大家的学术观点、教学经验，对当今中医后学有极大的参考价值。二是文字简洁精练，条理清晰，书中采用了大量图表的形式把重点进行扼要归纳，便于读者理解和记忆。同时，阅读本书，我们还可以从中领略到中医老校以及老一代中医大家在教学工作中集思广益、学风严谨、治学朴实、精雕细琢的可贵品质，以及为传承中医、编著岁月精品的崇高精神！

本次重刊的原则，我们除了以简体字版本呈现，并对原著中少数字词错误或体例不当之处给予一一修正，使质量更臻优良之外，基本上保持教参的原貌，不增加或发挥新的知识内容，以彰显原有特色。书中所记载的中药犀角，根据国发(1993)39 号、卫药发(1993)59 号文，属于禁用之列，书中所述相关内容仅作文献参考，在临证处方时请用相应的代用品。

我们殷切希望各位读者在阅读本丛书之后，对不足之处给予批评指正，也请给予我们鼓励和支持，我们将在此基础上，加倍努力地将更多、更好的医著整理出来，奉献给广大读者！

上海科学技术出版社

2017 年 8 月

前　言

《金匮要略》是一部杂病学的经典著作，内容包括 40 多种疾病，记载了 260 多个方剂。其中绝大部分是论述内科范畴的疾病，但也有一部分涉及外科和妇人妊娠、产后及杂病。

由于本书对杂病的因、证、脉、治以及所举方剂都有其实用价值，所以直到现在对中医杂病的临床还具有指导作用，为学习中医学的一部必读之书。

这本《金匮教学参考资料》，是我组教师几年来的教学备课笔记。1958 年经我院第三期进修一班全体学员，在课堂学习和备课试讲的同时，综合了各方面的意见，加以整理修改，油印成册。1959 年复由我院第二期教研班的一、二两班学员，以同样的情况，在原有资料的基础上进行一次综合性的补充和整理；最后由我组加以审阅和全面修正而成。

这本参考资料的编写目的，是供这门课程在教学上的参考。但毕竟由于我们对这部古典著作钻研不够，教学经验不足，无可讳言地在内容上还存在着一些缺点或错误，希望读者多多予以批评指教。

南京中医学院

1959 年

目　录

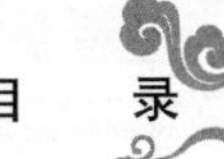

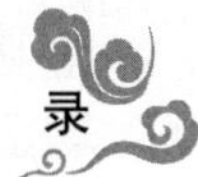

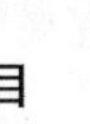
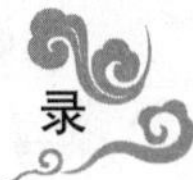

脏腑经络先后病脉证第一

本篇内容是以内外环境统一性的整体观念和阴阳五行学说等，论述脏腑经络先后患病的一般规律，以及诊治疾病的法则。其中包括预防、病因、病理、诊断、治则、预后和护理等各个方面。这相当于杂病治疗学的总论，实为全书的总纲和以后各篇的一般法则。

一、预防医学和病因

问曰：上工①治未病，何也？师曰：夫治未病者，见肝之病，知肝传脾，当先实脾；四季脾王②不受邪，即勿补之。中工不晓相传，见肝之病，不解实脾，惟治肝也。夫肝之病，补用酸，助用焦苦，益用甘味之药调之。酸入肝，焦苦入心，甘入脾；脾能伤肾，肾气微弱则水不行，水不行则心火气盛，则伤肺，肺被伤则金气不行，金气不行则肝气盛，则肝自愈，此治肝补脾之要妙也。肝虚则用此法，实则不在用之。《经》曰："虚虚实实，补不足，损有余。"是其义也。余脏准此。(1)*

［**词解**］ ① 上工：古时就医师的医疗技术分为三等，如治病效果能愈十分之九的为上工，十分之七为中工，十分之六为下工(《灵枢·邪气脏腑病形》)。意思是说：上工是理论与经验最丰富的医生。

② 四季脾王："王"同旺。"四季脾王"，是四季之末各十八日，为脾土当旺之时。

---

* 数目字系示原文第 1 节，下同。

［**提示**］ 用五行制化理论，举例说明预防性治疗的方法和脏腑疾病传变的规律。

［**讨论**］ 所谓“治未病”，包含有预防意义。①未病前的一般预防——防止疾病发生。②已病后的预防性治疗——防止疾病传变。

这里所说，是指已病后对未病的脏腑在治疗上的预防措施，与一般的预防意义略有不同。

本节应分为四段，分别讨论如下。

“问曰：上工治未病……惟治肝也”为一段。是说明上工治未病的意义，并指出肝实的治法。“实脾”即是调补脾。肝病传脾，即所谓木旺侮土，就必须补脾以防传变。四季之末（春、夏、秋、冬每季之最后十八日）为脾土当旺之时。脾旺则不受邪，可以不补。这是因为脏病惟虚者受邪，实则不受，脏邪惟实则能传，虚则不传；故治肝实的必先实脾以防传变，治肝虚的必补本体以防外侮。这是五行生克规律在治疗上的具体运用。

一般的医生（中工）不知这种规律，见到肝病就不了解实脾的重要，仅知肝病治肝，忽略了照顾整体，这是不全面的；而且病势发展，就必然会造成肝病未已而脾病又起的不良后果。于此可见，预防性治疗对于疾病预后的好坏，起着极其重要的作用。

“夫肝之病……益用甘味之药调之”为第二段，是指出肝虚的治法。按五味配五脏是：酸入肝，焦苦入心，甘入脾。《素问·阴阳应象大论》云：“木生酸，酸生肝。”所以肝病不足，在补用酸的同时，还要用焦苦的药物来补助；因焦苦入心，心属火，为肝木之子。《千金方》云：“心王则气感于肝。”肝虚而用焦苦，也就是“子能令母实”的道理。再加上甘味药来调和其脾，此即《难经·十四难》所说的“损其肝者缓其中”，《素问·脏气法时论》“肝苦急，急食甘以缓之”的意义。

“酸入肝……实则不再用之”为第三段，是解释上面五行相制疗法的意义。因为肝木既虚，肺金必侮所胜，所以在肺金未侮肝木之前，就得用酸味药来补肝的本体，用苦味药以助心火。助心火有三种意义：①心王可以感气于肝。②心王可以不泄肝气。③心火王可以制约肺金，肺金受制，则木不受克而肝病自愈。必须注意，这虽是补脾治肝的主要道理，但只能用于肝虚，不能用于肝实。“伤”字应作“制”字解。

“《经》曰：虚虚实实……是其义也”为第四段，是总结上文肝实和肝虚的治疗大法，突出虚者当补其不足，实者当损其有余的精神，如违反这种治则，就要犯虚虚实实的错误。至于“虚虚实实，补不足，损有余”数句中的“虚虚实实”一句，也可作为虚者当按虚证治疗，实者当按实证治疗来解释，这样就与下文“补不足，损有余”两句联系起来。

“余脏准此”，说明本节仅是用肝病作为举例而已，其他诸脏可以类推。

总而言之，本节是根据五行学说的相制理论，举肝病为例，说明“治未病”在预防疾病传变方面的重要意义。其主要精神在于指出脏腑间具有相互联系和相互制约的密切关系，从而体现出在处理疾病时，必须从局部照顾到整体。

［**参考资料**］《难经·七十七难》：“《经》言上工治未病，中工治已病者，何谓也？然，所谓治未病者，见肝之病，则知肝当传之与脾，故先实其脾气，无令得受肝之邪，故曰治未病焉。中工治已病者，见肝之病，不晓相传，但一心治肝，故曰治已病也。”

《难经·八十一难》：“《经》言，无实实，无虚虚，损不足而益有余。”

尤在泾：“《素问》云，邪气之客于身也，以胜相加，肝应木而胜脾土，是以知肝病当传脾也……补用酸者，肝不足则益之，从其本味也，与内经以辛补之之说不同。然肝以阴脏而含生气，以辛补者，所以助其用；补用酸者，所以益其体……助用焦苦者，《千金》所谓心王则气感于肝也。益用甘味之药调之者，越人所谓损其肝者缓其中也。‘酸入肝’以下十五句，疑非仲景原文，类后人谬添注脚，编书者误收之也……”

夫人禀五常①，因风气②而生长。风气虽能生万物，亦能害万物，如水能浮舟，亦能覆舟。若五脏元真通畅，人即安和。客气邪风③，中人多死。千般疢难④，不越三条：一者，经络受邪入脏腑，为内所因也；二者，四肢九窍，血脉相传，壅塞不通，为外皮肤所中也；三者，房室金刃虫兽所伤。以此详之，病由都尽。

若人能养慎，不令邪风干忤经络，适中经络，未流传腑脏，即医治之，四肢才觉重滞，即导引⑤吐纳⑥，针灸膏摩⑦，勿令九窍闭塞；更能无犯王法，禽兽灾伤，房室勿令竭乏，服食⑧节其冷热苦酸辛甘。不遗形体有衰，病则无由入其腠理⑨。腠者，是三焦通会元真⑩之处，为血气所注；理者，是皮肤脏腑之文理也。（2）

［**词解**］ ① 五常：谓五行运化的常道。礼记：“合生气之和，道五常之行。”郑玄注：“生气，阴阳也；五常，五行也。”仲景《伤寒论》自序：“夫天布五行以运万类，人禀五常以有五脏。”

② 风气：不单指风，是四时气候的概括。

③ 客气邪风：指不正常的气候。“邪风”概括六淫而言。

④ 疢难：即疾苦。“疢”音趁，“难”读去声。

⑤ 导引：相当于一种体育疗法。《一切经音义》说：“凡人自摩自捏，伸缩手足，除劳去烦，名曰导引；若使别人握搦身体，或摩或捏，即名按摩也。”

⑥ 吐纳：是一种调整呼吸的方法。《道书》：“口吐浊气曰吐故，鼻纳清气曰纳新。”此相当于气功疗法。

⑦ 膏摩：是用药膏来摩擦体表一定部位的一种外治法。

⑧ 服食：即衣服饮食。《灵枢·师传》：“食饮衣服，亦欲适寒温。”

⑨ 腠理：“腠”是肌腠，乃周身气血凑会之处；“理”是皮肤脏腑的纹理。

⑩ 元真：真气的简称，就是正气，是人体正常的生命活动功能。

［**提示**］ 说明人体和自然界之间的密切关系，疾病发生的原因，以及预防的方法。

［**讨论**］ 人与自然界的关系：前人认为“五行”的金、木、水、火、土是构成一切物体的基本物质元素，人体的组织脏器也同样如此，所以说：“人禀五常，以有五脏。”“禀”有受的意义。

人体生存于自然环境中，与四时气候——“风气”，息息相关。四时气候有正常和反常的变化，正常的气候固然能促使万物生长，反之，不正常的气候，如天应温而反寒，或天应寒而反温，即所谓“客气邪风”，就能伤害万物，而成为致病因素。所以本书作者用“水能浮舟，亦能覆舟”来说明这个道理。

致病因素能否导致疾病，还视人的对外适应能力强弱而决定。如果人体正气充盛，营卫通畅，就能够适应反常气候的变化，而不受其影响，这与《素问》“人能应四时者，天地为之父母”的道理是一致的。相反地，如果正气衰弱，适应能力减退，这就易于感受外邪，从而发生疾病，甚至引起死亡。所以说“客气邪风，中人多死”。这里的“死”字，亦可作“病”字讲。由此可见，疾病的发生和发展，虽是在外因和内因相互结合下所形成，但主要的还是决定于内因。这是《素问·遗篇刺法论》“正气存内，邪不可干”，《素问·上古天真论》“精神内守，病安从来”思想的具体发挥。

致病因素的分类：病邪侵犯人体传变的次序，一般是由表传里。由于病邪的特性不同，机体的强弱有异，所以疾病发生可以出现“千般”不同的变化，但归纳

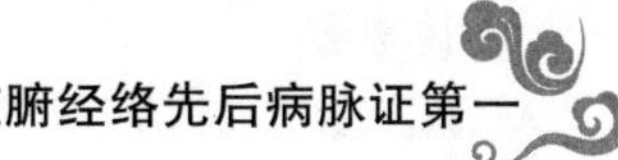

起来，不外三条。

(1) 经络受邪——入脏腑——为内所因也。

(2) 四肢九窍，血脉相传，壅塞不通——为外皮肤所中也。

(3) 房室、金刃、虫兽所伤。

以此详之，病由都尽。

(1) 是经络受邪传到脏腑，因而引起内部病变；(2)是四肢九窍传入血脉，以致壅塞不通，是外部皮肤所引起的疾病；(3)是房室过度，金刃创伤，以及虫兽伤害所引起的疾病。这对后世"三因学说"的创立，具有启发作用。

在此须加以说明的是：仲景对致病因素的归类，是以客气邪风为主。不以内伤、外感为内外，而以脏腑经络为内外。所以邪由经络入脏腑者为深为内，自皮肤流传血脉者为浅为外；至于房室金刃虫兽所伤，则非客气邪风中人之比，与上述脏腑经络的传变无关。这与宋代陈无择以六淫邪气所触为外因，五脏情志所感为内因，饮食房室、跌仆金刃所伤为不内外因的"三因学说"，有所不同。

预防和早期治疗：疾病的原因固然很多，如果人们能内养正气，外慎风寒，就可抵御外邪的侵袭，避免疾病的产生，这是预防疾病的关键。原文"若人能养慎，不令邪风干忤经络"，实是防病的高度原则(图 1-1)。

防病 {养慎——内养正气；不令邪风干忤经络——外慎风寒} 健康

图 1-1 防 病

假如偶然感受外邪，也应早期治疗，如采用导引、吐纳、针灸、膏摩等方法，杜绝疾病的进一步发展，使九窍不至于闭塞不通。所谓养慎，即包括不受刑伤、避免虫兽伤害、节制性欲、注意饮食起居等摄生方法。这样"不使形体有衰"，则病邪无由侵入腠理。因为腠理是气血流行和内脏正气通会的地方，如果人体对外抗御能力减退时，它可成为外邪侵袭的门户。

《素问·四气调神论》上说："圣人不治已病，治未病。夫病已成而后药之，譬犹渴而穿井，斗而铸锥，不亦晚乎？"这是说明中医对于预防是非常重视的。预防疾病的方法如上所述，有饮食起居的注意，气候寒暖的调节，情志思虑的适度等多种方面；但是在病已发生之后，怎样来预防其发展和扩大，这也可以说是预防医学中值得注意的一环。在本篇首先就提出了预防性治疗和早期治疗这两个问题。这种从摄生防病的基础上发展到治疗医学的预防方法，可说是预防医学中的一大进步。

[**参考资料**] 丹波元简:“陶弘景《肘后》百一方,以内疾、外发、他犯三者,分为上、中、下三卷,盖本乎此条,而义少异。无择则依陶氏,所以与本条之旨不同。”

丹波元坚:“然更就服食节其冷热苦酸辛甘句考之,则‘三者房室’下恐脱‘服食’二字,否则彼句内蕴有服食失节乎。”

程云来:“腠理一作膲理,三焦出气,以温肌肉,元真之所凑会,血气之所灌渗也。理者,有粗理,有小理,有密理,有分理,有肉理,此皮肤之理也;腑之环回周叠,脏之厚薄结直,此脏腑之理也。”(《金匮直解》)

问曰:有未至而至①,有至而不至,有至而不去,有至而太过,何谓也?师曰:冬至之后甲子②夜半,少阳③起,少阳之时,阳始生,天得温和。以未得甲子,天因温和,此为未至而至也。以得甲子,而天未温和,为至而不至也。以得甲子,而天大寒不解,此为至而不去也。以得甲子,而天温如盛夏五六月时,此为至而太过也。(8)

[**词解**] ① 未至而至:前“至”字指时令至,后“至”字指那个时令的气候至。以下“至而不至”三句义同。

② 甲子:是用天干、地支配合起来计算年月日的方法。天干十个,地支十二个,互相配合,从甲子始至癸亥终,共六十个。本条“甲子”二字,有代表六十日时间的涵义。

③ 少阳:是代表时令的名称。始于少阳,终于厥阴,三阳三阴各旺六十日,共三百六十日以成一岁。

[**提示**] 指出时令气候的太过不及,能影响人体从而导致疾病。

[**讨论**] 自然界的气候变化,与人体有密切关系,而四季的转移,春温、夏热、秋凉、冬寒,一定要维持常度,才能适合万物的生长收藏;反之,如气候的太过或不及,就能使生物受到阻碍或枯萎,更能影响及人,从而产生疾病。推测气候变化是根据时令季节来观察的,如冬至之后六十日,第一个甲子夜半,正当雨水节,阳气开始生长,气候当温和,这是正常的规律。如未得甲子,即未届雨水节而天气已经温和,则为时令未到而气候已至;如已经六十日(甲子)即已交雨水节,而天气仍严寒未解,为时令已届而寒冬的气候当去不去;如已得甲子,即已交雨水节,而天热如盛夏五六月的气候,则为时令至而气候太过的现象。所有这些,都属反常的现

象。所谓非其时而有其气，是构成六淫外感和时病流行的主要因素（图 1－2）。

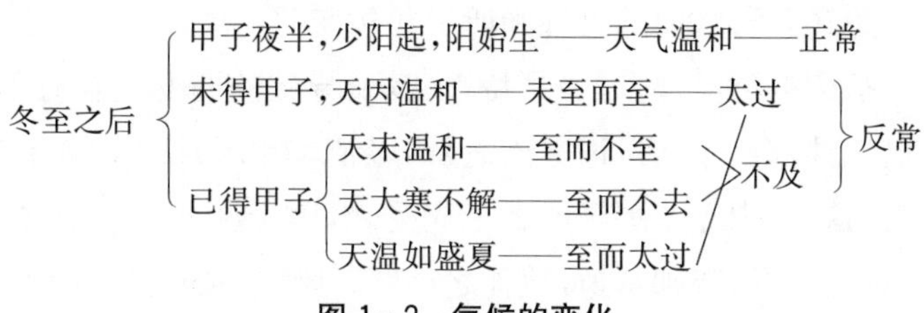

图 1－2　气候的变化

气候的变化，对疾病的形成是有很大影响的，事实上“六淫”的来源，也不外这些道理。《素问・六微旨大论》：“至而不至，未至而至，如何？岐伯曰：应则顺，否则逆，逆则变生，变生则病。”所以本节可作对疾病的诊断、治疗和预测疾病流行的参考。

［**参考资料**］《难经・七难》：“冬至之后得甲子少阳王，复得甲子阳明王，复得甲子太阳王，复得甲子太阴王，复得甲子少阴王，复得甲子厥阴王。王各六十日，六六三百六十日，以成一岁，此三阴三阳之王时日大要也。”

尤在泾：“盖古造历者，以十一月甲子朔夜半冬至为历元。仗此推之，则冬至后六十日当复得甲子。而气盈朔虚，每岁递迁，于是至日不必皆值甲子，当以冬至后六十日花甲一周，正当雨水之候为正。雨水者，冰雪解散而为雨水，天气温和之始也。云少阳起者，阳方起而出地，阳始生者，阳始盛而生物，非冬至一阳初生之谓也。”

……清邪[①]居上，浊邪[②]居下，大邪[③]中表，小邪[④]中里，槃饪[⑤]之邪，从口入者，宿食[⑥]也。五邪中人，各有法度[⑦]，风中于前，寒中于暮，湿伤于下，雾伤于上，风令脉浮，寒令脉急，雾伤皮腠[⑧]，湿流关节，食伤脾胃，极寒伤经，极热伤络。（13 下段）

［**词解**］ ① 清邪：雾露之邪。

② 浊邪：重浊之邪，如水湿之类。

③ 大邪：指风，风性泛散，故称为大。

④ 小邪：指寒，寒性紧迫，故称为小。

⑤ 槃饪：统指饮食物而言。“槃”读馨。“饪”即熟食，如饼类食物等。

⑥ 宿食：食停隔宿不化，故名宿食。（参考第十篇）

⑦ 法度：同规律。

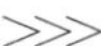

⑧ 皮腠：皮肤腠理的简称。

［**提示**］ 论述各种病因的特性和所引起病变的规律。

［**讨论**］ 病因的种类很多，各具特性，其所导致的病变也各有不同的规律。所谓“清邪居上，浊邪居下”者，谓雾露之邪，轻清本乎天，多居上；重浊之湿邪本乎地，多居下。这与《内经》“因于风者上先受之，因于湿者下先受之”意义相同。风则泛散，故称之大邪；寒则紧迫，故称之小邪。风性轻扬，故先中表；寒性慓悍，故直中里。过食檕香美味食物，以致停食不化，故说“从口入者，宿食也”。“五邪”指风、寒、湿、雾、饮食五种致病因素，其所引起的病变，各有不同的规律，如风为阳邪，故中于午前；寒为阴邪，故中于薄暮。这是说明病邪感袭的时间，亦随病因的性质而异。从病变方面来说：风邪属阳，其性泛散，故令脉缓而浮；寒为阴邪，其性紧迫，故令脉紧而急；雾邪轻清，故伤皮腠体表；湿邪重浊，故流入关节；饮食由口而入，不节则伤脾胃(表1-1)。

关于“大邪、小邪”的问题，历来诸家说法不同，现摘引如下。

(1) 周扬俊：大邪言风，小邪言寒……

(2) 程云来：风寒即大邪，故从表入；檕饪即小邪，故从口入。

(3)《医宗金鉴》：六淫天邪，故名大邪……七情人邪，故名小邪。

(4) 丹波元坚：但注家于大邪、小邪，迂曲费说，甚失经旨，不知三节互相照应，大邪言风，小邪言寒，其文了然，周氏所解殊卓。

表1-1 五 邪

五 邪	特 性	病 位	病 变
风	大邪(泛散)	中表；中于前(午前)	令脉浮
寒	小邪(紧迫)	中里；中于暮	令脉急
雾	清邪	居上；伤于上	伤皮腠
湿	浊邪	居下；伤于下	流关节
宿 食	檕饪之邪	伤于中	伤脾胃

至于“极寒伤经，极热伤络”二句，是总结上文而言。《内经》：“以直行者为经，横行者为络；经在里属阴，络在外属阳。热气归阳，所以伤络；寒气归阴，所以伤经。”五邪中人，虽各有法度，但总的来说，不外阳邪亲上，阴邪亲下，热气归阳，寒气归阴，以类相从的道理。这是从自然气候的性质结合到发病过程的实际而

认识的。这些规律，能使我们在临床上分析病位的在上在下、在表在里，性质属阴、属阳，是清邪、还是浊邪，从而进行正确的诊断和治疗，这在医学领域里是很重要的。

［**参考资料**］ 丹波元坚："陶氏《本草》序例曰：夫病之所由来虽多端，而皆关于邪；邪者不正之目，谓非人身之常理，风寒暑湿，饥饱劳逸，皆各是邪，非独鬼气疫疠者矣。本条邪字得此言而始明矣。"

问曰：《经》云，厥阳[①]独行。何谓也？师曰：此为有阳无阴，故称厥阳。（10）

［**词解**］ ① 厥阳："厥"作气逆或凌上解。厥阳是阳气偏胜，阳无阴涵，而为孤阳，有升无降，独行于上。

［**提示**］ 说明人体阴阳失去平衡，形成病理上的厥阳独行。

［**讨论**］ 在正常的生理情况下，人体阴与阳是经常保持着相对性的平衡状态的，所以《素问·生气通天论》云："阴平阳秘，精神乃治。"假使一有偏胜，严重的可以造成"阴阳离决，精气乃绝"（生气通天论）的危险。"厥阳独行"，就是阳气偏胜的后果，有阳无阴，可谓阳气偏胜之极，阳无阴涵，有升无降。在临床上表现为：①虚火上炎的面赤咽痛；②产后阴虚阳越的汗出；③高年阳亢等，都是属于这一类性质的病变。

前面所谈的预防，乃是举出病已发生的例子。但病之发生，必定有其原因，为了预防疾病，就不能不了解病因。本篇首先指出人与自然界的密切关系，同时也说明了病变的原因，可分三个方面，并针对这三个方面致病原因提出了预防疾病的方法和早期治疗的主张；又根据病因的特性，说明五邪中人各有一定的规律；最后提出阴阳的偏胜是病机的基本内容。综观以上所述，本篇对病因病机的叙述，可说已具其纲领了。

二、辨证

（一）证候分类

问曰：阳病[①]十八，何谓也？师曰：头痛，项、腰、脊、臂、脚掣痛。阴病[②]十八，何谓也？师曰：欬，上气，喘，哕，咽[③]，肠鸣，胀满，心痛，拘急。五脏病各有十八，合为九十病；人又有六微[④]，微有十八病，合为一百八病。五劳[⑤]，七伤[⑥]，六极[⑦]，妇人三十六病[⑧]，不在其中……（13 上段）

［**词解**］ ① 阳病：指属表而在经络的病。

② 阴病:指属里而在脏腑的病。

③ 咽:同噎,谓咽中梗塞。

④ 六微:即六腑。腑病较脏病为轻,所以称作六微。

⑤ 五劳:志劳、思劳、心劳、忧劳、瘦劳。一说是心劳、肝劳、肺劳、脾劳、肾劳。《千金方》所载五劳是:"久视伤血,久卧伤气,久坐伤肉,久立伤骨,久行伤筋。"

⑥ 七伤:大饱伤脾,大怒气逆伤肝,强力举重、久坐湿地伤肾,形寒饮冷伤肺,忧愁思虑伤心,风雨寒暑伤形,大恐惧不节伤志。

⑦ 六极:即气、血、筋、骨、肌、精极。

⑧ 妇人三十六病:《千金要方》作为十二瘕、九痛、七害、五伤、三痼。

[**提示**] 从经络脏腑作出证候分类。

[**讨论**] 本节是从经络脏腑的病位病变,而举出病证的属阴属阳。阳病有六,即头痛,项、腰、脊、臂、脚掣痛。但阳病有营病、卫病、营卫合病三者的不同,三六合为十八病。阴病有九,即咳、上气、喘、哕、咽、肠鸣、胀满、心痛、拘急。但阴病有虚与实的不同,二九合为十八病。

"五脏病各有十八",谓五脏受风、寒、暑、湿、燥、火六淫之邪而为病,有在气分、在血分,兼及气分、血分之分,三六合为十八,所以说五脏病各有十八,五个十八合为九十病。

六微(六腑)亦有气分、血分以及气血兼病三者之分,三六合为十八,六个十八合为一百另八病。以上总计为二百三十四病。

在疾病演变过程中所出现的一系列症状,是非常错综复杂的,若不加以分析归纳,很难认识疾病的本质,也就无法作出诊断,进行治疗。所以把这些复杂症状按属性分为若干类型,在临床辨证论治上,提供了很大的方便。仲景在证候分类方面,除《伤寒论》中的六经分证外,在杂病中,有上述阴病、阳病、五脏病、六微病以及三焦病等的归类方法。至于五劳、七伤、六极、妇人三十六病,由于致病因素不属六气所感,故未列入二百三十四病的范围之内,所以说"不在其中"。

[**参考资料**] 《医宗金鉴》:"此章曰十八、曰九十等文,乃古医书之文,今不可考,难以强释。"

(二) 四诊

1. 望诊

问曰:病人有气色[①]见于面部,愿闻其说。师曰:鼻头色青,腹中痛,苦冷者

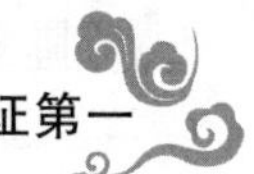

死(一云:腹中冷,苦痛者死);鼻头色微黑者,有水气[②];色黄者,胸上有寒[③];色白者,亡血也;设微赤非时者死。其目正圆者,痓,不治。又色青为痛,色黑为劳,色赤为风,色黄者便难,色鲜明者有留饮[④]。(3)

［**词解**］ ① 气色:五脏六腑的精华,藏于内者为气,现于外者为色,故望病人的气色,可以诊断内脏的病变。

② 水气:病名,详见水气篇。

③ 寒:谓寒饮。

④ 留饮:谓痰饮留聚不化,见痰饮篇。

［**提示**］ 从面部的望诊,来判断疾病和推测预后。

［**讨论**］ 本节是以病人面部气色作为望诊的中心,并以五行学说结合到五色所发现的部位,来推断病的所属及预后吉凶。

鼻头属脾土,位居面部中央,《灵枢》以鼻为面王,所以仲景在这里重视鼻部的望诊。鼻属土,其正色为黄(所谓罗裹雄黄),如果出现其他颜色,则为病色。如图1-3。

鼻头色{青——腹中痛,苦冷者死(土虚木贼,阴寒甚则阳更虚,所以苦冷者死)
微黑——有水气(水来侮土)

图1-3 鼻头色

青为肝色,主痛,鼻属脾,脾主腹,如鼻头出现青色,为土受木贼之征,故腹中痛。甚则腹中痛势剧烈,四肢厥冷。这种情况,是阴寒内盛,阳不运行的表现,可能还有爪甲青紫,气血郁滞的现象,所以说是死候。

如果鼻部见黑色,黑属水色,今见于脾位,是水反侮土的现象,故病水肿。

"色黄者"以下,包括面部而言。如果面部显出黄色(与正常黄色不同),有两种情况,如图1-4。

面色黄{胸上有寒(脾虚停饮不化)
便难(湿热互结)

图1-4 面色黄

一种其病在脾,脾为阴土,脾虚停饮不化,故曰:"胸上有寒。"其面色多为淡黄。

一种由于湿热互结,脾气郁滞而为便难。一般湿热郁蒸发黄,黄如橘子色,与脾虚之淡黄色不同。

亡血的病人,血不荣于面,故面色白。《灵枢·决气》云:"血脱者,色白,夭然不泽。"这是一般现象。如果亡血而两颧时常发赤,又不在火令(夏)之时,为虚阳上泛,故死。

"痓",应作痉,解见痉湿暍病篇。痉病病人,在痉挛的发作期间,两眼直视,为阴绝阳强,故属不治之证。

至于色青为痛,因痛则血行不畅,故色青。临床所见,痛甚可使面色发青,并非一般痛症都见色青。肾劳的人,精气已败,所以面如"漆柴之黑",而没有光泽,这与女劳疸之额上黑相似。面色鲜泽,多属痰饮水气。

风为阳邪,风热上扰,面部发赤,所以说"色赤为风",在热性病例中很容易见到。

水肿病人面目浮肿,就会呈现色泽鲜明状态,故说"有留饮"。留饮亦水气之类,《内经》云:水病人,目下如卧蚕,面目鲜泽也。与此义同。

以上观察鼻面,仅是指出望诊的大概,不能包括望诊全部内容。其实除颜额面部外,还应注意唇、舌、爪甲的色泽。若能结合到其他诊断方法,全面检查,在辨证上自可相得益彰。

［**参考资料**］ 丹波元坚:"痰饮篇曰,膈间支饮,其人喘满,心下痞坚,面色黧黑。盖与本条相发。又色黄者、色白者二证,沈(明宗)、魏(念庭)、朱(光波)属之鼻头。检《千金方》曰:论云,鼻头微白者亡血,设令微赤非时者死……又曰:凡人候鼻头色黄,法当小便难也。盖是三家所本。"

2. 闻诊

师曰:病人语声寂然[①],喜惊呼者,骨节间病;语声喑喑[②]然不彻者,心膈间病;语声啾啾[③]然,细而长者,头中病(一作痛)。(4)

［**词解**］ ① 寂然:安静之意。

② 喑:音阴,形容声音低微,是一种短声的呻吟。

③ 啾啾:形容声音细小。

［**提示**］ 从病人的语声以分析病情。

［**讨论**］ 病人语声平静,但有时惊呼,这由于骨节有阵痛,病属肝肾不足,感受外邪,流注于骨节所致。常见如痛风一类的疾患。

"语声喑喑然不彻者",这由于胸膈有停饮伏痰,气道阻滞,所以语声低而不畅,如声在瓮中之状。此属胸痞满闷之类的疾患。

"语声啾啾然,细而长者",病在头中,高声则疼痛愈甚,所以语声不得不细;又因胸中无病,气道自舒,所以虽细而声音很长。这里的"头中病",可能是属于头痛、脑风一类的疾患。

以上是注意听取病人的语声，观察病变的一种闻诊方法，现总结归纳于下，如图1-5。

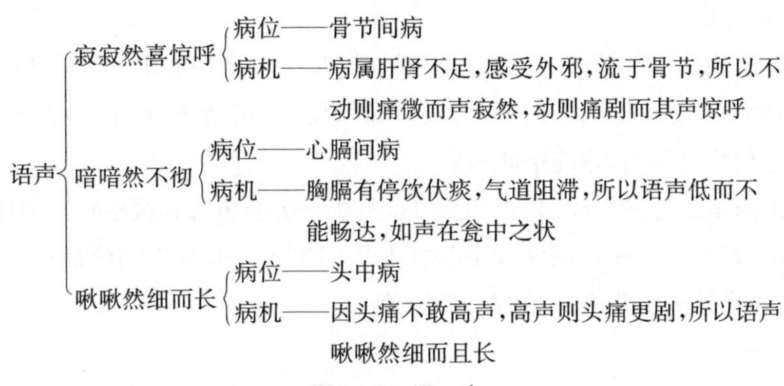

图1-5 语 声

师曰：息①摇肩②者，心中坚；息引胸中上气者，咳；息张口短气者，肺痿唾沫。(5)

［**词解**］ ① 息：一呼一吸为一息。

② 摇肩：即抬肩。

［**提示**］ 从病人的呼吸情况，察知病情和病变的所在。

［**讨论**］ 对于呼吸观察，要注意三种情况："息摇肩"，即呼吸时肩部动摇。"心中坚"，是胸中为邪气壅满所致。胸中正是肺位所在，由于受了稠黏的痰浊所阻，所以胸中坚满，气道窒塞不畅，因而出现息摇肩的样子。

"息引胸中上气者，咳"，肺为邪阻，气不顺降，呼吸引动肺气，因而产生咳嗽。

肺痿之病，由于肺脏痿弱，不能行正常呼吸以供生理需要，因而不得不张口呼吸；但虽张口呼吸而气的出入仍感不足，于是形成了张口短气的气喘状态。但这与肾虚不能纳气的短气有所区别。

师曰：吸而微数，其病在中焦，实也，当下之即愈，虚者不治。在上焦者其吸促，在下焦者其吸远，此皆难治。呼吸动摇振振者不治。(6)

［**提示**］ 从吸气方面以判断疾病的虚实和预后。

［**讨论**］ 上节言"息"，是包括呼吸。此节言"吸"，则专指入气。

"中焦实"即是胃实，因胃实则气不得降，由于入气少，不得不济之以微数。"数"是吸气次数增加，下之则实去气通而愈。若属虚而不实，则为宗气衰竭或肾不纳气，故属不治。

"上焦"指病在胸肺，如其表现吸气短促，是肺阴大虚而吸气乏力，所以难治。

“下焦”指病在肝肾，如其表现吸气困难，则是肝肾元阳已衰，真气被夺，吸气无权，故亦不治。所谓“吸远”，是形容呼吸障碍的死亡阶段，无论在上在中在下，皆属不治之证。

本条所述的“难治”与“不治”，尚有差别：“难治”是尚可图治，唯愈期不可知；“不治”则危在旦夕，医药无能为力。这里所论述的，仅是举例说明，仍须参合全身症状进行综合诊断，才能推断预后。

以上两条是望诊与闻诊结合的诊法，从听呼吸的声音和观察呼吸的动态，作为辨证论治的要点，这是中医学在诊断技术上的特点，是前人与疾病斗争的经验积累，在现代临床实践中，仍具有实用价值。

3. 问诊

师曰：五脏病各有所得者愈，五脏病各有所恶，各随其所不喜者为病。病者素不应食，而反暴思之，必发热也。（16）

［**提示**］ 从病人的喜恶以分析病情。

［**讨论**］ “五脏病各有所得者愈”，谓疾病得到适宜的饮食居处，则脏气有助，病易向愈。《素问·脏气法时论》说：“肝色青，宜食甘；心色赤，宜食酸；肺色白，宜食苦；脾色黄，宜食咸；肾色黑，宜食辛。”这是五脏相得的气味。又肝病愈于丙丁，起于甲乙；心病愈于戊己，起于丙丁；脾病愈于庚辛，起于戊己；肺病愈于壬癸，起于庚辛；肾病愈于甲乙，起于壬癸。这是五脏自得其位而愈，皆属于本条“各有所得者愈”的范围。

“五脏病各有所恶，各随其所不喜者为病”，谓病者得到所厌恶的饮食居处，就会感到苦闷，如此，则忤逆脏气而促使病情恶化。例如《素问·宣明五气》以及《灵枢·五味》所说的“心不喜咸，恶热；肺不喜苦，恶寒；肾不喜甘，恶燥；脾不喜酸，恶湿；肝不喜辛，恶风等”便是。

“不应食”，谓不喜食。假令病人突然想吃素来不喜吃的食物，这是脏气为邪气所改变，食后就会助长病气而引起发热。

本条内容有两个涵义：①问诊；②护理。古人说：“喜所不足，恶所有余。”所以我们可以根据病人的好恶，从问诊中得出病情；也可以由于护理的失当而使病情恶化。《难经·六十难》说：“问而知之者，问其所欲五味，以知其病之所起所在也。”《灵枢·师传》：“顺其志，问所便。”都是本条的理论根据，同时也是本条的主要精神。

［**参考资料**］ 丹波元简："案病者素不应食以下，必是别条……《差后劳役病篇》曰：病人脉已解，而日暮微烦，以病新差，人强与谷，脾胃气尚弱，不能消谷，故令微烦，损谷则愈。正与此条相发明。"

4. 切诊

师曰：寸口①脉动者，因其王时而动。假令肝王色青，四时各随其色，肝色青而反色白，非其时色脉，皆当病。(7)

［**提示**］ 举例说明四时色脉的正常与病变。

［**词解**］ ① 寸口：本书脉法有分寸口、趺阳、少阴三部和寸口、关上、尺中三部的两种。凡是寸口与关上、尺中并举的，则寸口仅指两手的寸部；如单举寸口，或与趺阳、少阴对举的，则此寸口包括两手的三部脉。本条的寸口系属后者，统括两手三部而言。

［**讨论**］ "因其王时而动"，说明正常人的脉象，是随着五脏当王的时令季节而有所变动的，即所谓四时平脉。五脏当王的时令为：肝王于春，心王于夏，脾王于长夏，肺王于秋，肾王于冬。而四时的平脉是：春弦、夏洪、秋毛、冬石。因为四时气候的变化，可以影响人体的生理功能，脉象是体内血气活动的反映，时至则气旺，气旺则脉随时而动，所以四时平脉各有不同，而四时气色亦同此理。四时之色是春青、夏赤、秋白、冬黑。我们必须先知四时正常气色和平脉，然后才能认识病色和病脉。

例如：肝王于春，其脉当弦，其色当青；如此时得毛脉而反白色，则犯其王气，是为克贼，所以说，非其时的色脉，皆当病。

色脉应四时，这证明了中医学是"天人相应"，内外环境统一性的整体思想。

师曰：病人脉浮者在前①，其病在表，浮者在后②，其病在里，腰痛背强不能行，必短气而极也。(9)

［**词解**］ ① 前：关前的寸脉。

② 后：关后的尺脉。

［**提示**］ 说明同一种脉象因部位不同，所主病变亦异。

［**讨论**］ 古人认为手三部的脉，主病各有不同。如《难经》说："从关至尺，是尺内，阴之所治也；从关至鱼际，是寸口，阳之所治也。"仲景根据以上精神，进一步指出：同一脉象，由于所见部位不同，其所主病也就不同。本条就是以浮脉为例，说明这个问题。

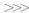

一般说，脉浮主表，但亦不尽然，如图 1-6。

脉浮{在前（寸部）——其病在表（见寒热等表证）——外感
在后（尺部）——其病在里（见腰痛背强不能行，短气等里证）——内伤

图 1-6 脉 浮

关前脉浮为太阳表证；浮在关后，则主太阳之里，太阳之里为少阴，少阴属肾，肾主骨，腰为肾之府，病在少阴，故腰痛背强，两足痿弱不能行。同时又因肾气虚损，不能纳气，故伴发呼吸短促的证候。病而呼吸短促，是表示病情重笃，故称为“极”。

根据本节精神，这里应注意几个问题：

（1）浮脉为阳主表，关前亦为阳，浮脉见于关前，是脉与本位相应，病不为逆；即有喘逆上气，腰痛背强，亦属表证，其病浅而轻。关后为阴，尺脉当沉，今反见浮，是脉与本位不相应，病则为逆；此时腰痛背强不能行，当是肾病，如见短气，属肾虚不纳，其病深而重。

（2）浮脉在前主表，在后主里。同一浮脉，而表里之别，判若霄壤，其用意是示人不可概执浮脉主表，而要与其他症状合参。但一般说来，表证属实的脉，必浮而有力；里证属虚的脉，必浮而无力。

本条前与后的另一含义是：如浮脉见于病的前期，是主表证；见于病的后期，是主里虚。虚劳篇里有“脉浮者，里虚也”，殆即指此。慢性病见到脉浮而又腰痛背强不能行，当是肾病。肾虚不能纳气，必然要出现呼吸短促的症状。

（三）预后判断

问曰：寸脉沉大而滑，沉则为实，滑则为气，实气相搏，血气入脏即死，入腑即愈，此为卒厥[①]，何谓也？师曰：唇口青，身冷，为入脏即死；如身和，汗自出，为入腑即愈。（11）

问曰：脉脱[②]入脏即死，入腑即愈，何谓也？师曰：非为一病，百病皆然。譬如浸淫疮[③]，从口起流向四肢者可治，从四肢流来入口者不可治；病在外者可治，入里者即死。（12）

［**词解**］ ① 卒厥：“卒”同猝，“卒厥”是猝然昏倒的假死证。据《脉经》《巢氏病源》俱云此证即是“尸厥”。徐镕以为此节（11 节）即是扁鹊所疗虢太子的病，是否待考。

② 脉脱：指脉乍伏不见，是危险证候。

③ 浸淫疮：疮口浸淫不已，《外台》所谓转广有汁，不早疗之，绕身周匝者是也。

［**提示**］ 举例说明判断疾病预后吉凶的诊法。

［**讨论**］ 寸脉沉大而滑，沉为血实，滑为气实，大是邪盛。“实气相搏”，是血气与邪气俱实的意思。这与《内经》“血之与气，并走于上，则为大厥，厥则暴死；气复返则生，不返则死”的意义相同。

五脏藏而不泻，血气并入以后，不能自还，以致神去机息，因而发现唇青身冷而死。唇青是血行不利，身冷是阳气涣散，故曰“入脏即死”。

六腑泻而不藏，血气并入，尚有出路，可以身和汗出而愈。自汗身和，是气还血行的现象，故说“入腑即愈”。此与《素问·阳明脉解》“厥逆连脏则死，连经则生”的意义相同。（图1-7）

卒厥 { 唇口青，身冷——入脏——即死
　　　 身和，汗自出——入腑——即愈

图1-7 卒 厥

“入脏即死，入腑即愈”，不仅指入脏入腑而言，它还意味着病势向表向里的机制的顺逆。

入脏——里——病深——逆。

入腑——表——病浅——顺。

因而又举出一个浸淫疮的例子，来说明“非为一病，百病皆然”的道理，如图1-8。

浸淫疮 { 从口流向四肢（向表）——病在外——可治
　　　　 从四肢流来入口（向里）——病在里——不可治

图1-8 浸淫疮

“脉脱”据尤在泾、《医宗金鉴》都认为亦指卒厥病，所以亦有入脏、入腑两种转归，如图1-9。

脉脱 { 入脏——正气不返——即死
　　　 入腑——气闭复通——即愈

图1-9 脉 脱

本条是根据《难经·五十四难》“脏病难治，腑病易治”的精神，用“脏腑”二

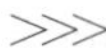

字，举例说明无论皮肤疮疾，或内脏卒厥，其病势向外者为轻浅可治，向内者为深重难治，以此作为判断疾病预后吉凶的基本依据。

三、论治

（一）表里同病的治则

问曰：病有急当救[①]里救表者，何谓也？师曰：病，医下之，续得下利清谷[②]不止，身体疼痛者，急当救里；后身体疼痛，清便自调者，急当救表也。（14）

［**词解**］ ① 救：含有紧急措施的意义。

② 清谷："清"与圊同。"清谷"即大便完谷不化。

［**提示**］ 说明表里同病时宜辨虚实、分缓急的治疗法则。

［**讨论**］ 表证本宜解表，反用下法，是为误治，致使脾胃受伤，形成里虚且寒，故出现下利清谷的现象。此时虽有身疼的表证存在，但以里证为急，故急当救里；待救里之后大便恢复正常，再治身疼的表证。

由此可知，凡是表里病同时存在而属于实证的，应先解表，后攻里；如属虚证，应先温里，然后解表，如图 1－10。

表里同病 { 实证——先解表，后攻里
　　　　　 虚证——先温里，后解表

图 1－10　表里同病

为什么虚证应先温里？这主要是正气问题。如不先顾正气，即将促使病情恶化，如图 1－11。

身体疼痛（表实）——邪气实 }
下利清谷（里虚）——正气虚 } 先里后表

图 1－11　虚证应先温里

因为下利清谷是里阳虚弱已极，不急温补，必致正气脱绝，所以虽有身体疼痛的表证存在，也应先里后表。

由此可以进一步理解，凡是虚证与实证同时存在时，以虚证为主；热证与寒证同时存在时，以寒证为主。因为虚之与寒，是阳气衰微的现象。如阳气消亡，生命亦将随之终止，故应先治虚寒。如在虚实难分时，则宁补毋攻，这亦因"邪实尚可再攻，正脱则不可复挽"的缘故。

总之，本条是说明救里救表的缓急问题，为一般治里虚证的原则，不论伤寒杂病，都是如此。

［**参考资料**］《伤寒论》太阳中篇："伤寒医下之，续得下利，清谷不止，身疼痛者，急当救里；后身疼痛，清便自调者，急当救表。救里宜四逆汤，救表宜桂枝汤。"

（二）新旧同病的治则

夫病痼疾①，加以卒病②，当先治其卒病，后乃治其痼疾也。（15）

［**词解**］ ① 痼疾：指病已深痼，不易旦夕取效的慢性病。

② 卒病：是指新感病。

［**提示**］ 说明旧病加新病，治分先后的法则。

［**讨论**］ 前节是表实里虚，当先救里，然后救表。本节是久病加上卒病，当先治卒病，后治久病。这说明治病应有先后缓急的不同。

一般来说，痼疾久病，非旦夕可愈；新感是急病，不急治将转剧。如同时并治，则药力庞杂，反而不能取效，故宜先治新病，后治痼疾。但有因新病而导致旧病加剧时，治疗用药也得稍稍兼顾。例如，《伤寒论》太阳上篇"喘家作桂枝汤，加厚朴杏子佳"，就是治新感照顾旧病的例证。

总而言之，"先治新病，后治痼疾"，是治疗的一般原则。但在临床时，还要根据具体情况，灵活掌握。"急则治标，缓则治本"，先治后治，还当结合实际来决定，不是一成不变的。

（三）审因论治的法则

夫诸病在脏，欲攻之，当随其所得而攻之，如渴者与猪苓汤，余皆仿此。（17）

［**提示**］ 举例说明药物治疗，必先审因论治，攻去病邪的依据。

［**讨论**］ 这一条的意义，就是说明对各种疾病的治疗，必须具体地了解病证的关键所在，然后进行论治。因为无形之邪入结在里，必定有所依据。"随其所得而攻之"，就是审因论治的具体运用。在此并举出"如渴者与猪苓汤"为例，因渴是一个症状，致渴的成因颇多，不能见渴治渴，必须审其成因所在，然后进行治疗。若是热与水结，小便不利而渴者，关键在于阴伤水蓄，宜用猪苓汤（方详消渴篇）育阴利水，水去则渴亦除。又如食积之病，是食与热结，而且热结在食，又必须用承气汤以下其食积，食去而热亦除。假使邪无所依据，则又非攻法所宜使用。其余诸病，可以类推。

综上所述，本篇在论治方面，除前面"治未病"的"当先实脾"外，对表里并病

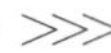

的，宜辨其虚实，权衡缓急。新久同病的，当辨别标本，治分先后。如邪有所结的，应审因论治，攻其所得。所有这些，都是治疗上的一般原则。但以上仅是举例说明，我们在临床上还须灵活运用。

结语

本篇是在《内经》《难经》的理论基础上，密切结合临床，在预防、病因、病理、诊断和治疗等各方面，都阐述了重要的规律和法则。对全书来说，实具有纲领性的意义。

(1) 预防方面：除指出“养慎”与“不令邪风干忤经络”的未病预防外，还运用了五行生克学说，具体说明人体内脏间的联系；并证实了疾病发展有它一定的规律，根据这种规律，可以事先作出防止疾病传变的有效措施。这种从未病时的防病，进一步到病后的预防传变，可说是预防医学上的一大发展。

(2) 病因病机方面：在内外环境统一性的整体观念指导下，指出病因有在内、在外和饮食虫兽所伤的三点。更从“正气存内，邪不可干”的精神，认识到“形体有衰”，是引起邪气内侵的主要条件；并说明体内阴阳的偏胜，是病理变化的机制。

(3) 诊断治疗方面：概括地提出了望、闻、问、切四诊方法，主张脉证合参，灵活运用，着重指出要分析表里虚实、卒病痼疾，来掌握先后缓急的治疗法则。

归纳全篇精神，主要是辨证论治，而对辨证论治的具体内容，本篇在理论上都作了原则性的启示。通过这篇的学习，有许多问题可以纲领在握，对学习以后各篇就有了很大的帮助。

痉湿暍病脉证第二

本篇是论述痉、湿、暍三种不同的病证。由于三者病变初起多有太阳见证，所以合为一篇。

痓，当依别本作痉。《说文》云："痉，强急也。"因为本篇痉病的主证是项背强急，即以此而命名。

本篇所论痉病，从其证候及治疗方面来看，除一部分由于误治所造成者外，其余多为感受风寒之邪所引起，与后世所论在热病中所出现的痉厥证候不同。

湿是六淫之一，是根据病因而命名。本病原有外湿和内湿的区分，本篇所论是着重外湿而略于内湿。

暍，音谒，《说文》云："伤暑也。"《玉篇》云："中热也。"暍病也是根据发病原因而命名的，后世又称它为"暑病"。本篇所述与《素问·刺志论》"气虚身热，得之伤暑"的说法相一致；但与《巢氏病源》"夏月炎热，人冒涉途路，热毒入内……故奄然闷绝，谓之暍"者不同。

痉　病

一、成因

关于痉病的成因，《素问·至真要大论》说："诸暴强直，皆属于风。"这说明痉病与风邪有关。再从本篇所论方证来看，大多由于外感风寒，邪阻经络而强急不和

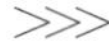

所致。此外本篇还提出表证过汗，风病误下，疮家误汗等所引起的痉病。这是由于津血耗伤而筋脉失于滋养所致，它与由外感风寒所引起的痉病，不能相提并论。

太阳病，发汗太多，因致痉。（4）

夫风病①，下之则痉，复发汗，必拘急。（5）

疮家②虽身疼痛，不可发汗，汗出则痉。（6）

［**词解**］ ① 风病：有两种不同的说法，一种指"太阳中风"（魏念庭），另一种指"木枯血燥"（黄坤载），其中以第一种说法较多且确。

② 疮家：有两种含义，一种指久患溃疡，津血亏损的人；另一种认为"疮"与"创"通，指被刀剑所伤，出血过多的人。

［**提示**］ 以上三节说明误施汗下，伤津亡液，可以导致痉病。

［**讨论**］ 原文第4节所说的"太阳病"，是指感受风寒而引起的表证。表证按常规是应该使之汗解的，但不宜过多。因汗为津液所化，汗出过多可以损伤津液，使筋脉失于滋养，而导致痉病。所以章虚谷说："本太阳伤风寒，其气血虚者，仲景原有禁汗治虚之法；倘不如法而治，妄发其汗，汗太多更伤津液，而筋脉枯燥，遂致拘急成痉，此明误汗而成者也。"

至于太阳中风证，则病由外感引起，本不宜使用下法；如误用之则伤阴，再行发汗则益虚其津，因而引起四肢拘急的征象。

疮家如见身体疼痛，说明兼有表证，依理应该发汗；但由于疮家津血已经耗损，故不耐麻、桂等辛温汗解，用之则津液不济，可致痉病。原文第6节所说："疮家虽身疼痛，不可发汗，汗出则痉"，则是属于举隅之论，事实上凡津血不足之人，在发汗时都宜注意及此。（图2-1）

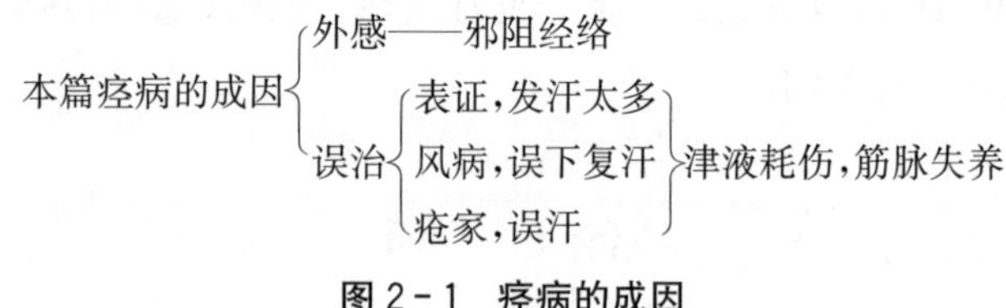

图2-1 痉病的成因

二、脉证

（一）症状

太阳病，发热无汗，反恶寒者，名曰刚痉。（1）

太阳病，发热汗出，而不恶寒者，名曰柔痉。（2）

［**提示**］ 叙述刚痉与柔痉的症状。

［**讨论**］ 以上两节首先提出“太阳病”三字，它有如下涵义：①表明发病的原因为外感引起；②有外感表证存在；③对于本证的治疗宜从外解。

刚痉的发热，无汗，反恶寒，是由于外感风寒，肌腠郁闭引起。而柔痉的发热，有汗，是风邪伤卫表虚所致。

刚与柔是相对不同的形容词，两者的区别点，主要在于有汗与否。无汗者为刚痉，有汗者为柔痉。发热、恶寒、无汗或汗出等皆是太阳表证。前面已说过，本篇痉病的主证为项背强急，上两节并未指出，这是古人的省文法，只用“痉”字以概括应有症状。至于原文所说柔痉的“不恶寒”，那就不能肯定了。事实上凡是病在表都有恶寒症状，不过程度的轻重，时间的久暂而已，所以《巢氏病源》对于柔痉亦提到恶寒。

刚痉与柔痉之分，主要是由于病人体质不同，因而所反映的症状也就有无汗或有汗之异，其实都是属于痉病有表证范围之内的证候，所以治疗的原则基本上是相似的。

［**参考资料**］ 丹波元简：“盖刚柔乃阴阳之义，阴阳乃虚实之谓，表实故称以刚，表虚故称以柔。”

病者身热足寒，颈项强急，恶寒，时头热面赤目赤，独头动摇，卒口噤①，背反张②者，痉病也……（7 上段）

［**词解**］ ① 卒口噤：“卒”，突然的意思。“口噤”即牙关紧急。

② 背反张：即角弓反张。

［**提示**］ 指出热盛伤阴兼挟外风的痉病症状。

［**讨论**］ 上两节是从痉病的有汗无汗，来辨别刚柔，本节则是论述由于热盛伤阴或兼挟外风所引起的痉病，它和上两节的病因不同，上两节是单纯的由外邪引起，而本节则是严重的病例。

从上述症状来看，与太阳、阳明两经有着密切关系。身热恶寒，为邪在太阳之表。风上行主动，风邪伤卫，邪热循经上行，故头热动摇，面目发赤，口噤不语。阳气上行，故足反发冷。至于颈项强急而背反张，皆是热盛伤阴，筋脉痉挛的表现。

上述症状是以“背反张”“口噤”为主证，至于其他症状，那就不一定会全部出现。

本节后段“若发其汗者，寒湿相得，其表益虚，即恶寒甚，发其汗已，其脉如蛇”，在《伤寒论》“辨痓湿暍脉证第四”无此二十五字。丹波元坚引轩邨宁熙：“若发其汗以下十七字，盖湿病中之文，今错在此也”，可以参考。

［**参考资料**］ 魏念庭：“痓病，经病，非脏腑病也。脉者，人之气血所行之道路也，杂错乎邪风邪温邪寒，则脉行之道路必阻塞壅滞，而拘急蹉挛之证见矣；是病悉在人经络隧道中为患耳，虽与脏腑相属，而究不同于病在脏腑，故曰经病也。”

（二）脉象

夫痓脉，按之紧如弦，直上下行[①]。（9）

［**校勘**］ “紧如弦”《玉函》《脉经》皆作“紧而弦”。

［**词解**］ ① 直上下行：“上”指寸部，“下”指尺部。“直上下行”就是从寸到尺都见同一脉象。

［**提示**］ 指出痓病正脉。

［**讨论**］ 上几节主要论证，而本节则主要论脉，合而观之，则痓病之脉证始具。从文中“按之”二字体会，当有沉伏的意思在内。所谓“脉紧而弦，直上下行”，是言痓病之脉从寸到尺，俱可诊到紧而弦，这是由于本病筋脉拘急，所以脉亦应之。

［**参考资料**］ 章虚谷：“按之者，脉沉而不浮也；紧者，如绞索之状，阴邪凝敛故也；条长如弓弦名弦。如弦之直上下行者，有升降而无出入也。”

三、证治

太阳病，其证备，身体强，几几然，脉反沉迟，此为痓，栝蒌桂枝汤主之。（11）

太阳病，无汗而小便反少，气上冲胸，口噤不得语，欲作刚痓，葛根汤主之。（12）

痓为病，胸满口噤，卧不着席，脚挛急，必齘齿，可与大承气汤。（13）

［**提示**］ 指出本篇痓病的不同证治。

［**讨论**］ 以上三条举出痓病治法，同时对痓病症状也作了一些补充。11、12两节为痓病初起的治法，因其病候在表，故仍不离太阳表证之治。后面一节为痓病燥热内盛之候，故以泻下燥热为治。现就原文精神分析如下。

栝蒌桂枝汤证：

（1）太阳病，其证备：指头项强痛、发热汗出等表证已经具备。

(2) 身体强，几几然："身体强"谓周身强直不柔，"几几然"是形容经脉拘急之状。原因由于感受外邪，邪阻经脉而致强急不和。

(3) 脉反沉迟：沉乃卫气不足，迟为营阴亏乏。根据一般情况，太阳表证必见浮脉，现在脉见沉迟，所以说"反"。这说明本病症状虽似太阳而脉却不同，这是由于外有表邪而汗出伤津的现象。

栝蒌桂枝汤方

栝蒌根三两　桂枝三两(去皮)　芍药三两　甘草二两(炙)　生姜三两(切)　大枣十二枚(擘)

上六味，以水九升，煮取三升，分温三服，取微汗；汗不出，食顷啜热粥发之。

方义：本方以桂枝汤合栝蒌根组成。用桂枝汤调和营卫以解表分之邪，取苦平微寒之栝蒌根以清热滋润。本方对痉病邪在太阳而兼津液不足的证候，确能起到退热生津柔和经脉的作用。

《伤寒论》"太阳病，项背强几几，反汗出恶风者，桂枝加葛根汤主之"条中的"项背强几几"，与本条显有轻重之别，故彼加葛根重在解肌热，而本方的栝蒌根主在生阴分之津。

葛根汤证：本证除了头项强痛，发热恶寒等表证外，无汗而小便反少，气上冲胸，为辨证重点。

一般来说，外邪郁于卫分的时候，表实无汗的，小便不应该减少。今超乎常态而"反少"，可知和一般的表证不同，这是由于营卫三焦之气郁闭所致。

人体的表里上下原是相通的，邪阻其表，则里气不能外达，势必逆而上冲。所谓"气上冲胸"，当指气逆胸满的症状。

"口噤不得语"，是经脉痉挛所致。以上症状虽然没有到"背反张"地步，但却是发痉之先兆。所以说"欲作刚痉"。

葛根汤方

葛根四两　麻黄三两(去节)　桂枝二两(去皮)　芍药二两　甘草二两(炙)　生姜三两(切)　大枣十二枚(擘)

上七味，㕮咀，以水一斗，先煎麻黄、葛根，减二升，去沫，内诸药，煮取三升，去滓，温服一升，复取微似汗，不须啜粥，余如桂枝汤法将息及禁忌。

方义：本方以葛根为君，功能"起阴气"(输送津液)而滋筋脉以舒其牵引，用麻、桂发表，芍药、甘草以益营阴，并制麻、桂发汗之猛，姜、枣调和营卫。本节"气上冲胸"为邪郁在表，里气不能外达，有向上趋势，用本方升津解表，表解则气自平，与桂枝汤治干呕的理由是一致的。

以上两节都是论述痉病有表证的证候，也可以说是属于太阳痉病，病的重心在表，所以治疗是以解表为主。太阳痉病与太阳伤寒虽然同样有表证，但痉病则具有以下特点：①有项背强急症状；②津液不足；③治法除解表外，必须照顾津液。所以太阳痉病与太阳伤寒之间的区别，是很明显的。

至于栝蒌桂枝汤证与葛根汤证的鉴别在于：栝蒌桂枝汤所主者为痉病有汗表虚证，而葛根汤所主者为痉病无汗表实证。

大承气汤证：本证病候的重心与上述不同。上两节为病在太阳之表，故主以麻、桂发散，而本证则为里热燥盛，故用承气下夺。文中未冠"太阳病"，而直云"痉为病"，说明本节痉病无表证存在。

胸满——胸为阳明经脉所过之处，里热壅盛于上，故胸为之满。

口噤，卧不着席，脚挛急，齘齿——为热盛耗灼津液，筋脉失于濡养，以致拘挛而出现的症状。"卧不着席"，即背反张之状。"齘齿"即口噤之甚，为牙关紧闭严重时上下齿紧切有声的现象。《灵枢·热病》说："热而痉者死，腰折瘈疭，齿噤齘也。"也是说明因热盛而产生痉病的严重证候。

大承气汤方

大黄四两(酒洗)　厚朴半斤(炙去皮)　枳实五枚(炙)　芒硝三合

上四味，以水一斗，先煮二物，取五升，去滓，内大黄，煮取二升，去滓，内芒硝，更上火微一二沸，分温再服，得下止服。

方义：大承气汤为大黄、芒硝、厚朴、枳实所组成。以大黄、芒硝泄其燥热，枳实、厚朴宽其壅滞，使里热从大便排泄。这是属于急下存阴之法。另外，从原文"可与大承气汤"的"可与"二字，说明痉病用大承气汤是属于紧急措施，并非治疗常规。

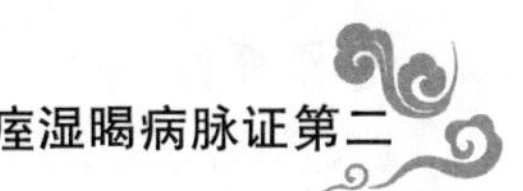

综合以上脉证和治疗来看，本篇所论痉病，是属于外感热性病范围的初期证候。故本篇所论三方，主要用以退热而兼以保津；所不同的，即前者为解表退热，后者为攻下退热，驱邪之路虽不同，而退热存阴之义则一。但是这种治痉方法和运用方剂，只适用于本篇所述的痉病，不可把它看成是治疗痉病的通用法则。

此外，在本篇中可以体会对痉病治疗只要辨证确切，亦可使用汗下两法，不可见到痉病而遽与养阴熄风。本篇旨意，即在于此。

四、预后

太阳病，发热，脉沉而细者，名曰痓，为难治。(3)

痓病有灸疮，难治。(10)

［**提示**］ 指出痉病难治之证。

［**讨论**］ 前节“脉沉而细”，是辨证关键。一般地讲，太阳病发热，不论中风或伤寒，脉象应浮，即使是痉病，亦当出现沉迟或紧弦一类的脉象。今脉沉而细，是正气不足之象，属于邪盛正虚的证候，治疗比较棘手，预后大都不良。

后节“痉病有灸疮，难治”，是倒装文法，应理解为灸疮而致痉病者难治。因灸疮又患痉病，攻邪则伤正，扶正又碍邪，所以说难治。

暴腹胀大者，为欲解；脉如故，反伏弦者痓。(8)

［**提示**］ 从脉证上叙述痉病两种不同的转归。

［**讨论**］ 本节是从“暴腹胀大”一症，结合脉象来探求其预后。在痉病过程中突然腹部胀大，同时脉象亦转为柔和，这是病邪消退，正气渐复的现象。唐容川说：“变背反张为腹胀大，乃阴来和阳，其痉为欲解。”如腹部虽然胀大，脉象还没有改变，仍呈现沉弦脉，是病根未除，仍有发痉的可能。

小结

本篇所论痉病，从其方证上看，除误治者外，大都为外感风寒之邪，邪阻经脉而弦急不和所致，它和后世所说由于液燥津枯、肝风内动的痉病完全不同。至于原文谈到误汗误下等，损伤阴津，亦可形成痉病，但仅是举例说明，以便于与外感者进行鉴别而已。

本病症状在初期多有太阳表证,如太阳病发热恶寒无汗的为刚痉,有汗的为柔痉。如胸满、口噤、脚挛急、背反张、龂齿等,则又是纯属里热燥盛之证。

本篇的痉病治法,可分为表里两类,如图2-2。

痉病治法
- 表证(解表兼滋津液)
  - 太阳病,身体强,几几然,脉反沉迟——栝蒌桂枝汤
  - 太阳病,无汗,小便反少,气上冲胸,口噤不得语——葛根汤
- 里证——胸满口噤,卧不着席,脚挛急,必龂齿——大承气汤——急下存阴

图2-2 痉病治法

至于温病后期,由于肝肾阴虚而出现的痉厥证候,治宜养阴清热、平肝熄风为主,与本篇所论不同,二者必须明辨,不可混淆。

湿病

湿病是临床上常见的疾病,一般有外湿内湿之分。本篇所论以外湿为主。关于本病形成的原因,外湿多因阴雨连绵,尤其是黄梅季节,感受湿邪或雾露之气而成。此外如久居潮湿地区,亦可感而成病。所以《内经》云:"地之湿气,感则害人皮肉筋脉。"总的来讲,外湿也就是由于外感六淫之湿引起。内湿乃脾虚不运,水湿内停引起。但外湿和内湿是相互影响的,如脾不健运,素有内湿之人,多易感外湿;当外湿侵袭人体后,又可影响正常的运化功能,以致湿从内生。尤在泾说:"土德不及,湿动于中;气化不速,湿侵于外。"因此二者不能截然分开,在治疗时就要分清内外微甚,给以适当的处理。同时六淫之邪每每相杂为病,所以湿病之中又分风湿、寒湿等。至于内外合邪,则由于内湿与外湿相互影响而成。

一、辨证

太阳病,关节疼痛而烦,脉沉而细者,此名湿痹①。湿痹之候,小便不利,大便反快,但当利其小便。(14)

［词解］ ① 湿痹："痹"是闭塞不通的意思。"湿痹"是指湿流关节，痹塞不利而为疼痛的一种病证。

［提示］ 指出湿痹的证候及其治疗法则。

［讨论］ 如图 2-3。

太阳病，关节疼痛而烦——外感湿邪，留滞关节
脉沉而细——湿性濡滞所致
小便不利——水湿内盛，膀胱气化不行
大便反快(即泄泻)——湿邪影响脾胃运化功能引起
}内外合邪

图 2-3 湿痹内外合邪

上面曾说过湿病有内外之分，如平日土德不及，首先产生内湿，既有内湿，就易感受外湿。本节由于内外合邪，所以一方面关节疼痛，一方面大便泄泻，小便不利，此时应先逐内湿，而后可除外湿，所以说"当利其小便"，这是内外合邪偏重于里的治法。可以理解，"脉沉细"和"大便反快"是里湿重于表湿；如内外合邪而表里证病势均衡的，事实上可表里同治，这里不过是原则性的指示而已。

至于本证所用方剂问题，一般注家都主五苓散，《金匮发微》认为"宜五苓散倍桂枝"。

湿家[①]之为病，一身尽疼，发热，身色如熏黄[②]也。(15)

［词解］ ① 湿家：此处指素有湿病的人。

② 熏黄：即黄而暗晦如烟熏的样子。

［提示］ 指出内外合邪因而发黄之证。

［讨论］ 素有里湿复感外湿，所以一身尽疼，发热。湿邪郁久，故发黄。但本证之黄为黄而暗晦，与阳明瘀热发黄似橘子色者不同。成无己说："身黄如橘子色者，阳明瘀热也。此身色似熏黄，即非阳明瘀热。"

湿家病，身疼发热，面黄而喘，头痛鼻塞而烦，其脉大，自能饮食，腹中和无病，病在头中寒湿，故鼻塞，内药[①]鼻中则愈。(19)

［词解］ ① 内药："内"与纳通，即将药物纳入鼻腔，这是一种外治方法。

［提示］ 外湿在表在上者的证治。

［讨论］ 证候与病机，如图 2-4。

身疼发热，面黄而喘——寒湿侵入肌表，肺气不宣
头痛，鼻塞而烦——湿淫于上（病在头中寒湿）
脉大，自能饮食，腹中和无病——病在表，里和无病（腹中和无病）
} 在上在表

图 2-4　外湿在表在上者的证候与病机

治疗："内药鼻中"是临床应用的一种外治方法，例如《千金要方》治疗鼻不利、鼻塞气息不通的八方中，外治法即占六方，这可说明鼻中有病，外治是一种常用方法。"内药鼻中"的目的，在于宣泄上焦寒湿，通利肺气，使寒湿去而肺气宣通，则诸证亦解。至于所用方药，本书未曾指出，但治疗寒湿之证，亦不外辛散利湿之品，此即内经所谓"因其轻而扬之"之法。历代多采用瓜蒂散（即一味瓜蒂研末，吹入鼻中）。用鹅不食草纳鼻，疗效亦佳。

二、证治

（一）表实证

湿家身烦疼，可与麻黄加术汤，发其汗为宜。（20 上段）

［**提示**］　本节为寒湿在表的证治。

［**讨论**］　寒湿伤于肌表，故出现身体疼痛。"烦疼"是指身体疼痛而兼有烦扰之象，这种现象是由于阳为湿遏所引起。用麻黄加术汤以解表除湿。

麻黄加术汤方

麻黄三两（去节）　桂枝二两（去皮）　甘草一两（炙）　杏仁七十个（去皮尖）　白术四两

上五味，以水九升，先煮麻黄，减二升，去上沫，内诸药，煮取二升半，去滓，温服八合，复取微似汗。

方义：本方是麻黄汤加白术而成。用麻黄汤发表散寒，加白术以祛湿。麻黄与白术合用，治疗寒湿之证，有相得益彰之妙，所以喻嘉言说："麻黄得术，则虽发汗不致多汗；而术得麻黄，可并行表里之湿下趋水道，又两相维持也。"

病者一身尽疼，发热，日晡所[①]剧者，名风湿。此病伤于汗出当风，或久伤取冷所致也，可与麻黄杏仁薏苡甘草汤。（21）

［词解］ ① 日晡所：傍晚时分。

［提示］ 本节是风湿在表的证治。

［讨论］ 一身尽疼——是风湿在表之候。然而湿家与风湿皆有身体疼痛之证，其不同点在于湿家身痛是重着不能转侧，风湿身痛是掣痛不能屈伸。

发热，日晡所剧者——日晡发热属于阳明，是风湿势将化热之象。湿家与风湿皆有发热，惟湿家发热早暮不分轻重，而风湿发热则朝轻暮重。

汗出当风，或久伤取冷——是本病发病的原因。汗出当风谓正当汗出之时，腠理开疏，感受风邪，因此汗液不得外泄，着而为湿。久伤取冷，亦即经常贪凉受寒之意。

麻黄杏仁薏苡甘草汤方

麻黄（去节）半两（汤泡） 甘草一两（炙） 薏苡仁半两 杏仁十个（去皮尖炒）

上锉麻豆大，每服四钱匕，水盏半，煮八分，去滓，温服，有微汗，避风。

方义：本方即麻黄、薏苡仁、杏仁、甘草四味组成。方中麻、杏宣肺祛风，薏苡仁除湿，甘草和中，主要作用在于清宣利湿。

麻黄加术汤和麻黄杏仁薏苡甘草汤，虽同为治疗表实证的方剂，但在主治上和方剂配伍上却有显著的不同，试分述如下。

麻黄加术汤中用麻黄三两，桂枝二两，而麻黄杏仁薏苡甘草汤仅用麻黄半两，并以薏苡仁易桂枝。可见前方重在发汗以散寒利湿，而后方则重在轻清宣化。二方主治之不同点即在于：前者用以温化在表之寒湿，而后者则用以清化在表之风湿。

（二）表虚证

风湿，脉浮身重，汗出恶风者，防己黄芪汤主之。（22）

［提示］ 风湿在表而表虚的证治。

［讨论］ 如图 2－5。

脉浮，身重——外感风湿
汗出，恶风——表虚而卫气不固 } 风湿表虚证

图 2－5 风湿表虚证

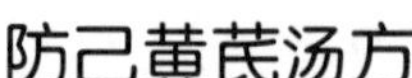

防己黄芪汤方

防己一两　甘草半两(炒)　白术七钱半　黄芪一两一分(去芦)

上锉麻豆大,每抄五钱匕,生姜四片,大枣一枚,水盏半,煎八分,去滓,温服,良久再服。喘者加麻黄半两。胃中不和者,加芍药三分。气上冲者,加桂枝三分。下有陈寒者,加细辛三分。服后当如虫行皮中,从腰下如冰,后坐被上,又以一被绕腰以下,温令微汗,差。

方义:本方由防己、黄芪、白术、甘草、姜、枣组成。以防己利水,白术健脾利湿,黄芪扶表,甘草、姜、枣补中和营卫。总的作用在于益气行湿。

本节并见于水气篇,其叙证同,只“风湿”易为“风水”。

又《外台·卷第二十》引深师方木防己汤主治云:“疗风水脉浮,浮为在表,其人或头汗出,表无他病,但下重,故知从腰以上为和,腰以下当肿及阴,难以屈伸。”药味与本方同。

以上说明本方还可治疗浮肿证候。

伤寒八九日,风湿相搏,身体疼烦,不能自转侧,不呕不渴,脉浮虚而涩者,桂枝附子汤主之。(23上段)

[**提示**]　指出风湿在表而表阳虚的证治。

[**讨论**]　伤寒八九日,不呕不渴:指外感风湿而引起的表证已有八九日之久,但不呕不渴,表明并未传里而仍停留在表。

身体疼烦,不能自转侧:为风湿相搏,困于肌表所出现的症状。

脉浮虚而涩:“浮虚”是浮而无力;“涩”谓脉来迟滞而不流利,这是风湿在表,表阳已虚的征象,故用桂枝附子汤助表阳以逐湿。

桂枝附子汤方

桂枝四两(去皮)　附子三枚(炮去皮破八片)　生姜三两(切)　甘草二两(炙)　大枣十二枚(擘)

上五味,以水六升,煮取二升,去滓,分温三服。

方义:本方即桂枝汤去芍药加附子而成。方中去芍药之酸收,因其不利于行湿，桂、附合用则助表阳以散寒，姜、枣、甘草外以和卫，内以健脾，从而达到温经散寒、祛风胜湿之目的。

（三）里虚证

……若大便坚，小便自利者，去桂加白术汤主之。（23 下段）

［**提示**］ 指出风湿在表而里阳虚的证治。

［**讨论**］ 本证即桂枝附子汤证而又见“大便坚，小便自利”者的证候。同一风湿相搏，身体疼烦，不能自转侧，不呕不渴，何以又有大便坚、小便自利的症状？大便坚，小便自利，似里已无湿，又为什么反加白术？身体疼痛，不能自转侧，是寒湿仍留滞于肌表，为什么又反去解肌的桂枝？因为不呕不渴而大便坚，病非阳明燥化。一般来说，湿病多小便不利，现在反而小便自利，是阳气不行于肌表，三焦水道失却统御之权而下趋，所以小便自利。从病情来说，此时表里阳气皆虚，由于里阳不振，表湿亦难从外解，故于桂枝附子汤中去桂枝加白术以振奋里阳，等到里阳恢复，在表之风湿亦易从汗解；同时里阳振奋，小便恢复正常，于是肠中之燥者亦渐趋润泽，大便之坚硬当亦不治而治。方后所云服后“如冒状”，是药中病的“瞑眩”现象，是里阳振奋，外达肌表，祛逐风湿的表现。

白术附子汤方

白术二两　附子一枚半（炮去皮）　甘草一两（炙）　生姜一两半（切）　大枣六枚（擘）

上五味，以水三升，煮取一升，去滓，分温三服。一服觉身痹，半日许再服，三服都尽，其人如冒状，勿怪，即是术、附并走皮中，逐水气，未得除故耳。

方义：白术附子汤即桂枝附子汤去桂枝加白术组成。因为里阳已虚，故不再用解表之桂枝而易白术，术、附合用，目的在于助里阳以逐表湿。

（四）表里俱虚证

风湿相搏，骨节疼烦，掣痛不得屈伸，近之则痛剧，汗出短气，小便不利，恶风不欲去衣，或身微肿者，甘草附子汤主之。（24）

［**提示**］ 本节为表里阳气皆虚的证治。

［**讨论**］ “骨节疼烦，掣痛不得屈伸，近之则痛剧”，是表湿已由肌肉而侵入关节。“汗出短气”是里阳虚。“恶风不欲去衣”是表阳虚。由于风湿之邪较重，

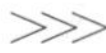

可能会出现微肿现象。

本节是表里阳气皆虚的风湿证，所以桂、附合用，术、附合用，助表里之阳以逐湿。

本证虽属表里阳气皆虚之候，但表阳虚重于里阳虚，从“小便不利”可知；而且桂、附的分量较术、附为重，也可以说明这一问题。

甘草附子汤方

甘草二两（炙）　附子二枚（炮去皮）　白术二两　桂枝四两（去皮）

上四味，以水六升，煮取三升，去滓，温服一升，日三服。初服得微汗则解，能食、汗出、复烦者，服五合，恐一升多者，服六七合为妙。

方义：甘草附子汤由桂、附、术、草四味组成。方中附子、甘草助阳益气，桂枝祛风，白术化湿，是扶正祛邪、表里同治之法。

三、治疗时的注意点

（一）禁攻下

湿家，其人但头汗出，背强，欲得被覆向火。若下之早则哕，或胸满，小便不利，舌上如胎者，以丹田[①]有热，胸中有寒，渴欲得饮而不能饮，则口燥烦也。（16）

［**词解**］　① 丹田：穴名，在脐下三寸，此处系泛指脐下部位而言。

［**提示**］　指出湿病误下的变证。

［**讨论**］　本证“但头汗出，背强，欲得被覆向火”，是由于寒湿郁于肌表，阳气不能外达而上冒所致。“但头汗出”，是说明仅头部有汗而他处无汗。“欲得被覆向火”，是意味着恶寒的现象。

在这种情况下，治疗可以使用温经发汗，通阳祛湿。如早用攻下，则阳气受损，以致变证丛生。现将误下以后变证情况说明如下（图 2－6）。

误下变证：
- 哕——中阳虚而胃寒气逆
- 胸满——胸阳虚而阴寒上乘
- 小便不利——阳虚气化失常

图 2－6　误下变证

“舌上如胎”，指白滑苔而言，为寒湿之象。至于“渴欲得饮而不能饮，则口燥烦”，亦即原文所说：“丹田有热，胸中有寒”所致。因下焦有热，不得不求救于水，

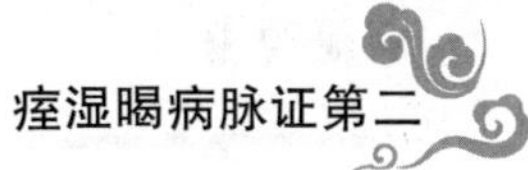

所以口渴；胸中有寒，又不能消水，所以但口燥心烦而不能饮。

湿家下之，额上汗出，微喘，小便利者死，若下利不止者亦死。(17)

［**提示**］ 指出湿病误下的死证。

［**讨论**］ 本节所述比上节误下后变证更为严重，因误下而引起死证。现归纳解释如下(图2-7)。

额上汗出，微喘——阳气上越 }
小便利 } 阴津下脱 }
下利不止 }
阴阳离决——死

图2-7　误下引起死证

［**参考资料**］ 赵以德："下之额汗微喘，而又大小便利，则阳自上越，阴自下脱，阴阳离决，故死。"

(二) 禁大汗，宜微汗，并须注意气候变化

风湿相搏，一身尽疼痛，法当汗出而解，值天阴雨不止，医云此可发汗，汗之病不愈者，何也？盖发其汗，汗大出者，但风气去，湿气在，是故不愈也。若治风湿者，发其汗，但微微似欲出汗者，风湿俱去也。(18)

［**提示**］ 指出治疗风湿不可使之大汗出，而宜微汗，并注意气候变化。

［**讨论**］ "一身尽疼痛"，是外感风湿引起的表证，只要汗出以后，一般都能治愈，所以说"法当汗出而解"。但亦有使用汗法，而病证并未痊愈，这是什么原因？根据本篇所论，可分两个方面。

(1) 病在天气阴雨时候，外界湿气较盛，影响了体内湿邪的排泄，以致病未痊愈。

(2) 发汗不得其法，使汗大出，纵然风邪随汗出而消失，但由于湿邪重滞，依然存在，所以身体还是疼痛。

《本论》云"汗大出者，但风气去，湿气在，是故不愈也"，就明确地指出了这一点。此外更需提出的，就是汗大出不仅湿邪不易解决，还会损伤阳气，从而导致亡阳的危险。

"若治风湿者，发其汗，但微微似欲出汗者，风湿俱去也"，是指出治疗风湿病应注意微汗。因为微微汗出，则营卫畅行，滞留于肌肉关节间的风湿可以得到缓缓排泄。

以上所述宜微微发汗而禁忌大汗出，对临床治疗风湿病是有很大的指导意义。外界气候变化，亦是辨证论治中所应注意的。

（三）禁火攻

湿家……慎不可以火攻[①]之。（20）

［**词解**］ ① 火攻：指烧针、灸、熨、熏等法。

［**提示**］ 指出湿家不可以火攻治疗。

［**讨论**］ 对湿病的治疗，大法在表者宜发汗，在里者宜利小便。假使以火攻之，则湿邪非但不解，反而促使湿化为热，导致发黄、鼻衄等证。正如《伤寒论》所云："……火气虽微，内攻有力，焦骨伤筋，血难复也。"

小结

（1）成因：如图2-8。

成因
- ① 外湿——外感六淫之湿
- ② 内湿——脾虚不运，水湿内停引起

（二者常相互影响）

图2-8 湿病成因

（2）表湿与里湿在症状上的区分：如图2-9。

表湿与里湿在症状上的区分
- 表湿——一身尽疼而重，甚至关节疼痛而烦，头痛鼻塞，发热，脉浮缓
- 里湿——小便不利，大便反快，脉沉

图2-9 表湿与里湿在症状上的区分

（3）证治：如图2-10。

证治
- ① 表实证
  - 湿家，身烦疼——麻黄加术汤
  - 一身尽疼，发热，日晡所剧者——麻黄杏仁薏苡甘草汤
- ② 表虚证
  - 脉浮，发热，汗出恶风——防已黄芪汤
  - 风湿相搏，身体疼烦，不能自转侧，不呕不渴，脉浮虚而涩者——桂枝附子汤
- ③ 里虚证——身体疼烦，不能自转侧，大便坚，小便自利者——白术附子汤
- ④ 表里俱虚证——风湿相搏，骨节疼烦，掣痛不得屈伸，近之则痛剧，汗出短气，小便不利，恶风不欲去衣，或身微肿者——甘草附子汤

图2-10 湿病证治

（4）治疗时的注意点：①禁攻下（湿已化燥，成为里实证者除外）。②禁大汗，宜微汗，并须注意气候变化。③禁用火攻。

暍　病

《素问·热论》说:“先夏至日者为病温,后夏至日者为病暑。”可知暍病是因外感暑热之气而成的热性病。暑为六淫之一,初病亦从太阳开始,故有太阳中暍之称。夏季天气炎热,人多出汗,故阳气随汗外泄,阴液因热内耗,阴阳常有不足。因此,暍证的临床表现虽有发热恶寒等外感症状,但同时又出现身体困重疼痛,脉弦细芤迟等气阴两虚证,这和太阳伤寒虽相类似而本质实有区别。

本篇有中暍、中热的名称,其意义基本相同,都是属于外感伤暑范围。仲景治疗暑证,虽仅提出两条,但已具备了暑病本证以及兼湿证的治法。现就本病的脉证治,以及治疗时的注意点分别讨论之。

一、脉证

太阳中暍,发热恶寒,身重而疼痛,其脉弦细芤迟,小便已,洒洒然毛耸[①],手足逆冷,小有劳,身即热,口开,前板齿燥。(25 上段)

［**词解**］ ① 洒洒然毛耸:毫毛耸然,小便后有一阵寒战的感觉。

［**提示**］ 指出太阳中暍的脉证。

［**讨论**］ 太阳中暍——因为本病初起,多有发热恶寒类似太阳表证的现象,所以称为太阳中暍。

脉:弦细芤迟——为阴阳两虚的脉象。弦细为阳虚,芤迟为阴虚。因暑病多伤气,气伤则阳气不足;汗多则伤津,津伤则阴气不足。(图 2-11)

暑病｛热盛伤气——阳气不足；汗多伤津——阴气受损｝脉象｛弦细；芤迟｝

图 2-11　暑病脉象

“弦细芤迟”,虽均为伤暑脉象,但是由于病人的体质和感邪的轻重不同,这四种脉象不一定集中在同一个病人或病程中同时出现,而且在临床上很难遇到芤脉和细脉同时并见的。

证候与病机:发热恶寒——夏令天气郁蒸,汗液大泄,表气本虚,表虚故恶寒;夏令炎热,感受暑邪故发热。

身重而疼痛——夏令土润溽暑，湿热上蒸，易于受湿，湿盛故身重而体痛。

小便已，洒洒然毛耸——夏令毛窍疏松，便后阳气下泄，所以有洒洒然恶寒感觉。

小有劳，身即热——是稍微劳动即身觉发热。一般来说，劳则搅乎阳而损阴，阴虚则阳旺，故而身热。

口开，前板齿燥——暑病热甚，故口常开。热盛伤津，故前齿干燥。

本病特点是在于：热性病初期多实证，而中暍初起，多属虚象。一般来说，热证应见到浮大滑数的实脉，现在反出现弦细或芤迟的虚脉，可以理解暑邪最易伤气伤津，不能与一般热性病相提并论。《内经》上说"气虚身热，得之伤暑"，与此同一意义。因为本节是指出中暍的一般证候，在临床时应根据当前情况，作出处理，所以没有指出治法。

［**参考资料**］《伤寒选录》："秦氏曰，此条无治法，东垣以清暑益气汤主之，所谓发千古之秘也。案医垒元戎黄芪汤治中暍，脉弦细芤迟，人参、黄芪、白术、甘草、茯苓、芍药、生姜各等分，正为此条而设。"

柯韵伯："弦细芤迟，不得连讲，言中暑夹寒之脉，或弦细，或芤迟，皆是虚脉。"

二、证治

太阳中热者，暍是也，汗出恶寒，身热而渴，白虎加人参汤主之。（26）

［**提示**］ 指出暍病本证的症状和治疗。

［**讨论**］ 证候与病机：太阳中热者，暍是也。"暍"是伤暑病，所谓"太阳中热"，是感受暑热而引起的太阳证。

汗出——暑热熏蒸，迫汗外出。

恶寒——汗出多而腠理空疏所致，与《伤寒论》所述白虎加人参汤证的"时时恶寒"或"背微恶寒"的机制相同。

身热而渴——即是身体灼热而口渴。"身热"是感受暑热引起。"口渴"由于里热伤津。

治疗：白虎加人参汤——即白虎汤加人参三两组成。白虎汤有清热生津的功用，加人参以益阴气。

［**参考资料**］ 王肯堂："中暍、中暑、中热，名虽不同，实一病。"

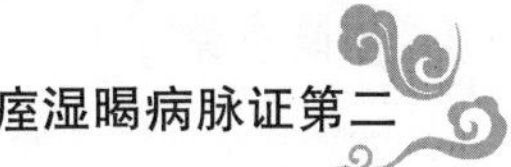

白虎加人参汤方

知母六两　石膏一斤(碎)　甘草二两　粳米六合　人参三两

上五味，以水一斗，煮米熟汤成，去滓，温服一升，日三服。

方义：本方用石膏之辛寒以清内蕴之热，知母之凉润以滋内耗之阴；由于热邪伤气灼津，故又加人参以益气生津，甘草、粳米之甘以补中和胃，共成清热祛暑、生津益气之功。《直指方》用竹叶石膏汤治伏暑内外热炽，烦躁大渴，正与本节用白虎加人参汤的意义是相一致的。

在临床上运用白虎加人参汤，以发热汗出，背微恶寒，口渴为其主证，并且首先要有汗出；若是无汗，则为表未解，不可与之。

太阳中暍，身热疼重，而脉微弱，此以夏月伤冷水，水行皮中所致也，一物瓜蒂汤主之。(27)

［**校勘**］《伤寒论》《玉函》《脉经》均无“一物瓜蒂汤主之”七字。

［**提示**］指出暍病兼湿的症状和治疗。

［**讨论**］本病的形成原因：原文指出“此以夏月伤冷水，水行皮中所致也”，是说夏天为冷水所伤，水寒之气滞留于肌表，因而阻遏肌表之邪热不能随汗液而排泄。因为在夏季炎热的时候，由于暑热蒸淫而饮冷吞冰，或用冷水浴以求一时之快，在某种条件下，往往有抑制汗液的排泄，从而发生病变的可能，亦即违反了《内经》“暑当与汗皆出勿止”的精神。

总之，不论饮冷吞冰或者是冷浴，它们的共同后果都可能抑制汗液的排泄，而汗的排泄道路又在肌肤，汗液被遏不得外泄，以致水湿留滞肌肤，所以说“水行皮中所致”。

证候与病机：太阳中暍——在前面已讨论过，现仅将本节与25节的区别处作些补充。25节既有“身重而疼痛”的暑病兼湿症状，又有“口开，前板齿燥”的因暑热而津气虚弱症状，而本节则仅有“身热疼重”的兼湿症状，因此，本节仅是25节“太阳中暍”的一部分。

“身热疼重”的机制，已详25节，这里不再讨论。但应该说明的是：中暍的疼痛与伤寒或湿家的疼痛有所不同，伤寒为身疼腰痛，骨节疼痛；湿家多一身尽痛或关节疼痛，四肢沉重等；而本节的疼重，是病在肌表，痛势不甚，很少关节痛。

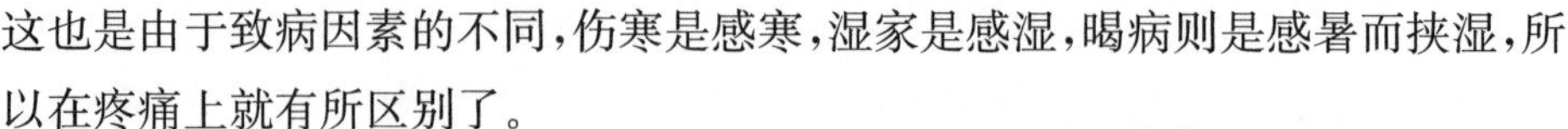

这也是由于致病因素的不同，伤寒是感寒，湿家是感湿，暍病则是感暑而挟湿，所以在疼痛上就有所区别了。

脉微弱——是指脉象软而无力。暑能伤气耗阴，故脉象微弱。

治疗：一物瓜蒂汤即瓜蒂一味煎服，目的在于涌吐以祛湿，苦泄以清热。注家亦有认为本证用瓜蒂汤治疗，药不对证。例如丹波元简："此方与证不对，恐是错出，《伤寒论》《玉函》《脉经》并不载，可以佐证矣。"陆渊雷："主一物瓜蒂汤，药证不对。"从临床用药来说，对兼湿之暍病用瓜蒂汤者已很少报导，因此，以上两家之说是有一定理由的。

一物瓜蒂汤方

瓜蒂二十个

上锉，以水一升，煮取五合，去滓，顿服。

方义：程云来，"《本草》云，成蒂味苦寒，主大水身面四肢浮肿。用之以散皮肤水气，苦寒又可胜热也。"

三、治疗时的注意点

……若发其汗，则其恶寒甚；加温针①，则发热甚；数下之，则淋甚。（25 下段）

［词解］ ① 温针：即现时所用的温针灸。

［提示］ 指出暍病误用汗、下、温针的后果。

［讨论］ 误汗：若发其汗，则其恶寒甚——即是说如误用汗法，就可以出现严重的恶寒。

发汗固属解表一法，但必在邪正均盛的条件下方为得当。就伤暑来说，阳气已伤，如再发其汗，则益虚其阳，而恶寒进一步转甚。

误用温针：加温针，则发热甚——在暍病热甚的情况下，再用温针的方法，则使热势增甚。

暍为热病，纵有表证，但已见"口开，前板齿燥"等，就可以证明里热炽盛，津液灼伤，此际非白虎撤热，人参益气阴，不足以解其急。如相反地用温针法，就无异抱薪赴火，这样不仅表证不能去，势必反助其邪，以致发热增甚，这是可以预见的。

误下:数下之,则淋甚——“数下之”,即对本病多次使用泻下。由于本病表未解,里未结,如反复攻下,损伤阴津,所以小便短少如淋病那样。

小结

(1) 成因:由于夏季感受暑热之气而成。

(2) 证治:①本证——汗出恶寒,身热而渴——白虎加人参汤。②兼证(挟湿)——身热,疼重,脉微弱——瓜蒂汤。

(3) 治禁:①发汗——益虚其阳气——恶寒甚。②温针——反助其热势——发热甚。③数下——重伤其津——小便短少,有如淋病。

结语

本篇是论述痉、湿、暍三种病候。由于它们开始都有太阳见证,所以合为一篇。

本篇痉病的成因,可分为两种:一种是感受外邪,邪阻经脉而强急不和;另一种是误治伤阴,筋脉失养所引起。在治疗方面,如表实无汗的,用葛根汤发汗生津,表虚有汗的,用栝蒌桂枝汤生津解肌;假使里热壅盛的,可用大承气汤急下存阴。这些治法都是适用于由外感所引起的痉病。至于后世所说肝风内动、津液枯竭的痉病,以及《巢氏病源》所载产后中风痉、小儿脐风痉、金疮中风痉、小儿风痉等,均不在本篇讨论。

湿病一般分为内湿和外湿,治湿方法不外发汗和利小便。湿邪在表的宜从汗解;但湿为阴邪,最易伤阳,所以治疗时必须照顾阳气。本篇对湿病的治疗方剂,如寒湿属于表实的,用麻黄加术汤发汗以利湿;风湿属于表虚的,用防已黄芪汤益气以行湿;风湿在表有化热趋势的,用麻黄杏仁薏苡甘草汤清宣以利湿;风湿而表阳虚的,则用桂枝附子汤助表阳以逐湿;里阳虚的，则以白术附子汤助里阳以逐湿；表里阳气俱虚或兼有微肿现象的，则用甘草附子汤主治。这是仲景治疗湿病的大法。

关于暍病，中暍、中暑、中热三者的意义虽然相同，但这里的暍病是指夏季伤暑而言，与烈日远行猝然晕倒的中暍不同。本病由于夏季炎热汗多，人身的气阴不足，因此在脉证上常显示出虚弱现象，治疗时应加注意。长夏又为湿令，所以暑证中每多兼挟湿邪。在治疗上，对暑热本证宜用清法，如白虎加人参汤；对兼有湿邪的，可用祛除暑湿的方法。本篇虽然对中暍的治法，仅记载了两条，但已具备了暑热与暑湿的证治，为后世对暑病的辨证论治打下了基础。

百合狐惑阴阳毒病证治第三

百合、狐惑、阴阳毒三者，自《金匮要略》以下，《肘后》《脉经》《巢氏病源》《千金方》《外台》等都有所记载，到了唐代以后的文献则很少述及。

由于这几种病大都是由热性病的传变而来，因此，它们的病理机制都与伤寒病有着一定的关系。同时，在症状的表现上，三者也往往有类似的地方，例如百合病的"常默默，欲卧不能卧"和狐惑病的"默默欲眠，卧起不安"等。至于狐惑病的"蚀于喉"，又和阴阳毒病的"咽喉痛，唾脓血"等症状相类似。所以列入一篇，以资鉴别。

阴阳毒是自成一证，虽不一定尽属于热病的后遗证，但根据《巢氏病源》对阴阳毒的记载，既见于"伤寒候"，又见于"时气候"，可知此病是属于急性传染病的一种以发斑为主的病证，因此它与伤寒仍有一定的联系。由于在治疗方面三者不同于伤寒的六经分治，所以作者把这三种病归纳在杂病范围，合为一篇论述。

百　合　病

造成百合病的原因很多，但归纳起来不外两种：一是由于大病之后，因身体虚弱，余热未净，干扰百脉而为病。《千金方》云："百合病者，皆因伤寒虚劳大病已后不平复，变成斯证。"另一种致病因素是由于平时忧思过多，情志不遂，再受到外界的刺激而成。《医宗金鉴》云："伤寒大病之后，余热未解，百脉未和，或平

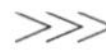

素多思不断，情志不遂，或偶触惊疑，猝临景遇，因而形神俱病，故有如是之现证也。”（图 3－1）

成因{多由伤寒等大病之后余热未净，体弱不复所致
情志方面的过度刺激引起

图 3－1　百合病的成因

一、总论百合病

论曰：百合病者，百脉一宗，悉致其病也。意欲食，复不能食，常默默，欲卧不能卧，欲行不能行，饮食或有美时，或有不欲闻食臭时，如寒无寒，如热无热，口苦，小便赤；诸药不能治，得药则剧吐利，如有神灵者，身形如和，其脉微数。每溺时头痛者，六十日乃愈；若溺时头不痛，淅然者，四十日愈；若溺快然，但头眩者，二十日愈。其证或未病而预见，或病四五日而出，或病二十日或一月微见者，各随证治之。（1）

［**提示**］　指出百合病的命名、症状、发病情况以及预后。

［**讨论**］　命名。《巢氏病源》：“百合病者，谓无经络，百脉一宗，悉致病也。”尤在泾：“分之则为百脉，合之则为一宗。”可知本病是属于全身百脉的病变。至于本病的命名，魏念庭说：“因百合一味而瘳此疾，因得名也。”这种说法比较客观。因为医药多起于单方，单方的发现和疗效的肯定，是劳动人民长期和疾病斗争的实践积累。百合用于百合病，因药效而名病，是符合客观事实的。

症状：主要包括不正常的精神状态和阴虚内热引起的症状，如图 3－2。

百合病症状{不正常的精神状态——意欲食，复不能食，常默默，欲卧不能卧，欲行不能行，饮食或有美时，或有不欲闻食臭时，如寒无寒，如热无热
阴虚内热症状——口苦，小便赤，脉微数

图 3－2　百合病症状

为什么百合病会出现以上症状呢？

（1）由于病后周身百脉以及统辖百脉的总枢全部发生病态，因而表现恍惚不定、精神失常的现象。

（2）由于病后阴虚生内热，故见口苦、溲赤、脉微数等阴虚证。

发病情况：关于本病的发病情况，从原文“其证或未病而预见，或病四五日而

出，或病二十日或一月微见者，各随证治之”来看，说明本病可以见于伤寒等热性病之后，也可由于情志方面的刺激引起。至于为什么四五日、二十日或一月而后见到本病，这主要根据病人的体质强弱与病邪微甚而定。“各随证治之”，是说明对本病不问其发病情况如何，而治疗则是以辨证为主。

预后：对本病的预后推断，原文指出，“每溺时头痛者，六十日乃愈；若溺时头不痛，淅然者，四十日愈；若溺快然但头眩者，二十日愈。”这是观察小便时的头痛与否，以及小便是否畅利等，以测知正气的强弱，病证的轻重，从而判断疾病痊愈的日期(图 3－3)。

百合病
- 溺时头痛——正气较弱，病证较重——六十日愈
- 溺快然但头眩——正气尚盛，病证较轻——二十日愈
- 溺时头不痛，淅然有恶风之感——介乎上述二者之间——四十日愈

图 3－3　百合病愈后

以上所述“六十日愈”“四十日愈”“二十日愈”等具体日数，则是大致的估计，并不是绝对如此的。

［**参考资料**］《千金方》：“百合病……其状恶寒而呕者，病在上焦也，二十三日当愈；其状腹满微喘，大便坚，三四日一大便，时复小溏者，病在中焦也，六十三日当愈；其状小便淋沥难者，病在下焦也，三十三日当愈。”

二、治疗原则

百合病，见于阴者，以阳法救之；见于阳者，以阴法救之。见阳攻阴，复发其汗，此为逆；见阴攻阳，乃复下之，此亦为逆。(9)

［**提示**］　本节前半节指出调和阴阳是治疗百合病的原则。后半节说明误治情况。

［**讨论**］　百合病大多是伤寒热病的余波，是邪少虚多的证候，所以治疗原则也只宜平剂调补，使其阴平阳秘，合乎《内经》“精神乃治”的宗旨。若见于阴而表现有寒象的，宜用扶阳法；见于阳而表现有热象的，宜用养阴法。正如尤在泾所说：“病见于阴，甚必及阳；病见于阳，穷必归阴。以法救之者，养其阳以救阴之偏，则阴以平而阳不伤；补其阴以救阳之过，则阳以和而阴不敝；《内经》用阴和阳、用阳和阴之道也。”兹对原文所述，作如下演绎(图 3－4)。

百合病治则
- 见于阴者，以阳法救之——“阴”指唇淡口和、小便清长、形寒畏冷、脉象迟细等虚寒症状。“阳法”即扶阳的方法
- 见于阳者，以阴法救之——“阳”指口苦、小便赤、脉微数等虚热症状。“阴法”即养阴的方法

图 3-4 百合病治则

从治疗原则看，古代所论百合病不仅有阴虚的一面，也可能有阳虚的一面。如从本篇所叙述的症状及方剂来看，是以阴虚为主，因本病的临床所见是以阴虚者为多，但亦不能因此而忽略阳虚者。

所谓误治，不是根据“扶阳”“养阴”的方法去处理，相反误以为证实、体实而用攻下与发汗之法治疗(图 3-5)。亦即原文所说：“见阳攻阴，复发其汗，此为逆；见阴攻阳，乃复下之，此亦为逆。”“逆”即是指误治而言。

误治
- 见阳攻阴，复发其汗——“见阳攻阴”，是见到虚热症状误以为里实热证，而用苦寒以攻其阴，以致阴气进一步虚损；“复发其汗”，即再施发汗方法，则更伤其阳
- 见阴攻阳，乃复下之——“见阴攻阳”，是见到虚寒症状误以为表证，而用辛温发汗以攻其阳，以致阳气更加虚弱；“乃复下之”，即再用攻下方法，则又伤其阴

图 3-5 百合病误治

三、证治分类

(一) 正证

百合病，不经吐下发汗，病形如初①者，百合地黄汤主之。(5)

［**词解**］ ① 如初：是说没有经过吐下发汗，百合病的症状未有改变，亦即第1节所述百合病的证候。

［**提示**］ 百合病未经误治(汗、吐、下)的正治方法。

［**讨论**］ 凡百合病没有经过汗、吐、下等误治，其症状正系原文第1节所论述的一样，这就是百合病的正证，可以用百合地黄汤治疗。

百合地黄汤方

百合七枚(擘)　生地黄汁一升

上以水洗百合，渍一宿，当白沫出，去其水，更以泉水二升，煎取一升，去滓，内地黄汁，煎取一升五合。分温再服，中病勿更服，大便当如漆。

方义：百合地黄汤由百合、地黄二味组成。百合补虚清热，合地黄以养血凉血。本方主要作用在乎养阴清热。生地黄容易引起泄泻，所以方后云："中病勿更服，大便当如漆。"程云来："如漆，生地黄汁也。渍一宿，即水浸一夜。"

［**参考资料**］ 李士材："百合之治百合病，是清心安神之效。"

黄宫绣："百合甘淡微寒……能敛气养心，安神定魄。"

（二）误治证

百合病，发汗后者，百合知母汤主之。(2)

［**校勘**］《千金方》作"百合病已经发汗之后，更发者"，下文例并同。

百合病，下之后者，滑石代赭汤主之。(3)

［**校勘**］《外台》"滑石"上有"百合"二字。

百合病，吐之后者，用后方主之(即百合鸡子黄汤)。(4)

［**提示**］ 以上系指出百合病误用汗、吐、下后的处理方法。

［**讨论**］ 误汗后治法：百合病误用发汗剂之后，津气受伤，往往会出现燥渴等证，所以用百合知母汤以补虚清热，养阴润燥。

百合知母汤方

百合七枚(擘)　知母三两(切)

上先以水洗百合，渍一宿，当白沫出，去其水，更以泉水二升，煎取一升，去滓，别以泉水二升煎知母，取一升，去滓，后合和煎取一升五合，分温再服。

误下后治法：百合病误下后，损伤中气，因而导致大便泄泻，所以用滑石代赭汤治疗。方中滑石利小便，代赭石涩大便，百合养阴清热。又百合与滑石相配伍，可以利尿退热。

滑石代赭汤方

百合七枚(擘)　滑石三两(碎绵裹)　代赭石如弹丸大一枚(碎绵裹)

上先以水洗百合，渍一宿，当白沫出，去其水，更以泉水二升，煎取一升，去

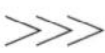

滓，别以泉水二升煎滑石、代赭，取一升，去滓，后和合重煎，取一升五合，分温服。

［**参考资料**］ 魏念庭："至下之后，不用知母，而以滑石代赭汤主之者，以重坠之品，随下药之势，使邪气自下泄也。用代赭石之涩，涩大便也；用滑石之滑，利小便也。"

误吐后治法：百合病不应吐而吐之，则虚其胃阴，可能引起虚烦；所以用百合养阴清热，鸡子黄养阴润燥，共奏养阴除烦的作用。

百合鸡子汤方

百合七枚（擘） 鸡子黄一枚

上先以水洗百合，渍一宿，当白沫出，去其水，更以泉水二升，煎取一升，去滓，内鸡子黄，搅匀，煎五分，温服。

以上三方的方义，已详于讨论中，故不再重复。（表 3－1）

表 3－1 百合病误汗、吐、下后证治归纳表

证治 误治类别	主要症状	治疗方剂	主要作用
汗	口燥渴	百合知母汤	养阴清热，生津止渴
吐	虚 烦	百合鸡子黄汤	养阴润燥除烦
下	大便溏泄，小便不利	滑石代赭汤	清热养阴，涩便利尿

（三）变证

百合病，一月不解，变成渴者，百合洗方主之。（6）

百合病，渴不差者，栝蒌牡蛎散主之。（7）

百合病，变发热者，百合滑石散主之。（8）

［**提示**］ 百合病延久不解，变成渴与发热的证治。

［**讨论**］ 变渴：根据原文第 1 节所述症状，可以看出百合病原无口渴之证（误治而渴者例外）；但百合病系阴虚内热之病，日久不解，阴液更加耗损，邪热留聚于肺，从而导致口渴，这也是本病变证的必然趋势。可以先用百合洗方；如洗后渴仍不愈者，以栝蒌牡蛎散生津止渴。

百合洗方

上以百合一升，以水一斗，渍之一宿，以洗身；洗已，食煮饼，勿以盐豉也。

栝蒌牡蛎散方

栝蒌根　牡蛎(熬)等分

上为细末，饮服方寸匕，日三服。

方义：本病之渴是阴虚、内热留聚于肺。单用百合渍水外洗者，以皮毛为肺之合，其气相通的关系。方后云"洗已，食煮饼，勿以盐豉"者，因为粳米、小麦能除热止渴，而盐豉味咸反能耗水而增渴之故。

栝蒌牡蛎散，以栝蒌根之苦寒生津止渴，牡蛎之咸寒引热下行，不使上烁，以达到清热潜阳、生津止渴的目的。

变发热：从本篇第1节原文"如寒无寒，如热无热"来看，可知本证原来没有发热，而今变成发热者，显见内热已盛，外浮于表所致，故用百合滑石散。

百合滑石散方

百合一两(炙)　滑石三两

上为散，饮服方寸匕，日三服。当微利者，止服，热则除。

方义：滑石能分理阴阳，为中下二焦清利之品，配百合以收摄其气，则邪自水道下泄而热自除。微利即止服，因为百合病是阴虚，所以不能过于分消以伤其津液。

小结

(1) 成因：①多由伤寒等大病转变而成。②由于情志方面的刺激引起。

(2) 症状:有意欲食复不欲食,常默默,欲卧不能卧,欲行不能行,如寒无寒,如热无热等神志恍惚,来去不定征象,但口苦,小便赤和脉微数等阴虚证候则是固定的。

(3) 治疗原则:以养阴为主。

(4) 证治:如图3-6。

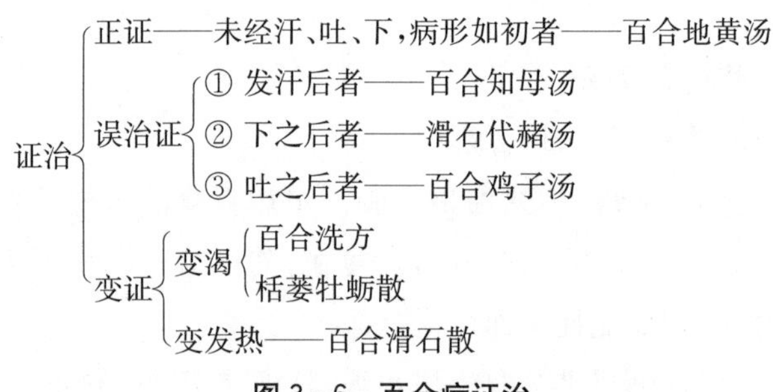

图3-6 百合病证治

(5) 预后——溺时头痛者,六十日愈;溺时头不痛,淅然者,四十日愈;溺快然,但头眩者,二十日愈。

狐惑病

狐惑病是因为本病有狐疑惑乱不定的症状,故名。本病的发生,据文献记载,是由于湿热蕴结不能宣泄引起。自《千金方》《外台》以后的医家,大都有同样的看法。《千金方》说:"狐惑,由湿毒气所为也。"另外亦有认为是病后余毒,湿热郁蒸生虫所致。如《医宗金鉴》说:"每因伤寒病后,余毒与湿䘌之为害也。"赵献可也说:"湿热久停,蒸腐气血而成瘀浊,于是风化所腐而成虫。"这种说法,值得研究。但在临床上,凡是发疹性疾患,如不得透达而被寒凉药所抑遏的,都易导致本病的发生。

狐惑之为病,状如伤寒,默默欲眠,目不得闭,卧起不安;蚀于喉为惑,蚀于阴

为狐，不欲饮食，恶闻食臭，其面目乍赤、乍黑、乍白，蚀于上部则声喝[①]，甘草泻心汤主之。(10)

蚀于下部则咽干，苦参汤洗之。蚀于肛者，雄黄熏之。(11)

［**词解**］ ① 声喝：即声音嘶哑。

［**提示**］ 指出狐惑病的症状与治疗方剂。

［**讨论**］ 证候与病机：状如伤寒——谓本病初起有寒热症状，类似伤寒。

默默欲眠，目不得闭，卧起不安——是默默然想睡觉，但又不能闭目安眠，睡下又想起来，精神很不安定，这是因湿热内蕴而表现出来的烦扰不安的样子。

不欲饮食，恶闻食臭——是湿热内蕴而胃气不和。尤在泾谓虫扰于胃使然。

面目乍赤、乍黑、乍白——是邪正相争而在面部表现病色的情况。

但狐惑病的症状，是以咽喉部和前后二阴的蚀烂为主。《医宗金鉴》认为狐惑病包括了牙疳和下疳，下疳为狐，牙疳为惑。

治疗：本病是由于湿热蕴遏于咽喉，以致咽喉部蚀烂而引起声音嘶哑，宜用甘草泻心汤清热解毒扶正。并且本方不但适用于腐蚀上部咽喉的惑病，而且可以配合苦参汤的熏洗法，治疗蚀于下部前阴，和配合雄黄的外熏法，治疗蚀于下部肛门的狐病。

由于足厥阴肝经环阴器而上循咽喉，如果湿热蕴遏于下部以致前阴蚀烂，热毒再从下循经上冲，就会产生咽干的症状，可以使用苦参汤熏洗。

假如本病见于肛门部蚀烂者，治疗可以使用雄黄烟熏的方法。

甘草泻心汤方

甘草四两(炙)　黄芩　人参　干姜各三两　黄连一两　大枣十二枚(擘)　半夏半升

上七味，水一斗，煮取六升，去滓，再煎，温服一升，日三服。

苦参汤方

苦参一升

以水一斗，煎取七升，去滓，熏洗。

雄黄熏方

雄黄

上一味为末，筒瓦二枚合之，烧，向肛熏之。

方义：甘草泻心汤，黄芩、黄连清热燥湿解毒，干姜、半夏化湿，人参、大枣扶正，甘草为主药以解毒，本方的主要作用是扶正清热，燥湿解毒。本方在《伤寒论》少人参一味，主治证为“下利不止，干呕心烦”。按干姜、芩、连，苦辛合用，内服用以杀虫，亦有其一定疗效。

苦参汤：本方用苦参煎水熏洗，有清热解毒杀虫的作用。《别录》：“苦参疗恶疾，下部䘌。”《伤寒总病论》载：“苦参汤以苦参半斤，槐白皮、狼牙根各四两，煎洗。”这是在本书苦参汤的基础上又增添了槐白皮、狼牙根二味，疗效当更为显著。

雄黄熏法：本法用雄黄烧向肛熏之，因雄黄有燥湿杀虫的功用。

病者脉数，无热，微烦，默默但欲卧，汗出；初得之三四日，目赤如鸠眼；七八日，目四眦黑；若能食者，脓已成也；赤小豆当归散主之。(12)

［**提示**］ 由于湿热内郁而肠部化脓的狐惑病证治。

［**讨论**］ 后世注家对本节的看法并不一致，大致可归纳如下。

(1) 认为是属于狐惑病的类似证。例如徐忠可：“此言人病湿热侵阴，有类似于狐惑者，非即指狐惑病也。”

(2) 认为是属于阴阳毒。例如魏念庭：“仲景叙此条于阳毒、阴毒之首，正见当辨证知危，及早图救，岂料后人谬叙之于狐惑病中……”

(3) 认为疮痈篇脱落于此。例如曹颖甫：“此当是疮痈篇诸痈肿节后脱文，传写者误录于此。”

(4) 尤在泾对本节的认识较客观，《金匮心典》里说：“按此一条，注家有目为狐惑病者，有目为阴阳毒者，要之亦是湿热蕴毒之病，其不腐而为虫者，则积而为痈；不发于身面者，则发于肠脏，亦病机自然之势也。仲景谓与狐惑、阴阳毒同源而异流者，故特论列于此欤。”

不过据《脉经》《千金方》等记载，都把这一条列于狐惑门中，庞安常《伤寒总病论》亦以为狐惑病。

证候与病机："脉数"表明内部有热，"无热"指肌表热势不甚。

"微烦，默默但欲卧，汗出"，与第10节所述"默默欲眠，目不得闭，卧起不安"情况相似，是属于湿热郁而不宣所致。

"初得之三四日，目赤如鸠眼；七八日，目四眦黑；若能食者，脓已成也"，这是从眼的颜色及是否能食两方面观察是否化脓，如图3-7。

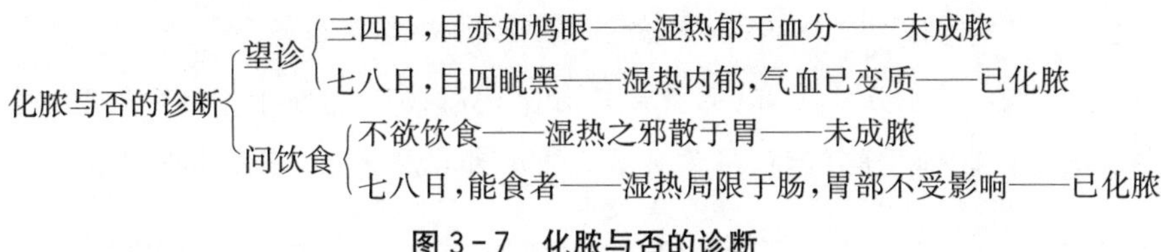

图3-7　化脓与否的诊断

治疗：狐惑病见到脉数、心烦、默默但欲卧、汗出、目四眦发黑、能食等症状，表示内部已经化脓，可以使用赤小豆当归散治疗。

本证的化脓部位的探讨：关于本证化脓的部位，历来注家意见稍有分歧，如李彣："今脓成何处，大率在喉与阴肛。"不过以大肠下端肛门比较正确，所以程云来说："三味（指赤小豆当归散）为治痈脓已成之剂，此方蚀于肛门者，当用之。"此外，从以下两点亦可说明这个问题。

（1）本书惊悸吐衄下血胸满瘀血篇："下血，先血后便，此近血也，赤小豆当归散主之。"

（2）《张氏医通》载本方主治："小肠热毒流于大肠，先血后便及蓄血、肠痈便脓等证。"

便血证候先见血液而后见粪便的，其病变部位以大肠下端肛门部为多。所以从下血篇与《张氏医通》所载本方主治范围，亦有助于确定本证的化脓部位。

赤小豆当归散方

赤小豆三升（浸令芽出曝干）　当归（原书无分量）

上二味，杵为散，浆水服方寸匕，日三服。

方义：本方以赤小豆为主，清热，排脓肿，散恶血，当归活血，祛腐生新，二味为散，用浆水送服。浆水是把粟米炊熟，放在冰水中，浸五六日，上升白芬，颜色像米浆，有清凉解热，调和脏腑之功。本方主要作用是除湿热，排脓肿。

小结

(1) 成因:湿热内郁,不能宣泄所致。

(2) 症状:有寒热等类似伤寒症状,默默欲眠,目不得闭,卧起不安,不欲饮食,恶闻食臭,面目乍赤、乍黑、乍白。但以咽喉及前后二阴蚀烂为主证。

(3) 治疗:①蚀于上部(咽喉部),甘草泻心汤。②蚀于下部(前阴),苦参汤洗疗。③蚀于肛门部,雄黄熏治。④肠部化脓者,赤小豆当归散。

阴 阳 毒

阴阳毒,是阴毒病和阳毒病的总称。据文献记载,本病是一种剧烈的温毒病。赵献可说:"此阴阳二毒,是感天地疫疠非常之气,沿家传染。"本病多见于伤寒和时行温疫,所以《巢氏病源》有伤寒阴阳毒和时气阴阳毒等病候。

本病的发生与人体正气的盛衰有关,《巢氏病源·时气阴阳毒候》指出:"此谓阴阳二气偏虚则受于毒。"

有人认为本病的发生是由于失表或汗吐下后热毒不解所致,这是不够全面的。《巢氏病源》说"或得病数日变成毒者,或初得病便有毒者",可以想见。

阳毒之为病,面赤斑斑如锦纹,咽喉痛,唾脓血,五日可治,七日不可治,升麻鳖甲汤主之。

阴毒之为病,面目青,身痛如被杖,咽喉痛,五日可治,七日不可治,升麻鳖甲汤去雄黄、蜀椒主之。(13)

[**提示**] 本节指出阴阳毒的症状、治疗及其预后。

[**讨论**] 阴阳毒究竟是什么病?据原文所指和历代医家的意见,很可能是一种急性的发斑性传染病,陆渊雷及丹波元简都认为阴阳毒就是后世所指的发斑。

现对本病的症状、治疗及预后情况作如下讨论。

证候与病机：本病的症状不问阴毒与阳毒，都以咽喉痛与身体发斑为主。而表现这些症状的病机，是由于热扰营血而引起。

阴毒与阳毒是由于病邪侵入后，因病人体质不同而反映出来的两种不同证候类型。

阳毒的面赤斑斑如锦纹，表示病势较阴毒为浅，正气有驱邪外出之势，所以咽喉痛而吐脓血。至于阴毒的面目发青，身痛如被杖，表示病邪深伏，正气衰弱无抗病之力。因此，阳毒与阴毒在病势上实有轻重之分。兹将阳毒与阴毒的证候鉴别如下（表 3－2）。

表 3－2　阳毒与阴毒的证候鉴别

病　名	症状		病　势
	相同点	不同点	
阳　毒	咽喉痛	面赤斑斑如锦纹，唾脓血	轻
阴　毒		面目青，身痛如被杖	重

《巢氏病源》把本病分为伤寒阴阳毒与时气阴阳毒两种类型，对于阴阳毒的症状有所补充，现摘录以资参考。

“伤寒阴阳毒候：……其候身重背强，咽喉痛，糜粥不下，毒气攻心，心腹烦痛，短气，四肢厥逆，呕吐，体如被打发斑……阳毒者，面目赤，或便脓血；阴毒者，面目青而体冷……”

“时气阴阳毒候：……若病身重，腰脊痛，烦闷，面赤斑出，咽喉痛，或下利狂走，此为阳毒；若身重背强，短气呕逆，唇青面黑，四肢逆冷，为阴毒。”

治疗：对于阴阳毒的治疗，本论主要以升麻鳖甲汤一方为进退。阳毒用升麻鳖甲汤，阴毒用升麻鳖甲汤去雄黄、蜀椒。阴毒与阳毒既不能用寒毒和热毒机械地去划分，所以从证候方面来看：阳毒是一种正常的斑证；阴毒是病邪深痼于内，不能透发而斑出不透的现象，它相当于麻疹内陷，疹点隐伏，不能适用姜、附回阳的病理情况。因此，阴毒去雄黄、蜀椒，诚恐这些辛热之品戕伐阴分。然升麻鳖甲汤究系辛温取汗之法，观方后云“老小再服取汗”一句便明。考后世论治斑之法，谓不可妄事发汗，发汗则使病变恶化。一般来说，阴斑宜温，阳斑宜清。故徐灵胎主张治阳毒用活人阳毒升麻汤，丹波元简主张治阳毒用化斑汤，治阴毒用附子饮等。总之，应综合临床所有见证，通过分析研究，再确定治疗方法。

预后：阴阳毒的预后如何，与病程的长短及病势的轻重有着密切关系。阴阳毒应争取及早治疗，不但对病人本身的好转有直接的影响，而且对预防本病的流行也有着积极的意义。至于原文指出："五日可治，七日不可治。"固然不是那么机械的日程，但却说明对本病早期治疗的重要性。此外，在症状上也可作出预后的判断，即斑色红赤鲜明者，预后较好；斑色黑而暗晦的，预后多不良。

《巢氏病源·伤寒阴阳毒候》曾这样记载："阴阳毒病者，始得病时可看手足指，冷者是阴，不冷者是阳；若冷至一二寸者病微，若至肘膝为病极，过此难治。"这是从手足发冷的程度来辨别病证的微甚，治疗的难易和预后的吉凶。

升麻鳖甲汤方

升麻二两　当归一两　雄黄半两（研）　蜀椒一两（炒去汗）　甘草二两　鳖甲手指大一片（炙）

上六味，以水四升，煮取一升，顿服之，老小再服取汗。

方义：升麻解毒，治时气毒厉喉痛；当归活血，甘草、雄黄解毒，鳖甲合当归逐瘀行血，蜀椒引上壅之热下行。本方的主要作用，在于解毒活血。阳毒用雄黄、蜀椒，是以阳从阳，使毒速解；阴毒去雄黄、蜀椒，因邪毒不在阳分而在阴分，用之则反而伤阴，故但以当归、鳖甲直入阴分，以达解毒活血之目的。

［**参考资料**］《脉经》："阳毒为病，身重，腰背痛，烦闷不安，狂言，或走或见鬼，或吐血下利，其脉浮大数，面赤斑斑如锦文，咽喉痛，唾脓血，五日可治，至七日不可治也。有伤寒一二日便成阳毒，或服药吐下后变成阳毒，升麻汤主之。阴毒为病，身重，背强，腹中绞痛，咽喉不利，毒气攻心，心下坚强，短气不得息，呕逆，唇青面黑，四肢厥冷，其脉沉细紧数，身如被打，五六日可治，至七日不可治也。或伤寒初病一二日便结成阴毒，或服药六七日、至十日变成阴毒，甘草汤主之。"

曹颖甫："升麻近人多以为升提之品，在本经则主解百毒，甘草亦解毒，则此二味实为二证主药。鳖甲善攻，当归和血，此与痈毒用炙甲片同，一以破其血热，一以攻其死血也。"

尤在泾："面目青，身痛如被杖，咽喉痛，不唾脓血，其邪隐而在表之里者，谓之阴耳。其蜀椒、雄黄二物，阴毒去之者，恐阴邪不可劫，而阴气反受损耳。”

小结

（1）成因：由于温毒之邪，蕴于血脉而成。

（2）证治：①阳毒——面赤斑斑如锦纹，咽喉痛，唾脓血——升麻鳖甲汤。②阴毒——面目青，身痛如被杖，咽喉痛——升麻鳖甲汤去雄黄、蜀椒。

（3）预后：五日可治，七日难治。

结语

上面已说过，百合病是属于阴虚内热类型的疾患。在治疗方法上只宜平剂调补，使阴阳平衡，从而达到治愈的目的。百合地黄汤就是养阴制阳的方剂，所以说它是百合病的主方。

狐惑是以证候的形容词作为病名，致病之因由于湿热蕴毒，故治疗方法是以清热、化湿、解毒的甘草泻心汤为主。

阴阳毒以发斑咽痛为主证，因证候表现之不同而分阴毒和阳毒；这不是病毒的性质不同，乃人体感邪后所反映的证候有异。由于本病属于一种温毒，故治以解毒活血为主的升麻鳖甲汤。

疟病脉证并治第四

“疟疾”早在《素问・疟论》和《素问・刺疟》里已有全面的认识。本篇在《素问》的基础上再结合作者自己的经验，将疟病分为瘅疟、温疟、牡疟三类论述。

疟疾的成因，《素问・疟论》说：“夫痎疟皆生于风。”又云：“夏伤于暑，秋必痎疟。”理由是夏伤于炎暑，汗大出，腠理开发，因遇凄沧之水寒，藏于腠理皮肤之中，复因秋伤于风，于是发为疟疾。《素问・疟论》又说：“其以秋病者寒甚，以冬病者寒不甚，以春病者恶风，以夏病者多汗。”可知疟疾的发作，不一定局限于秋季。

一、脉象和治法

师曰：疟脉自弦，弦数者多热，弦迟者多寒。弦小紧者下之差①，弦迟者可温之，弦紧者可发汗针灸也，浮大者可吐之，弦数者风发也，以饮食消息②止之。(1)

［**词解**］ ① 差：同瘥，病愈的意思。

② 消息：此处作斟酌解。

［**提示**］ 论述疟疾的脉象以及治疗的法则。

［**讨论**］ 疟是少阳之邪，弦是少阳之脉，所以说“疟脉自弦”。但是疟病虽不离乎少阳，但它所感受的病因和伤寒少阳病毕竟有所不同。因此，它的脉象单纯以弦脉出现的很少，而是兼见的脉象比较多。正因如此，所以在证候的表现上也就有了差异。如弦脉兼数的必然发热甚，弦而兼迟的必然恶寒甚。弦脉兼见小

紧而偏于沉的主病在里，可用下法；如弦脉兼迟的主寒胜，可用“治寒以热”的温法；弦脉兼紧而有浮象的是邪气偏重在表，可用发汗或针灸疗法；如弦脉转变为浮大，知邪在上部，“其高者因而越之”，故可用吐法。至于“弦数者风发也，以饮食消息止之”，《金匮要略释义》云：“弦数者多热，因伤于风而作，故曰风发。”如此，则治宜清解，不言可知。末句“以饮食消息止之”，是言人以脾胃为本，久疟虚证，法当调其脾胃，即“调其饮食，适其寒温”是也。这样理解虽与原文词义有些出入，但是有实践意义的存在。现根据本节脉象，以及辨别病证的寒热表里等的治疗法则，归纳如下（图 4－1）。

弦
迟——多寒——温法
数——多热——清法
小紧——偏于里——下法
紧——偏于表——发汗、针灸
浮大——病在上——吐法

图 4－1　疟疾的治法

必须说明：以上仅是依据脉象而确定治法，不能看成是绝对不变的法则，临床上还宜根据其他征象综合判断。条文中的可温、可汗、可吐等，就是含有因证制宜的灵活性在内。

［**参考资料**］《金匮述义》：“所言弦数者多热，即白虎加桂枝汤，柴胡去半夏加栝蒌汤证也；弦小紧者下之差，鳖甲煎丸是也；弦迟者可温之，柴胡桂枝干姜汤是也；弦紧者可发汗，牡蛎汤是也；浮大者可吐之，蜀漆散是也。疗疟之法，实不能出此数件矣。”

徐忠可：“……以饮食消息止其炽热，即梨汁、蔗浆生津止渴之属，正内经风淫于内，治以甘寒之旨也。”

周禹载：“以饮食消息止之者，盖久病以养正为先也。”

二、证治分类

（一）瘅疟

师曰：阴气孤绝[①]，阳气独发[②]，则热而少气[③]，烦冤[④]，手足热而欲呕，名曰瘅疟。若但热不寒者，邪气内藏于心，外舍分肉之间，令人消铄[⑤]脱肉。（3）

［**词解**］ ① 阴气孤绝：指阴津极度的亏损。

② 阳气独发：指阳邪亢盛。

③ 少气：即气短。

④ 烦冤：胸中有烦闷不舒的感觉。

⑤ 消铄：消损的意思。

［**提示**］ 指出瘅疟所表现的症状。

[**讨论**] 证候与病机:但热不寒——通常疟疾多有发热发冷的症状,这是阴阳二气相互分争的结果,阳胜则热,阴胜则寒。今阳邪亢盛而阴津亏损,故但热不寒。

热而少气烦冤——阳盛阴虚,邪热伤气的表现。

手足热而欲呕——四肢属阳,阳盛故手足发热。邪热犯胃,胃气上逆,所以欲作呕吐。

消铄脱肉——脱肉,《医统正脉》本作"肌肉"。由于邪热内蕴于心(胸中),外达于肌肉之内,内外皆热,阳盛阴耗所致。

治疗:瘅疟的治疗,本篇未出方剂,现摘录后来注家之说如下。

张路玉:"亦可以白虎汤治瘅疟也。"

陈修园:"师不出方,余比例而用白虎加人参汤。"

唐容川:"治少阴宜鸡子黄汤,治少阳宜白虎汤,后世如清瘟败毒饮一方,可以兼治。"

陈灵石:"似可借用竹叶石膏汤之类,而梨汁、甘蔗汁亦可以佐之。"

综观上述治法,不外清热益津,其中以白虎加人参汤或竹叶石膏汤比较切合。

[**参考资料**] 《素问·疟论》:"其但热而不寒者,阴气先绝,阳气独发,则少气烦冤,手足热而欲呕,名曰瘅疟。"又说:"瘅疟者,肺素有热,气盛于身,厥逆上冲,中气实而不外泄,因有所用力,腠理开,风寒舍于皮肤之内,分肉之间而发;发则阳气盛,阳气盛而不衰则病矣,其气不及于阴,故但热而不寒,气内藏于心,而外舍于分肉之间,令人消铄脱肉,故命曰瘅疟。"

(二)温疟

温疟者,其脉如平,身无寒但热,骨节疼烦,时呕,白虎加桂枝汤主之。(4)

[**提示**] 指出温疟的脉证与治法。

[**讨论**] 如图4-2。

证候与病机:
- 其脉如平——指脉不甚弦
- 身无寒但热——阳邪偏胜
- 骨节疼烦——表有寒邪
- 时呕——邪热犯胃

图4-2 温疟的证候与病机

疟脉“如平”，是指脉不甚弦。《素问·疟论》以先热后寒为温疟，但热不寒为瘅疟。本篇的温疟也是无寒但热，好像与瘅疟没有区别；但是从温疟的病机热积于内，外有寒邪，以及所用方剂来看，温疟显非绝对无寒，只不过热多寒少而已，它与瘅疟的阴气孤绝，阳气独发，因而但热不寒还是有区别的。并且“时呕”与“欲呕”不同，欲呕是恶心的样子，时呕是时时刻刻有呕吐现象。

治疗：温疟的身无寒但热，是白虎汤所主治；骨节疼烦为表有寒，所以另加桂枝。（表 4-1）

表 4-1　温疟与瘅疟在症状上的比较

病　名	症　　状
温　疟	身无寒但热，骨节疼烦，时呕，其脉如平
瘅　疟	但热不寒，少气烦冤，手足热而欲呕，肌肉消损

白虎加桂枝汤方

知母六两　甘草二两（炙）　石膏一斤　粳米二合　桂枝（去皮）三两

上锉，每五钱，水一盏半，煎至八分，去滓，温服，汗出愈。

方义：本方以白虎汤清热生津，加桂枝以和营。

［**参考资料**］　岳美中治疗疟疾的点滴经验：“友人裴景之之第三女患疟，某医投以柴胡剂两帖，不愈。余诊其脉洪滑，询之，月经正常，每日下午发作时热多寒少，大汗恶风，烦渴喜饮。余思此是温疟，脉洪滑，烦渴喜饮，是白虎汤证；汗出恶风，是桂枝汤证；投以白虎加桂枝汤（生石膏一两六钱，知母六钱，炙甘草二两，粳米六钱，桂枝三钱）。一剂病愈大半，二剂疟不复作。”（《中医杂志》1958 年第 8 号）

（三）牡疟

疟多寒者，名曰牡疟，蜀漆散主之。（5）

［**校勘**］　“牡疟”，《外台》引仲景《伤寒论》作“牝疟”。《述义》引《吴氏医方考》云：“牝，阴也，无阳之名，故多寒。”《兰台轨范》：“似当作牝。”程本、《医宗金鉴》本皆作“牝”。

［**提示**］　指出牡疟的症状及治疗方法。

［**讨论**］　关于牡疟的说法：①心为牡脏，所以叫作牡疟。②兽类之属于阴性

者叫牝，所以疟多寒而偏于阴者，叫作牝疟。

关于"牡"字，历来注家有的作"牡"，有的作"牝"，很不一致。我们认为，问题的关键不在于名称上的同否，主要是依据症状作为辨证的标志。

证候与病机："疟多寒"即是指本病的症状为寒多热少，是由于阳气为痰饮阻遏于内，不能外达于肌表所致。此外，可能有头项腰脊痛、无汗、脉弦而紧等症状出现。

蜀漆散方

蜀漆（洗去腥）　云母（烧二日夜）　龙骨等分

上三味，杵为散，未发前以浆水服半钱。温疟加蜀漆半分，临发时服一钱匕。

方义：蜀漆即常山苗，善于治疟，与云母、龙骨合用，能豁疟痰，痰去则阳气伸而病愈。

［**参考资料**］　程云来："蜀漆者，常山苗也，得浆水能吐疟之顽痰。"

《千金翼方》："疗痰饮头痛，往来寒热方：常山苗一两，云母二两，右二味为散，吐之止，若不吐更服。"

以上所讨论的是《金匮要略》所载瘅疟、温疟、牡疟的证治概况。《金匮要略》所论疟疾是在素问的基础上发展起来的，所以在内容方面基本上是一致的。现把《金匮要略》所载与《素问》的温疟、瘅疟、寒疟比较如下（表 4－2）。

表 4－2　温疟、瘅疟、寒疟的证治比较

病名	《金匮要略》	《素问》
温疟	其脉如平，身无寒但热，骨节疼烦，时呕	先伤于风而后伤于寒，故先热而后寒，亦以时作，名曰温疟
瘅疟	阴气孤绝，阳气独发，则热而少气烦宽，手足热而欲呕，名曰瘅疟。若但热而不寒者，邪气内藏于心，外舍分肉之间，令人消铄脱肉	但热而不寒者，阴气先绝，阳气独发，则少气烦冤，手足热而欲呕，名曰瘅疟。其气不及于阴，故但热而不寒；邪气内藏于心，而外舍于分肉之间，令人消铄脱肉，故命曰瘅疟
牡疟	疟多寒者，名曰牡疟（或作牝）	寒者阴气也，风者阳气也，先伤于寒而后伤于风，故先寒而后热也，病以时作，故曰寒疟

三、转归

病疟以月一日发，当以十五日愈①；设不差，当月尽解②；如其不差当云何？师曰：此结为癥瘕③，名曰疟母④，急治之，宜鳖甲煎丸。(2)

［**词解**］ ① 十五日愈：古历以五日为一候，三候为一气，到了十五日则人体气化与节气相应，天气更移，则人身之气亦更移，更气旺则正气胜邪而自愈。

② 当月尽解：指十五日不愈，又要更一旺气，即再过十五日，共三十日，疟病应当痊愈。

③ 癥瘕：腹中积块，形坚不变的名癥；或聚或散的名瘕。

④ 疟母：即疟久不解，胁下有癥瘕者。

［**提示**］ 指出疟母的形成与治疗。

［**讨论**］ 对“当以十五日愈”的认识：本节根据“天人相应”的理论，说明自然界气候有变更，人体的营卫之气亦相应的变更。当更气旺的时候，则正能胜邪而愈。假使经过两次更气后，病仍不愈，这样就有结成疟母的可能。但其精神在于指出人体正气与病邪之间的关系，来说明疟母形成的情况，并不是说疟病的治疗，应该等到十五日或一月听其自愈，相反的应该采取早期治疗，以防止结成癥瘕。

疟母的成因：关于疟母形成的原因，大都由于疟疾治疗不及时，或治疗不彻底，以致病邪迁延日久，与气血互相搏结所致。

治疗：当疟母形成后，如疟母不消，疟终难愈，所以说“急治之，宜鳖甲煎丸”。

鳖甲煎丸方

鳖甲十二分(炙)　乌扇三分(烧)　黄芩三分　柴胡六分　鼠妇三分(熬)　干姜三分　大黄三分　芍药五分　桂枝三分　葶苈一分(熬)　石韦三分(去毛)　厚朴三分　牡丹五分(去心)　瞿麦二分　紫葳三分　半夏一分　人参一分　䗪虫五分(熬)　阿胶三分(炙)　桃仁二分　蜂窠四分(炙)　赤硝十二分　蜣螂六分(熬)

上二十三味，为末，取煅灶下灰一斗，清酒一斛五斗，浸灰，候酒尽一半，着鳖甲于中，煮令泛烂如胶漆，绞取汁，内诸药煎，为丸如梧子大，空心服七丸，日三服。

方义：本方由二十三味药组成，它的主要作用，是行血消瘀，调和营卫。因为内有癥瘕，外有寒热，癥瘕不除则寒热终不得解，这是属于原因疗法。乌扇即射干。煅灶灰即煅铁灶中的灰，又叫炉灰。鼠妇又名鼠负，即地虱。

［**参考资料**］ 徐忠可："药用鳖甲煎者，鳖甲入肝除邪养正，合煅灶灰所浸酒以去瘕，故以为君。小柴胡汤、桂枝汤、大承气汤为三阳主药，故以为臣，但甘草嫌柔缓而减药力，枳实嫌破气而直下，故去之。外加干姜、阿胶助人参、白术温养为佐。瘕必假血依痰，故以四虫、桃仁合半夏消血化痰。凡积必由气结，气和则积消，故以乌扇、葶苈利肺气，合石韦、瞿麦清邪热而化气散结。血因邪聚则热，故以牡丹、紫葳去血中伏火、膈中实热为使。"

张路玉："此方妙用全在鳖甲之用灰淋酒煮如胶漆，非但鳖甲消积，酒淋灰汁亦善消积，较疟母丸之用醋煮，功用百倍。"

结 语

本篇是专论疟疾，首先提出疟疾的基本脉象和治法，接着又提出瘅疟、温疟、牡疟等几种疟疾的证候和治疗方法，最后还指出疟疾转归形成疟母的治法。（图 4-3）

证治
- 瘅疟——但热不寒，少气烦冤，手足热而欲呕，肌肉消损——白虎加人参汤、竹叶石膏汤等
- 温疟——身无寒但热，骨节疼烦，时呕，其脉如平——白虎加桂枝汤
- 牡疟——寒多热少——蜀漆散

图 4-3 疟疾证治

转归——疟疾经久不解，以致胁下结成癥瘕，名为疟母，可用鳖甲煎丸治疗。

中风历节病脉证并治第五

本篇是论述中风与历节两种疾患。这里的中风,即《灵枢·九宫八风》所说"击仆偏枯"的中风,与《伤寒论》太阳中风证截然不同。

本篇所论中风,以口眼㖞斜、半身不遂为主证(杂病)。

伤寒太阳中风,以发热、汗出、恶风、脉浮缓为主证(外感)。

历节是因正气虚弱、外邪侵入所致的一种最剧烈的痛风病。其主要症状是关节疼痛,甚至关节肿大。因为痛如虎啮,故《外台》称之为白虎历节。本病与痉湿暍篇中湿病的"身烦疼"不同。

中　风

一、成因

寸口脉浮而紧,紧则为寒,浮则为虚,寒虚相搏,邪在皮肤;浮者血虚,络脉空虚,贼邪不泻①,或左或右;邪气反缓,正气即急②,正气引邪,㖞僻不遂③。(2 上段)

[**词解**] ① 贼邪不泻:指邪气稽留于经络。

② 邪气反缓,正气即急:"邪气"指中邪的一侧;"缓",即松弛。"正气"指未受邪的一侧;"急",即拘急。

③ 㖞僻不遂:指口眼歪斜,此处又含有半身不遂之意在内。

［**提示**］ 从脉象上阐述中风的病因及病理机制。

［**讨论**］ 脉浮为卫气虚，脉紧主寒，此处之寒指外感风寒之邪而言。“寸口脉浮而紧”，是表明卫虚而感受外邪，邪气稽留于皮肤，所以说：“寒虚相搏，邪在皮肤”，这是风寒初感的情况。如果邪气深入，此时脉象之浮，则不是外感之浮，而是血虚的征象。由于血分虚损，势必导致络脉空虚，无力以抵御外邪，以致邪气继续深入，从而发生病变。

“或左或右”，是指出病变的部位既可能在左侧，也可能在右侧，关键在于正气虚弱与邪中的部位而决定的。

我们知道，人体两侧本来是相互对称而维持平衡状态的。如果一侧受邪，则失去它原来维持平衡的功能，变成松弛现象；因此，无病的一侧就牵引松弛的一侧，因而形成口眼歪斜或半身不遂。

现根据以上的讨论示意如下：

卫虚，感受风邪──→邪气稽留于肌表（初感）──→络脉空虚，邪气深入，中于经络（或左或右）──→口眼歪斜或半身不遂。

寸口脉迟而缓，迟则为寒，缓则为虚；荣缓则为亡血，卫缓则为中风；邪气中经，则身痒而瘾疹；心气不足①，邪气入中，则胸满而短气。（3）

［**词解**］ ① 心气不足：指胸中的阳气不足。

［**提示**］ 指出营卫虚损是中风的内因，并说明体虚与邪中的部位有别，因而反映出不同的证候。

［**讨论**］ 寸口脉迟而缓——迟属内部有寒，缓为营卫虚损，但缓脉又有浮沉的分别。缓浮表明卫气虚，缓沉表明营血虚（亡血）。

营卫虚损，就容易导致外邪侵入而成为中风。如正气犹强，邪气侵入以后，就被阻滞于经脉（此处指血脉而言），血为风动而产生身痒的瘾疹，瘾疹即后世所谓风疹。如胸中阳气不足，邪气侵入后，就会发生胸中满闷与呼吸急促。

营卫虚损，邪中经络——中风。

营卫虚损，邪气被阻于血脉——瘾疹。

胸中阳气不足，邪气入中——胸满，短气。

通过上面讨论，可以明确中风的成因，固然由于外来的风寒所中，但主要还应认识到外风的侵入，必须在营卫气血虚弱、络脉空虚的条件下，方得乘虚而入，否则虽有“疾风暴雨”，亦不致伤人而致病。

[**参考资料**]　丹波元简:"㖞僻不遂,《内经》所谓偏风偏枯,《巢氏病源》有风口㖞候,又有风偏枯、风身体手足不遂、风半身不遂等,即《外台》以降所谓瘫痪风也。"

二、症状

……邪在于络,肌肤不仁;邪在于经,即重不胜;邪入于腑,即不识人;邪入于脏,舌即难言,口吐涎。(2 下段)

[**提示**]　具体地说明了中风的中络、中经、中腑、中脏的症状。

[**讨论**]　从上面所讨论的发病机制和本条内容联系起来看,中风的主要症状是半身不遂,口眼㖞斜。所谓中络、中经、中腑、中脏,则是表明病证的轻重浅深而已,并不是说风邪中人后有一定的途径可循,虽说先中经络而后再入脏腑,但事实上是没有一定的规律或界限的。所以"身中所虚之处,便是容邪之处"的说法,是切合实际的。

风邪侵入人体后,虽然没有一定的途径可循,但也并不是没有变化的,若未能及时治疗,可以由浅入深,由轻转重。条文中所叙述的中经络、入脏腑的四种病况,主要说明浅深轻重的不同征象,但也表示着有一定的相互联系。

《内经》告诉我们:络脉与经脉皆分布在人体的表层,不过络脉浅而经脉深,络脉小而经脉大。在气血虚弱、络脉空虚的情况下,贼邪侵入,首先犯于络脉,如此则卫气不能运行于皮肤分肉来营养肌肤,以致肌肤麻木不仁。

病邪侵犯了经脉,则营血之运行不畅,失去了濡养肌肉的作用,因而出现身体重着不灵,不能进行一切动作。如进一步犯及内脏,则出现神志昏迷、舌蹇流涎等证。但这里所指的脏腑,是说明病邪深入、病势深重的标志,我们不必确切指某脏某腑,而是作为辨证论治的一个方法。

[**参考资料**]　《灵枢·脉度》:"经脉为里,支而横者为络,络之别者为孙。"

《巢氏病源》:"风不仁候:其状搔之皮肤如隔衣是也。风腲腿候:四肢不收,身体疼痛,肌肉虚满,骨节懈怠,腰脚缓弱不自觉知是也。风癔候:其状奄忽不知人,喉里噫噫然有声。风舌强不得语候:脾脉络胃挟咽,连舌本,散舌下,心之别脉系舌本,今心脾二脏受风邪,故舌强不得语也。"

三、中风与痹证的鉴别

夫风之为病[①],当半身不遂,或但臂不遂者,此为痹;脉微而数,中风使然[②]。(1)

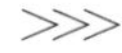

［词解］ ① 夫风之为病：此“风”字即指“中风病”而言。

② 中风使然：此“风”字指外感风邪致病而言。

［提示］ 指出中风与痹证的鉴别。

［讨论］ 上面讨论过，中风病主要是由于营卫气血内虚，邪风乘虚侵入所致，脉微为正气虚，数为邪气盛。而风邪亦为痹证致病原因之一，但痹者闭也，痹闭于一处，故但臂不遂，与中风的半身不遂不同。再从条文所述症状来看，可知中风重而痹证轻，且中风多见麻木不仁，而痹证则为疼痛显著(表5－1)。

表5－1 中风与痹证的鉴别

类别 \ 病名	中　风	痹　证
病　因	营卫虚损，风邪侵袭，由经络而入于脏腑	风寒湿三气杂至，留着于肌肉或筋骨之间
症　状	口眼歪斜，半身不遂，伴有昏愦吐涎等证，而少自觉痛苦	手臂、肩背、下肢等局部酸痛麻木，行动不便，而神志清朗

四、方剂

本篇所载方剂四首，注家有认为是仲景原方，有认为是后世补入，迄今尚无定论。兹分别解释于下。

(1) 侯氏黑散：治大风，四肢烦重，心中恶寒不足者。

侯氏黑散方

菊花四十分　白术十分　细辛三分　茯苓三分　牡蛎三分　桔梗八分　防风十分　人参三分　矾石三分　黄芩五分　当归三分　干姜三分　芎䓖三分　桂枝三分

上十四味，杵为散，酒服方寸匕，日一服，初服二十日，温酒调服，禁一切鱼肉大蒜。常宜冷食，六十日止，即积在腹中不下也；热食即下矣，冷食自能助药力。

方义：本方参、术、茯苓健脾安土，同干姜温中补气；以菊花、防风驱表里之风，芎、归养血为助；桂枝引导诸药，而开痹着；以矾石化痰除湿，牡蛎收阴养正，桔梗升提邪气,而使大风得转,风邪得去。黄芩专清风化之热,细辛祛风而通心肾之气,以酒引诸药至周身经络为使。本方具有去风除热、补虚下痰之功用。

(2) 风引汤:除热瘫痫。

风引汤方

大黄　干姜　龙骨各四两　桂枝三两　甘草　牡蛎各二两　寒水石　滑石　赤石脂　白石脂　紫石英　石膏各六两

上十二味,杵粗筛,以韦囊盛之,取三指撮,井花水三升,煮三沸,温服一升。

方义:本方用大黄下彻心脾之热,龙、牡收摄心肾,牡蛎、寒水石济水之主而镇阳光,赤白二脂、紫石英以养心脾之正,石膏专清风化之热,滑石利窍通阳,桂枝、甘草调和营卫。然以大黄、石膏、牡蛎、寒水石诸药为君,恐寒凉太过,致伤胃气,故用干姜温中为佐。总的来说,本方为下热清热、重镇息风之剂。

韦囊,是古代用皮革所制的盛药器,便于远行携带。井花水,为井泉水在平旦最先汲者,取其清洁之意。

(3) 防己地黄汤:治病如狂状,妄行,独语不休,无寒热,其脉浮。

防己地黄汤方

防己一分　桂枝三分　防风三分　甘草一分

上四味,以酒一杯,渍之一宿,绞取汁,生地黄二斤,㕮咀,蒸之如斗米饭久,以铜器盛其汁,更绞地黄汁和,分再服。

方义:本方以生地黄凉血、养血为君,是取血行风灭之意;甘草和中;防风、防己、桂枝驱风外出。总的来说,本方是养血驱风之剂。

(4) 头风摩散

头风摩散方

大附子一枚(炮)　盐等分

上二味,为散,沐了,以方寸匕,已摩疢上,令药力行。

方义:本方以附子辛热散寒,以盐引药入血分而祛邪。为外治法,主要敷于头痛部位以止痛。“沐了”,是洗头毕的意思。“已摩疢上”,已作止字解,谓止摩痛的部位。

小结

本篇所论中风,就其条文来看,虽以外风为主,但也未曾忽略内在因素的重要性。可知古人对中风的认识是全面的。其所叙症状,主要是半身不遂和口眼㖞斜。在治法上是以养正祛邪为主,并指出中络、中经、中腑、中脏等表里轻重不同,作为辨证论治的依据。

历　　节

历节是以关节疼痛为主证,由于疼痛遍历关节,故名历节。其病因亦由于正气虚弱、外邪侵入所致。

一、成因

寸口脉沉而弱,沉即主骨,弱即主筋,沉即为肾,弱即为肝;汗出入水中,如水伤心,历节黄汗[①]出,故曰历节。(4)

趺阳脉浮而滑,滑则谷气实,浮则汗自出。(5)

少阴脉浮而弱,弱则血不足,浮则为风,风血相搏,即疼痛如掣[②]。(6)

盛人[③]脉涩小,短气,自汗出,历节疼不可屈伸,此皆饮酒汗出当风所致。(7)

味酸则伤筋,筋伤则缓,名曰泄;咸则伤骨,骨伤则痿,名曰枯;枯泄相搏,名曰断泄[④]。荣气不通,卫不独行,荣卫俱微,三焦无所御,四属[⑤]断绝。(9 上段)

[**词解**]　① 黄汗:病名,汗出色黄。不过此处的黄汗仅是历节病的一种

症状。

② 疼痛如掣：即牵曳性疼痛。

③ 盛人：即身体肥胖的人。

④ 断泄：《医宗金鉴》以为是断绝之讹。肝不能收敛，肾不能生髓，人体生机日衰，来源逐渐断绝。

⑤ 四属：指四肢而言。

［**提示**］ 以上几节是论述形成历节病的内外因素。

［**讨论**］ 关于历节的成因，总的来说，可分内因与外因两个方面。

(1) 汗出入水，热为湿郁。

原文第 4 节以"寸口脉沉而弱，沉即主骨，弱即主筋，沉即为肾，弱即为肝"阐述内因。因为肝合筋，肾合骨，历节病见到寸口沉而弱的脉象，即表明肝肾不足。肝肾不足之人汗出入水，以致寒水之气乘腠理开泄而侵入，内热被水湿郁闭，如流注于关节，则成历节(图 5 - 1)。

内因——肝肾不足
外因——汗出入水 } 内热为水湿郁闭，流于关节，而成历节

图 5 - 1 历节的致病因素(1)

(2) 血虚风扰，风血相搏。

原文第 6 节的精神，可从下图说明(图 5 - 2)。

少阴脉 { 弱——血分不足
浮——风邪侵入 } 风血相搏，历节疼痛

图 5 - 2 历节的致病因素(2)

(3) 饮酒汗出当风，风湿相合。

原文第 7 节所说"盛人脉涩小"，表明外形虽属丰盛，而实则阳气不足。"短气，自汗出，历节疼不可屈伸"，多为饮酒汗出当风所致。阳气不足，风邪侵袭，所以短气表虚而自汗出。风邪与汗出之湿相合，流于关节，以致疼痛不可屈伸而成历节(图 5 - 3)。

内因——阳气不足
外因——饮酒汗出当风 } 风邪与汗出之湿相合，流入关节，形成历节

图 5 - 3 历节的致病因素(3)

通过以上讨论，可以看出本病的形成有上述三种因素，但主要仍决定于肝肾。若肝肾气血不虚，则虽有外邪侵入，亦不致发病。所以说：外因决定于内因是有实践意义的。（图 5-4）

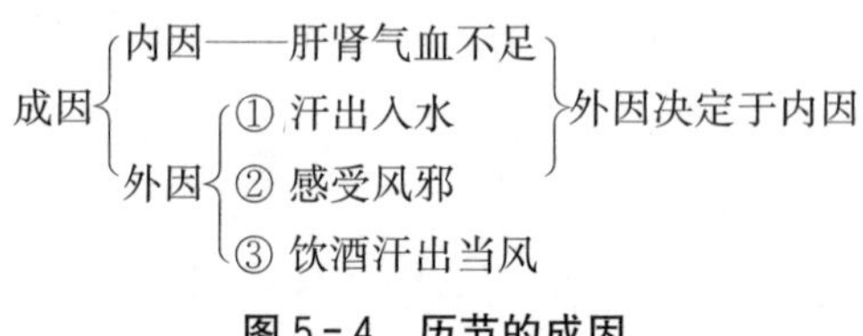

图 5-4　历节的成因

至于原文第 5 节“趺阳脉浮而滑”，浮为外感风邪，而滑为谷气盛。由于谷气充盛，所以虽然感受风邪，但能够通过汗出而排除，可以不病。尤在泾说：“趺阳脉浮者，风也；脉滑者，谷气盛也。汗出于谷，而风性善泄，故汗自出。”但也有注家谓本节亦是主病之脉，如程云来说：“亦历节之脉。”究竟是否主病，还需与症状结合。

关于原文第 9 节上段主要指出：过食酸咸，损伤筋骨，导致肝肾虚弱，从而成为历节的致病原因之一。因为酸为肝之味，过食酸味则伤筋，筋伤则弛缓不收，这种情况称为泄；咸为肾之味，过食咸味则伤骨，骨伤则痿弱不能直立，这种情况称为枯。如过食酸咸累及营卫协调，营血不能通畅，卫气亦不得独行。营卫本导源于水谷，三焦受气于水谷，四肢又禀气于三焦。今营卫俱微，影响三焦通调水道、输送精气之功能，四肢营养的来源断绝，进一步引起身体消瘦、足部肿大等证。

［**参考资料**］《巢氏病源》：“历节风之状，短气自汗出，历节疼痛不可忍，屈伸不得是也。由饮酒腠理开，汗出当风所致也。亦有血气虚，受风邪而得之者。风历关节与血气相搏交攻，故疼痛；血气虚则汗也；风冷搏于筋，则不可屈伸，为历节风也。”

《千金方》：“历节风著人，久不治者，令人骨节蹉跌，变成癫病，不可不知，此是风之毒害者也。”

《金匮辑义》：“按历节即痹论所谓行痹、痛痹之类，后世呼为痛风（丹溪有‘痛风论’，见于格致余论，知是元以降之称），《三因》《直指》称白虎历节风是也（白虎病见于外台引近效云：其疾昼静而夜发，发即彻髓酸疼，乍歇，其疾如虎之啮，故曰白虎病，此即历节风也，而别为一病恐非）。”

二、证治

诸肢节疼痛，身体魁羸[①]，脚肿如脱[②]，头眩短气，温温[③]欲吐，桂枝芍药知母汤主之。(8)

病历节不可屈伸疼痛，乌头汤主之。(10)

[**词解**] ① 魁羸：形容关节肿大。

② 脚肿如脱：形容两足肿大麻木，好像要脱落的样子。

③ 温温：形容蕴结不舒之态。

[**提示**] 指出风湿与寒湿所致历节的不同证治。

[**讨论**] 历节病的主要症状，是疼痛遍历关节或屈伸不利。条文中记载的"疼痛如掣"或"疼痛不可屈伸"，以及"诸肢节疼痛"等，都是形容关节疼痛的情况。

上述两证，虽然都有疼痛症状，但在其他症状以及病机方面均有所不同。兹分别讨论如下(图 5-5)。

证候与病机：
- 诸肢节疼痛——风湿侵袭关节
- 身体魁羸——湿侵关节
- 脚肿如脱——湿邪下注
- 头眩——风湿为病，清阳不升
- 短气——湿邪内阻，影响气机升降
- 温温欲吐——病邪影响及胃

图 5-5　桂枝芍药知母汤证

治疗：如属于风湿的，用桂枝芍药知母汤通阳行痹，祛风逐湿，和营止痛。

桂枝芍药知母汤方

桂枝四两　芍药三两　甘草二两　麻黄二两　生姜五两　白术五两　知母四两　防风四两　附子二枚(炮)

上九味，以水七升，煮取二升，温服七合，日三服。

方义：本方以麻黄、桂枝、防风祛风逐湿，芍药、甘草、知母和阴，白术、附子逐湿止痛，生姜降逆止呕。

［参考资料］ 徐忠可："桂枝行阳，母、芍养阴，方名独挈三味者，以此证阴阳俱痹也。"

乌头汤证：从药测证，可知乌头汤方所主的历节病为寒湿侵袭关节所致。"不可屈伸疼痛"，是言疼痛比较剧烈，关节有强直现象。

乌头汤方

麻黄　芍药　黄芪各三两　甘草三两（炙）　川乌五枚（㕮咀以蜜二升煎取一升即出乌头）

上五味，㕮咀四味，以水三升，煮取一升，去滓，内蜜煎中，更煎之。服七合，不知，尽服之。

方义：方中以麻黄、黄芪散外表寒湿，乌头逐寒止痛，甘草、白芍缓急止痛，蜂蜜缓和乌头的毒烈之性，以达到散寒止痛作用。

综观上述两汤证，可作如下归纳（图 5－6）。

桂枝芍药知母汤证
- 病因：风湿
- 症状：肢节疼痛，脚肿如脱，头眩短气，温温欲吐
- 作用：通阳行痹，祛风逐湿，和营止痛

乌头汤证
- 病因：寒湿
- 症状：关节疼痛不可屈伸
- 作用：散寒止痛

图 5－6　桂枝芍药知母汤证和乌头汤证

三、鉴别

……身体羸瘦，独足肿大，黄汗出，胫冷，假令发热，便为历节也。（9 下段）

［**提示**］ 指出历节与黄汗的鉴别。

［**讨论**］ 历节与水气篇的黄汗，均有汗出色黄的症状，在临床上应加以鉴别，如图 5－7。

历节、黄汗 — 汗出色黄
- 历节：汗黄为局限性，关节疼痛，独足肿大，脚肿如脱，两胫热
- 黄汗：汗黄为全身性，身疼痛，身肿遍及四肢头面，两胫冷

图 5－7　历节黄汗

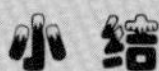

小结

历节是痹证的一种，其成因以肝肾气血不足为内因，风、寒、湿、热则为导致本病的诱因。从趺阳脉滑，知道阳明胃气充盛时，虽受外邪，亦不致发病。

本病的症状以关节疼痛为主，而且疼痛剧烈，夜甚于昼。如属风湿引起，见有脚肿如脱，头眩短气，温温欲吐的，用桂枝芍药知母汤。假如属于寒湿，而见关节疼痛不可屈伸者，用乌头汤治疗。

结语

关于中风的病因问题，自宋代以后始有外风与内风对立的说法。所谓外风，即风邪自外侵入，由经络而深入脏腑，内风即痰火等内动之风；前者即所谓真中风，后者即所谓类中风。通过本篇研究，可以理解造成中风的关键问题，还是在于机体内在的营卫虚损；至于外风，不过起诱导的作用而已。其实所谓内风，又何尝是单纯的风自内生，它与外界因素对精神上的刺激是有很大关系的。至于刘河间的主火，李东垣的主虚，朱丹溪的主痰等，大部分是根据临床证候和疗效而确定病因的，所谓痰与火，只是内因而不是外因；如重视外因而忽略内因，或强调内因而忽略外因，皆是不够全面的。《灵枢·百病始生》里说“风雨寒热不得虚，邪不能独伤人”，这是很好的例证。

本篇对历节病虽只有两方，但已扼要地指出历节病应辨别风湿或寒湿。桂枝芍药知母汤证是属于风湿，乌头汤证是属于寒湿。桂枝芍药知母汤有发汗祛湿、消肿止痛的作用，适用于急性历节。乌头汤有扶正、散寒、止痛的作用，适用于慢性历节。

血痹虚劳病脉证并治第六

血痹与虚劳虽是两种类型的疾患，但均系因虚而得，所以列入一篇，而重点则在于论述虚劳。

《素问·五脏生成》云："卧出而风吹之，血凝于肤者为痹。"《活人书》云："痹者闭也，闭而不仁，故曰痹也。"可知血痹是一种肌肉麻痹的疾患。

本篇所论虚劳范围相当广泛，凡是因劳致虚、积虚成损之病，皆在论述之列，但不同于劳瘵。《金匮要略方论集注》："此篇劳病系肝肾脾虚不能生血藏精之证，间亦兼及心肺，即《内经》所谓寒热病，与近人所论劳伤咳血专属于肺者不同。"

血　痹

一、成因

问曰：血痹病从何得之？师曰：夫尊荣人①，骨弱肌肤盛②，重困疲劳③汗出，卧不时动摇，加被微风，遂得之。（1 上段）

［**词解**］ ① 尊荣人：指旧时代养尊处优的人。

② 骨弱肌肤盛：意即肌肉虽然丰厚，但抗病力不强。

③ 重困疲劳：《贾谊新书》："民临事而重困，则难为工矣。"《仓公传》："为重困于俞，忿发为疽。"据此，则所谓重困疲劳，即是劳累疲倦的意思。

［**提示**］ 指出血痹的成因。

［**讨论**］ 在旧时代里，养尊处优的人，不从事劳动锻炼，由于营养佳良，外表肌肉虽然丰润，但实质上则是肌肉疏松，筋骨脆弱，对于抵抗病因的能力至为薄弱。这是发生本病的主要内因。因疲劳汗出则表虚，加上无事多思，睡眠不深，辗转动摇，以致感受风邪而发病。（图 6－1）

血痹成因 { 内因——骨弱肌肤盛
外因——疲劳汗出，卧不时动摇，加被微风，遂得之 } 体虚感受风邪，以致血行涩滞，痹于肌肤而成

图 6－1　血痹成因

［**参考资料**］ 黄坤载："血痹者，血闭痹而不行也。此以尊荣之人骨弱肉丰，气燥血盛，重因疲劳汗出，气蒸血沸之时，安卧不时动摇，血方动而身已静，静则血凝，加被微风吹袭，闭其皮毛，内郁不得外达，因此痹着而不流通。"

二、证治

……但以脉自微涩在寸口，关上小紧，宜针引阳气，令脉和紧去则愈。（1 下段）

［**提示**］ 血痹轻证的治法。

［**讨论**］ 证候病机与治法：本病的主证为局部性肌肤麻木不仁。脉微为阳气微，涩为血滞。小紧即微紧的意思，是紧而无力的脉象，表明外感风邪；但关上的脉来小紧，说明邪中较浅，只须用针刺疗法引导阳气，通调营卫，使阳气畅行，则邪气自去，邪去则脉紧自和。

针刺部位的讨论：至于本证针刺的部位，曹颖甫指出肩井、风池、风府，王和安谓宜针合谷、曲池、阳陵泉。不过由于本病肌肤麻木不仁多系局部，所以治疗宜根据病证情况，依照针灸的循经、邻近、局部等三种法则进行选穴。

［**参考资料**］ 张路玉："夫血痹者，即内经所谓在脉则血凝不流。仲景直发其所以不流之故，言血即痹，脉自微涩，然或寸或关或尺，其脉见小急之处，即风之处也。故其针药所施，皆引风外出之法也。"

血痹，阴阳俱微①，寸口关上微，尺中小紧，外证身体不仁②，如风痹状，黄芪桂枝五物汤主之。（2）

［**校勘**］ "如风痹状"，《千金方》作"如风状"。

［**词解**］ ① 阴阳俱微：指营卫之气不足。

② 不仁：麻木失去知觉。

［提示］ 指出血痹病的症状及治疗方法。

［讨论］ 证候病机与治疗：前一节脉小紧仅见于关上，是病变尚浅。本节除寸口关上微以外，尺脉同时出现小紧，说明病变较深。由于病人营卫俱不足，卫外功能不固，以致邪气侵入为病。故用黄芪桂枝五物汤治疗。

风痹｝顽麻｛有疼痛
血痹｝　　｛无疼痛

图6-2 风痹和血痹的比较

血痹与风痹的比较："风痹"，《医宗金鉴》认为是一种遍历关节、流走疼痛的疾患。《巢氏病源·风痹候》云："痹者……其状肌肉顽厚或疼痛……"可见风痹是顽麻兼有疼痛，而血痹则只有顽麻而无疼痛（图6-2）。

黄芪桂枝五物汤方

黄芪三两　芍药三两　桂枝三两　生姜六两　大枣十二枚

上五味，以水六升，煮取二升，温服七合，日三服。

方义：黄芪桂枝五物汤，即桂枝汤去甘草倍生姜，加入黄芪为主药，是振奋阳气、促进血液运行的方剂。用黄芪固卫，芍药养营，桂枝通阳，生姜宣胃，大枣益脾。气行则血亦行，而痹病自愈。

小结

本病的成因为体虚感受风邪，血行涩滞，痹于肌肤而成。

本病的症状以局部肌肤麻木不仁为主，如脉见寸口微涩，关上小紧，说明邪中较浅，可用针刺的方法以引导阳气。如寸口关上微，尺中小紧，表示邪中较深，并且营卫之气不足，所以用黄芪桂枝五物汤以温阳行痹。不过以上只是相对地区分，事实上针刺与汤药可配合使用，以提高疗效。

虚　劳　病

虚劳病是由五劳、六极、七伤所导致的慢性衰弱性疾患，其所产生的病理变化，根据本篇所论，主要有阳虚、阴虚、阴阳两虚三种类型（图 6－3）。因为气属阳，血属阴，所以对于气虚及血虚亦一并附于阳虚及阴虚之内讨论。

虚劳类型 ① 阳（气）虚；② 阴（血）虚；③ 阴阳两虚

图 6－3 虚劳类型

但是单纯气虚、血虚与阳虚、阴虚是有一定区别的，主要表现在临床症状与用药两个方面。所以气虚、血虚与阳虚、阴虚的关系是：气血虚不能代表阴阳虚，而阴阳虚则可以概括气血虚。

一、成因

关于虚劳病的形成原因，也可以说是导致阴虚、阳虚、阴阳两虚的病因，主要有以下两个方面：①先天方面——禀赋薄弱，本质有偏损。②后天方面——由于起居失常，食饮不节，七情郁结，劳倦，色欲过度，以及疾病误治或病后、产后失于调理而成。

［**参考资料**］《素问·疏五过论》："尝贵后贱，虽不中邪，病从内生，名曰脱营；尝富后贫，名曰失精，五气留连，病有所并……暴乐暴苦，始乐后苦，皆伤精气，精气竭绝，形体毁沮。"

张景岳："凡虚损之由，无非酒色劳倦，七情饮食所致。故或先伤其气，气伤必及于精；或先伤其精，精伤必及于气。"

二、证治分类

（一）阳（气）虚证

夫男子平人[①]，脉大为劳，极虚亦为劳。（3）

［**词解**］ ① 平人：是指从外表形体上观察并无病态的人。

［**提示**］ 指示虚劳病的主要脉象。

［**讨论**］ 本节所述脉大是浮大无力的脉象，属于阳气外浮的表现，与伤寒阳明病的脉洪大为经热证者根本不同。虚劳病证的脉大不仅见之于阳虚，如阴虚不能藏阳，同样可以见到脉大，故必须根据其全面证候来辨别阳虚抑系阴虚（图 6－4）。

脉大（大而无力）——阳气外浮：阳虚气浮；阴虚不能藏阳

图 6－4 虚劳病的脉象

脉象极虚是精气内损的现象。所以李彣说："盖大者，劳脉之暴外者也；极虚者，劳脉之内衰者也。”

本节所论脉象，陈修园指出“此以大、虚二脉，提示虚劳之大纲”，是有一定理由的。这主要由于大、虚二脉于虚劳证比较多见之故。但虚劳病的脉象毕竟是复杂的，绝不是大、虚两种脉象所能概括。

人年五六十，其病脉大者，痹侠背行①；若肠鸣、马刀、侠瘿②者，皆为劳得之。(10)

［**词解**］ ① 痹侠背行：“侠”同“夹”。痹侠背行，指背脊两旁有不柔和的麻木感。

② 马刀、侠瘿：“马刀”为蛤蛎之属，结核生于腋下，形如马刀，故名。结核生于颌旁，名曰“侠瘿”。二者常相联系，俗称瘰疬。

［**提示**］ 指出虚劳与风气的鉴别。

［**讨论**］ 本节精神，在于指出同样是大脉，但由于致病因素不同，因而所表现的症状亦自不同。大脉虽见于虚劳，也可见于风气；但必须结合其他症状进行研究，才能掌握疾病本质的变化。

人年五六十，精气内衰而见脉大，背脊有麻木感，这是属于风痹一类的疾病；假使脉大而兼有腹中肠鸣症状，乃阳气不能固密而外浮，里寒自盛，属于阳虚证。如脉大而兼见马刀、侠瘿，则是虚火上炎与痰涎相搏所致。以上二证皆属虚劳范围，所以原文指出“皆为劳得之”。朱光被《金匮要略正义》云：“大为虚阳外鼓之大，而非真气内实之大。”故本条属阳虚的机制。(图 6-5)

脉大
- 痹侠背行——阳气不足，风邪侵袭所致——风气
- 肠　　鸣——阳气外浮，阴寒内盛 } 虚劳
- 马刀、侠瘿——虚火上炎与痰涎相搏(痰热互结) } 虚劳

图 6-5　阳虚的机制

［**参考资料**］ 黄坤载：“脉大者，阳不归根而外盛也。痹侠背行者，足太阳之经，行身之背，阳升而不降，则经气痹者侠而行也。肠鸣者，水寒木郁，乙木陷于寒水之中，郁勃激宕，故雷鸣而气转也……马刀、侠瘿，此皆劳伤水土，不能滋培木气故也。”

脉沉小迟，名脱气①，其人疾行则喘喝②，手足逆寒，腹满，甚则溏泄，食不消化也。(11)

［**词解**］ ① 脱气：指阳气虚弱。

② 喘喝：气急喘逆之谓。《素问·生气通天论》："烦则喘喝。"《灵枢·经脉》："喝喝而喘。"

［**提示**］ 本节为脾肾阳虚证。

［**讨论**］ 沉小又加迟象，是属于阳气虚弱的脉象。由于中气不足，所以走路稍快或劳动以后，就容易气喘。

四肢为诸阳之本，由于阳气不达于四肢，故手足发冷。脾胃阳虚则阴寒内生，以致食不消化，产生腹满泄泻的症状。

本证可用附子理中汤两补脾肾阳气。

［**参考资料**］ 丹波元简："抱朴子曰，奔驰而喘逆，或咳或懑，用力役体，汲汲无缺乏者，气损之候也。面无光色，皮肤枯蜡，唇焦脉白，腠理萎瘁者，血减之证也。所谓气损，乃脱气也。"

魏念庭："秦越人之论虚损，其言虚而感寒则损其阳，即仲景所谓喜盗汗是也；阳虚表无护卫，汗易出则风寒易入，再数为治表发汗，而阳益虚矣。其言阳虚而阴盛，损则自上而下，一损损于肺，二损损于心，三损损于胃，即仲景所谓脱气之虚劳也。其言虚而感热则损其阴，即仲景所谓渴及亡血，卒喘悸是也；阴虚里无津液，渴愈作而火邪愈炽，再加以吐衄失亡而阴益虚矣。其言阴虚而阳盛，损则自下而上，一损损及肾，二损损及肝，三损损及脾，即仲景所言失精之虚劳也。"

男子脉浮弱而涩，为无子，精气清冷[①]（一作冷）。（7）

［**词解**］ ① 精气清冷："冷"，泛指水，犹言精液稀薄。

［**提示**］ 本节为肾中真阳不足的证候。

［**讨论**］ 证候与病机：对于本节精神，可作如下示意（图6－6）。

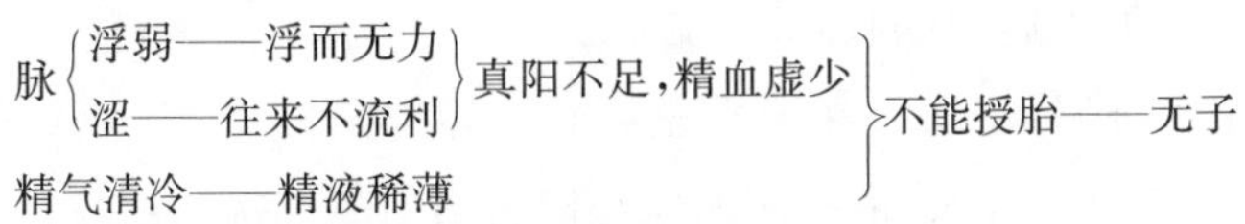

图6－6 虚劳病的证候与病机

治疗：对于本证的治法，曹颖甫说"此证唯羊肉当归汤足为疗治，冬令服二三剂，定当黍谷回春"，可供参考。

附 羊肉当归汤方

羊肉三斤 当归四两 生附子一枚 生姜四两

［**参考资料**］《巢氏病源》:"虚劳无子候:丈夫无子者,其精清如水,冷如冰铁,皆无子之候。"

高学山:"此条因病房室劳者,其精清而无醇厚之生气,故推广言之,而并及天生之精冷者,非论劳之正文也……冠以男子者,因妇人女子浮弱而涩,为行经后三四日之喜脉,正宜子诊故也。盖经后三四日,其少火生气之势初还于上,故浮;旧血去而新血未复,故弱而涩也。"

虚劳腰痛,少腹拘急①,小便不利者,八味肾气丸主之。(15)

［**词解**］ ① 少腹拘急:少腹部有拘挛紧迫的感觉。

［**提示**］ 指出肾阳虚的症状及治疗。

［**讨论**］ 腰为肾之外府,肾虚则腰痛。肾与膀胱为表里,肾阳衰微不能化气行水,以致小便不利,少腹拘急。用八味肾气丸治疗,亦即王太仆所谓"益火之源,以消阴翳"的意思。

八味肾气丸方

干地黄八两　山茱萸　薯蓣各四两　泽泻　茯苓　牡丹皮各三两　桂枝　附子(炮)各一两

上八味,末之,炼蜜为丸,如梧子大,酒下十五丸,日再服。

方义:气虚由于命门火衰,而命门火衰又因精血枯竭所致。方中熟地、山茱萸滋肾精,补肝血,桂枝、附子暖肾阳以补其体,薯蓣即山药,培中土以助火用,茯苓、泽泻渗水于下,丹皮舒血,调治络脉之滞。本方为滋阴以恋阳、补纳肾中真阳之气的方剂。若加龟鹿二仙胶,效果更佳。

虚劳诸不足,风气百疾①,薯蓣丸主之。(16)

［**词解**］ ① 风气百疾:指一切因风邪侵袭而引起的疾病。

［**提示**］ 因虚劳而导致风气的治疗方法。

［**讨论**］ 诸不足是意味着虚弱不足,范围比较广泛。由于身体衰弱,抵抗力薄弱,易受外风侵袭成病。一般来说:对于因虚而有外邪的治疗方法,是着重在调补方面,不能执意祛风,损伤正气,反使风邪不解;所以本证以薯蓣丸健脾胃为主。因为脾胃为后天之本,是气血营卫之源泉,虽然人身元气在肺,元阳在肾,但均赖后天水谷之气以资生养。《灵枢·营卫生会》说:"人受气于谷,谷入于胃,以

传于肺，五脏六腑，皆以受气，其清者为营，浊者为卫。”可见亏损之体，非饮食调养无由恢复。同时胃主纳谷，脾主运化，脾胃功能旺盛，则运化输布，滋养百骸，虽有风邪自能驱除；若一味驱风，反而转伤正气。古人云“四时百病，胃气为本”，也是这个道理。

薯蓣丸方

薯蓣三十分　当归　桂枝　神曲　干地黄　豆黄卷各十分　甘草二十八分　人参七分　芎䓖　芍药　白术　麦门冬　杏仁各六分　柴胡　桔梗　茯苓各五分　阿胶七分　干姜三分　白敛二分　防风六分　大枣百枚(为膏)

上二十一味，末之，炼蜜和丸，如弹子大，空腹酒服一丸，一百丸为剂。

方义：本方以薯蓣、甘草分量最重，专理脾胃，人参、白术、茯苓、干姜、豆黄卷、神曲、大枣益气除湿，当归、芎䓖、芍药、地黄、麦冬、阿胶养血滋阴，柴胡、桂枝、防风升散邪热，杏仁、桔梗、白敛下气开郁。脾胃调和，气血充盛，则风气自去。

小结

本篇虚劳虽然分为阴虚、阳虚与阴阳两虚三个类型，从内容来看，是强调阳虚的一面，同时在阳虚范畴里又以脾肾为主。因为肾为先天之本，是真阳的寄托，脾为后天之本，是气血的泉源；所以本篇对诸虚的治法偏重于脾肾，是有一定理由的。

在症状上，如腹满、肢冷、大便溏泄等皆属于脾阳之损；腰痛、少腹拘急、小便不利或疾行喘喝等都属于肾阳不足。但是脾肾两虚的见证不是绝对分开，而是可以合并发生的(如第 11 节)，这一点宜加以注意。

(二) 阴(血)虚证

男子面色薄者，主渴及亡血，卒喘悸，脉浮者，里虚也。(4)

［**提示**］ 指出阴血虚的色脉及症状。

［讨论］ 面色的厚薄，决定于气血的盈亏，气血充沛则色润肉坚，即为厚；反之，气血不足，则枯白无华，即为薄。男子面色淡薄，主要由于血分不足，血为阴，阴虚生内热，故口渴；但此种口渴多渴而不贪饮，与实热证的口渴有一定区别。这种情况多由于曾经失血所致。肾不纳气故喘，心营虚损则悸。但是这种心悸和气喘，稍动则发，坐卧则定，故称为卒喘悸。“卒”是一时性的意思，说明不是经常发生的。正因为这样，所以本证喘悸与实证之喘及水饮之悸是根本不同的。实证的气喘是经常的，虽坐定仍喘；而水饮引起的心悸，则多无间断，并且饮后则心悸更甚。此外，如属痰阻气机而发生气喘的，也可伴发脉虚、自汗、足冷、面红等假虚证；但苔腻痰浓是虚证所没有的。本节的脉浮，是浮大无力，乃阴虚阳浮的现象。从“里虚”二字，可知这里的脉浮不是外感。

［参考资料］ 高学山：“若面色单薄者，在女子因其血室有盈虚消长之妙，故不在例内；若男子则自少至壮，俱以阴血为根蒂而无所盛衰者，今面色单薄，是但有气而血不足以衬之象也。”

尤在泾：“脉浮为里虚，以劳则真阴失守，孤阳无根，气散于外，而精夺于内也。”

劳之为病，其脉浮大，手足烦[①]，春夏剧，秋冬瘥，阴寒[②]精自出，酸削不能行。(6)

［校勘］ 《脉经》“酸”上有“足”字。

［词解］ ① 手足烦：即手足心烦热。

② 阴寒：“寒”字作“虚”字解。

［提示］ 说明虚劳病症状的好转与增剧，和气候有关。

［讨论］ 脉浮大乃阴虚阳浮于外的现象。阴虚生内热，则手足烦热，乃阴不藏阳所致。阴虚不能内守，故精液自泄。由于肾藏精而主骨，精虚则肾虚，肾虚则骨弱，骨弱故两腿酸疼瘦削，不能行动。此即《难经》所说“骨痿不能起于床”之候。

春夏为阳旺之时，阳旺则阴虚更甚，故春夏病剧。秋冬为阴旺之时，阳气内藏，故病稍瘥。

本节主要说明人与自然界气候转变有着密切关系，特别在虚劳病人表现得更为显著。

［参考资料］ 《素问·阴阳应象大论》：“阳盛则身热腠理闭，喘粗为之俯仰，

汗不出而热，齿干以烦冤，腹满死，能冬不能夏。”

《素问·宣明五气》：“阳病发于冬，阴病发于夏。”王冰注：“夏阳气盛，故阴病发于夏；冬阴气盛，故阳病发于冬；各随其少也。”

魏念庭：“邪本阴亏阳亢，内生之焰也，然亦随天时为衰旺。春夏者，阳时也，阴虚之病必剧；秋冬者，阴时也，阴虚之病稍差。”

脉弦而大，弦则为减，大则为芤，减则为寒，芤则为虚，虚寒相搏，此名为革，妇人则半产、漏下①，男子则亡血、失精。（12）

［词解］ ① 漏下：有两种含义，a. 非月经期的子宫出血；b. 妊娠期的子宫出血。

［提示］ 指出大失血后的脉象。

［讨论］ 芤脉和革脉，有类似于弦脉和大脉，不过弦脉按之不移，大脉是洪大有力，而芤脉和革脉则是弦大中空。如将革脉和芤脉比较，则革脉较芤脉要硬些。临床上这些脉象在大出血时，最易见到，乃气血大伤，阳气外浮所致；反之，如出血量不多，就不一定出现芤脉或革脉。

从疾病的本质来看，本节所讨论的半产、漏下和亡血、失精，是由于阳气不固，不能统摄阴血所致。在治疗上应该温补，因补气可以生血，补阳可以摄阴。仲景恐人倒因为果，反来补阴损阳，所以特别提出“虚寒相搏”一句，引人注意。

［参考资料］ 程云来：“人之所以有身者，精与血也，内填骨髓，外溉肌肤，充溢于百骸，流行于脏腑，乃天一所生之水，四大借此以成形，是先天之神气，必恃后天之精血以为运用，有无相成，阴阳相生，毋令戕害。若其人房劳过伤，劳倦过度，七情暗损，六淫互侵，后天之真阳已亏，先天之神气并竭，在妇人则半产绝胎，或漏下赤白，在男子则吐衄亡血，或梦交泄精；诊其脉必弦而大，弦为寒而大为虚，既寒且虚，则脉成革矣。”

虚劳，虚烦①不得眠，酸枣仁汤主之。（17）

［词解］ ① 虚烦：即因虚劳而引起的心烦。

［提示］ 阴虚失眠的症状及治疗。

［讨论］ 本节为阴虚有热，上扰神明，引起心烦不眠的证候。阴虚之人，相火偏亢，势必扰乱神明，致心中郁郁不宁而失眠。这由于津液或营血不足，阳胜阴虚所致，故以酸枣仁汤养阴清热除烦。

酸枣仁汤方

酸枣仁二升　甘草一两　知母二两　茯苓二两　芎䓖二两

上五味，以水八升，煮酸枣仁得六升，内诸药，煮取三升，分温三服。

方义：本方以酸枣仁、甘草、茯苓宁心安神，佐以知母清热润燥，芎䓖理血。总的作用是养阴、清热、除烦，从而达到安眠的效果。

［**参考资料**］《叶氏统旨》："虚烦者，心中扰乱郁郁而不宁也，良由津液去多，五内枯燥，或荣血不足，阳胜阴微。"

《三因方》："外热曰躁，内热曰烦……虚烦之证，内烦身不觉热，头目昏疼，口干咽燥不渴，清清不寐，皆虚烦也。"

五劳[①]虚极羸瘦，腹满不能饮食，食伤，忧伤，饮伤，房室伤，饥伤，劳伤，经络荣卫气伤，内有干血，肌肤甲错[②]，两目黯黑，缓中补虚，大黄䗪虫丸主之。(18)

［**词解**］ ① 五劳：《巢氏病源》有两种说法：一种是志劳、思劳、心劳、忧劳、疲劳；另一种是心劳、肝劳、脾劳、肺劳、肾劳。前者是从病因分类，后者是以病机分类，意义均同。

② 肌肤甲错：皮肤枯燥如鱼鳞交错之状。《皇汉医学》："甲错谓皮肤如鱼鳞，亦如龟甲之皱纹。"

［**提示**］ 指出因瘀血引起虚劳的证治。

［**讨论**］ 如图6-7。

本证形成的原因：
- 食伤——饮食不节
- 忧伤——忧思郁结
- 饮伤、房室伤——酒色过度
- 饥伤——长期饥饿
- 劳伤——疲劳过度

图6-7　虚劳形成的原因

当人体受到这些损害以后，经络运行营卫气血的功能受到损害，以致血行凝滞成疲，结为干血。

证候与病机：本证的症状即身体羸瘦，腹满不能饮食，肌肤甲错，两目黯黑。造成这些症状的病机为干血内结，以及由于干血内结以致津血不能外荣而引起。

临床上如见到少腹挛急，按之硬痛，舌上有青色瘀点，脉象涩中带弦等症者，多为瘀血的见证。

治疗：对于本证的治疗，总的来讲是以祛瘀为主，佐以补养之剂；因瘀血不去则新血不生，原文所指示的“缓中补虚”，也就是这种意思。大黄䗪虫丸的作用，主要是祛瘀生新。

大黄䗪虫丸方

大黄十分（蒸） 黄芩二两 甘草三两 桃仁一升 杏仁一升 芍药四两 干地黄十两 干漆一两 虻虫一升 水蛭百枚 蛴螬一升 䗪虫半升

上十二味，末之，炼蜜和丸小豆大，酒饮服五丸，日三服。

方义：大黄䗪虫丸以大黄和虻虫、水蛭、蛴螬、䗪虫等虫类药物及干漆、桃仁等行血祛瘀，用甘草、芍药、地黄以补虚，黄芩清热，杏仁利气，酒服以行药势。张路玉说：“举世皆以参、芪、归、地等为补虚，仲景独以大黄、䗪虫等补虚，苟非神圣不能行是法也。”本方用于瘀血停积、元气未伤者，有很好效果。

［**参考资料**］ 程云来：“此条单指内有干血而言。夫人或因七情，或因饮食，或因房劳，皆令正气内伤，血脉凝积，致有干血积于中，而尪羸见于外也。血积则不能以濡肌肤，故肌肤甲错；不能营于目，则两目黯黑。与大黄䗪虫丸以下干血，干血去则邪除正王，是以谓缓中补虚，非大黄䗪虫丸能缓中补虚也。”

喻嘉言：“此世俗所称干血劳之良治也。血瘀于内，手足脉相失者宜之，兼入琼玉膏补润之剂尤妙。”

小结

阴虚虚劳的机制是以肝肾为主。肾是人体真阴和真阳的发源地，如肾阳不足，可以导致阳虚虚劳；肾阴不足，可以引起阴虚虚劳。例如气喘、手足烦热、遗精、骨萎等都属于肾阴之损。由于肝为藏血之脏，故虚烦失眠、半产漏下及瘀血成痨等，多数与肝脏有密切关系。

（三）阴阳两虚证

男子平人，脉虚弱细微者，善盗汗[①]也。（9）

［**词解**］ ① 盗汗：睡眠时身体出汗，醒时汗止。

［**提示**］ 指出阴阳两虚的盗汗证。

［**讨论**］ 一般来说，人寐时则阳气内守，醒时则阳气外达；如阳虚不能内守，阴气亦随之外泄，因而形成盗汗。脉虚弱是阳虚之征，细微乃阴不足之象，外貌虽无病态，而脉象已显示虚损。

对本证的治疗，本节未出治方，《外台》有二加龙骨汤（桂枝加龙骨牡蛎汤去桂枝加白薇、附子各三分）似可适用。若系阴虚盗汗，脉浮数或弦细者，当归六黄汤有一定疗效。

男子脉虚沉弦，无寒热，短气里急，小便不利，面色白，时目瞑，兼衄，少腹满，此为劳使之然。（5）

［**校勘**］ “时目瞑”，《脉经》作“时时目瞑”。

［**提示**］ 叙述阴阳两虚的脉证。

［**讨论**］ “脉虚沉弦”，是沉取脉弦而少力，虚为阳不足，沉弦为阴不足，乃阴阳俱虚的现象。“无寒热”，说明无外感证。“面色白”，是阴血虚。“短气”“少腹满”“小便不利”，是阳气虚。因为阴阳两虚，在病理上表现不稳定状态，有时阳气偏于上，可以发现眩晕和鼻腔出血；有时阴气偏于下，可以见到腹中拘急，小便不利。总的来说，皆是由于劳伤而得的疾患，所以说：“此为劳使之然。”

［**参考资料**］ 《灵枢·决气》：“血脱者，色白，夭然不泽，其脉空虚，此其候也。”

曹颖甫：“凡脉见沉弦者，不主里水，即主虚寒。卫虚则生寒，营虚则生热，故表邪见沉弦者，必有寒热；今无寒热，则非表邪可知。”

虚劳里急，悸，衄，腹中痛，梦失精，四肢酸疼，手足烦热，咽干口燥，小建中汤主之。（13）

虚劳里急[①]，诸不足，黄芪建中汤主之。（14）

［**词解**］ ① 里急：腹中拘急。

［**提示**］ 指出阴阳两虚以建立中气为主的证治。

［**讨论**］ 本节是阴阳两虚的虚劳证，其病机是由于阴阳互不协调，各走极端，以致形成偏寒偏热的错综现象。如阳病不能与阴协调，则阴偏盛于下，于是

为里急，为腹中痛，其实不是阴的有余，而是阳的不足；如阴病不能与阳协调，则虚阳上泛，于是为手足烦热，咽干口燥，其实不是阳的有余，而是阴的不足。由于阳不摄阴，故梦交失精；血虚不能濡养肌肉，故四肢酸疼。这些皆是阴阳失调的现象。因此，治疗方法就不能以寒治热，以热治寒，必须甘温建立中气，使中气得以四运，从阴引阳，从阳引阴，来协调其偏胜；阴阳调和，则偏热偏寒的症状也就随之消失。脾胃为营卫气血的发源地，如脾胃功能衰弱，不能很好地运化水谷精微，以致阳的一方面长期得不到水谷精微的濡养，于是由衰弱状态转化为虚性偏亢状态，因而发生手足烦热和咽干、口燥的虚热症状。因为本证是由阳虚而到阴虚，就必须用甘温之品振奋脾胃阳气，以恢复运化功能，使虚性偏亢之阳得到阴的涵养，从而恢复原有的正常功能。当阳气恢复正常状态之后，又能运化水谷精微以供给病理上的需要，于是阴阳由不平衡而趋向平衡，因而偏寒偏热的症状也随之消失，这就是建立中气可以调和阴阳的道理。由此可以进一步体会，所谓“甘温除大热”的“大热”，是指阴阳失调后而产生的虚热；至于所谓甘温，当指建中汤一类的方剂。

小建中汤方

桂枝三两（去皮）　甘草三两（炙）　大枣十二枚　芍药六两　生姜三两　胶饴一升

上六味，以水七升，煮取三升，去滓，内胶饴，更上微火消解，温服一升，日三服。

黄芪建中汤方

于小建中汤内加黄芪一两半，余依上法。气短胸满者，加生姜；腹满者，去枣，加茯苓一两半；及疗肺虚损不足，补气加半夏三两。

方义：小建中汤以甘草、大枣、胶饴之甘建中而缓急，以姜、桂之辛通卫气而走表，芍药之酸以收敛营气，总的目的在于建立中气以平衡阴阳，阴阳平衡，则偏寒偏热的症状自可消失。

黄芪建中汤，即小建中汤加黄芪，因为急者缓之必以甘，不足者补之必以温，故加黄芪以补卫中之阳。本方主治当有自汗或盗汗，身重或不仁，脉虚大等证。

[**参考资料**] 丹波元简："《外台集验》黄芪汤，即黄芪建中汤，方后云呕者倍生姜。又《古今录验》黄芪汤，亦即黄芪建中汤，方后云呕即去饴糖。"

夫失精家，少腹弦急，阴头寒，目眩（一作目眶痛），发落；脉极虚芤迟，为清谷亡血失精；脉得诸芤动微紧，男子失精，女子梦交，桂枝加龙骨牡蛎汤主之。（8）

[**提示**] 论述遗精梦交由于阴阳两虚的证治。

[**讨论**] 遗精病人由于精液损耗太过，阴虚及阳，故少腹弦急，外阴部寒冷。因精衰血少，则目眩发落。

"脉极虚芤迟"二句是插笔，意思是说：极虚芤迟的脉象，既能见于失精的病人，也可见于亡血或下利清谷的病人。

脉芤动为阳，微紧为阴，这几种脉象不是同时并见的，而是意味着失精、梦交病人的脉象可以见到芤动，也可见到微紧。原文中的"诸"字，就说明这个问题。至于失精、梦交，是男女的互词。

《素问·生气通天论》说："阴阳之要，阳密乃固。"若阳失去阴的涵养，则火浮不敛，阴得不到阳的固摄，则精不内守，因而有遗精、梦交的症状出现。至于少腹弦急、外阴部寒冷、目眩、发落等证，都是由失精、梦交导致阴阳两虚的症状。

桂枝加龙骨牡蛎汤方

桂枝　芍药　生姜各三两　甘草二两　大枣十二枚　龙骨　牡蛎各三两

上七味，以水七升，煮取三升，分温三服。

天雄散方

天雄三两（炮）　白术八两　桂枝六两　龙骨三两

上四味，杵为散，酒服半钱匕，日三服；不知，稍增之。

方义：桂枝加龙骨牡蛎汤有调和阴阳，潜阳入阴之效。桂枝汤能调和阴阳，加龙骨、牡蛎之收敛固涩，阳固阴守，则遗精自止。

天雄散为治阳虚不固而遗精的方剂。以天雄温补肾阳，桂枝辛甘和阳，龙骨收敛浮越之虚阳，重用白术补气以固精。本方有补阳、摄阳的功效。有些注家认为非仲景文而不录。考《外台》载有本方为仲景文，可以参考。

小结

阴阳两虚的虚劳，在症状表现上较为复杂而不稳定。我们应仔细分析其由阳虚而致阴虚，或由阴虚而致阳虚。单纯的阳虚或阴虚，在证候上既容易识别，也少有病势严重现象。如是阴阳两虚，则病势复杂，诊断也比较困难，且多有严重情况出现。即此可以理解，阳虚而未及于阴，或阴虚而未及于阳，皆不致成为死证。这不仅虚劳如此，伤寒病也是如此。《伤寒论》“少阴病，下利不止而头眩，时时自冒者死”，就是阴阳两虚的证候。尤在泾在《医学读书记》里说“少阴阳虚，汗出而厥者，不足虑也，若并伤其阴则殆矣；是以少阴厥逆，舌不干者生，干者死”，就是这个意思。

虚劳病阴虚与阳虚，虽是两种不同类型，但在临床上却有密切的联系。因此，必须了解单纯的还是复杂的，以及二者之间的相互关系，这样才能掌握轻重缓急，这是治疗虚劳病的主要关键。

结语

虚劳病的范围相当广泛，从所表现的证候上，可分为三个类型，即阴虚、阳虚和阴阳两虚。

本篇对虚劳病有三个突出论点。

(1) 虚劳治法注重脾肾：肾为先天之本，是真阴、真阳寄托之所；脾为后天之本，是气血的泉源。所以补肾、补脾，是虚劳的根本治法。

(2) 平衡阴阳：这是治疗虚劳病的重要法则。因为阴阳是相互维系的，如失去维系，就会造成任何一方面的虚性偏胜，这种情况在阴阳两虚的类型里表现得更为明显；因此，治疗方法是以甘温药物建立中气，以恢复脾胃运化功能，从而达到平衡阴阳的目的。

(3) 对虚劳变证的处理:在虚劳变证范围内,有因瘀血而导致的虚劳,或因虚劳而引起的风气,本篇对这两种证候的处理是分别主次来用药的。有的是以补正为主,如薯蓣丸证;有的是以去邪为主,如大黄䗪虫丸证。但主要在于掌握病情轻重缓急,给以相应的处理。

肺痿肺痈咳嗽上气病脉证治第七

本篇论述肺痿、肺痈和咳嗽上气三种疾患。尤在泾说："痿者，萎也，如草木之萎而不荣，为津烁而肺焦也。痈者，壅也，如土之壅而不通，为热聚而肺瘍也。"咳嗽上气本篇又称为肺胀，主证是咳嗽喘逆。如果咳嗽而不上气或上气而没有咳嗽的，则不属于本篇范围之内。《素问·脏气法时论》说："肺病者，喘咳逆气。"《灵枢·经脉》说："肺手太阴之脉，是动则病肺胀满，膨膨而喘咳。"可见咳嗽喘满与肺有密切关系。正因为肺痿、肺痈和咳嗽上气三者在临床上多有共同症状——咳嗽，而且又同属于肺脏疾患，所以列在一篇论述。这对临床辨证来说，是有其重要意义的。

肺　痿

肺痿的"痿"，《巢氏病源》作"萎"，即萎弱不振之意。凡肺脏受到致病因素的侵袭，久而肺虚气衰，产生萎弱不振状态的，便叫作肺痿。这里所论述的肺痿病，它的致病原因很广泛，凡肺脏因病而枯萎者皆是。其中可能包括如后世所称的虚嗽或劳嗽在内。

一、成因

问曰：热在上焦[①]者，因咳为肺痿，肺痿之病，从何得之？师曰：或从汗出，或

从呕吐，或从消渴[②]，小便利数，或从便难，又被快药[③]下利，重亡津液，故得之。（1 上段）

肺痿，吐涎沫而不咳者……此为肺中冷。（5）

［词解］ ① 上焦：指胸肺部。

② 消渴：即消渴病。

③ 快药：峻烈攻下的药物。

［提示］ 说明肺痿病由热在上焦和肺中虚冷两种原因所造成。

［讨论］ 热在上焦何以能导致肺痿？肺居胸中而属上焦，故热在上焦，肺先受邪。肺喜清肃而恶烦热，肺受热则咳（当然受寒亦能致咳）。由于长期的咳唾涎沫，肺阴受到严重的损害，因而萎弱不振，形成肺痿。

为什么会热在上焦？导致热在上焦的原因很多，如因表证而发汗太过；或经常呕吐；或由消渴病的转归；或因津液不足的便秘，用峻药通利。总之，不论哪一种原因，皆足以耗伤津液，在病理上形成了阴虚生内热的情况，火性炎上，因而导致“热在上焦”。

概括地来说，本病由于发汗或吐下太过，重亡津液，虚火上炎，因咳而成肺痿（图 7－1）。

虚热型肺痿的成因 { 发汗太过 / 呕吐频作 / 消渴，小便利数 / 便难，又被快药下利 } 重亡津液——虚火上炎，长期咳嗽——肺痿

图 7－1 虚热型肺痿的成因

肺中冷的原因和病机：导致肺中冷的原因，①虚热肺痿的转归；②与内因有关。如其人素体阳虚，当受邪后，就容易从寒化而成肺中冷的虚寒证。但不论虚热或虚寒，皆可以导致肺痿的形成（图 7－2）。所以尤在泾说：“肺为娇脏，热则气烁，故不用而痿；冷则气沮，故亦不用而痿也。”此言最切实际。

病因 { 热在上焦——热则气烁 / 肺中虚冷——冷则气沮 } 肺痿

图 7－2 肺中冷的原因

由于本病在成因上有虚寒和虚热的两种不同的情况，所以在证候上，也就有两种不同的类型。

肺中冷一节，前代医家有不同看法：如唐容川认为此条是与肺痿来鉴别辨证，不是肺痿病；陆渊雷、黄树曾亦同此见解。我们认为，肺痿类似后世所说的虚嗽或劳嗽，在临床上劳嗽属阴虚火旺者固多，而属阳虚寒盛者亦有之，应当从全面出发为是。

二、证治

……曰：寸口脉数，其人咳，口中反有浊唾涎沫[①]者何？师曰：为肺痿之病……脉数虚者为肺痿。（1 下段）

［**词解**］ ① 浊唾涎沫："浊唾"是稠痰。"涎沫"是稀痰。

［**提示**］ 指出虚热肺痿的脉象和症状。

［**讨论**］ 脉象：寸口脉数——虚热型肺痿是由于津液耗损，虚火上炎，肺虚且热所致，故其脉当数。不过此处脉数是数而无力，亦即条文中所说的"数虚"，与实热证的数而有力为"数实"者不同。

证候分析：咳吐浊唾涎沫——脉虚数，咳吐浊唾涎沫而不腥臭，这是肺痿病的重要症状。《外台》引许仁则云："肺气嗽，经久将成肺痿，其状不限四时冷热，昼夜嗽常不断，唾白如雪，细沫稠黏。"可知咳吐浊唾涎沫，是虚热型肺痿的特征。

值得讨论的是：数脉主热，肺热当干咳无痰，现在为什么反而咳吐浊唾涎沫？原因是肺痿不振，津液不能输布，又被邪热熏灼，津液悉化为痰涎，咳吐不已则津液愈耗，肺气日益痿弱。原文加一"反"字，这就暗示了它的病机和一般咳嗽不同。

肺痿吐涎沫而不咳者，其人不渴，必遗尿，小便数，所以然者，以上虚不能制下故也。此为肺中冷，必眩[①]，多涎唾，甘草干姜汤以温之。若服汤已渴者，属消渴。（5）

［**校勘**］ 脉经无"若服汤已"以下九字。

［**词解**］ ① 眩：指头眩。

［**提示**］ 指出虚寒肺痿（肺中冷）的证治，以及与消渴病的鉴别。

［**讨论**］ 证候分析：吐涎沫而不咳，不渴——虚热肺痿，应有咳嗽吐浊唾，或有口渴的症状，现在吐涎沫而不咳，亦不渴，可知本证的吐涎沫非虚热所致。

遗尿，小便数——肺为水之上源，肺中阳虚不能约束水分的排泄，因而遗尿或小便频数，亦即原文所说"上虚不能制下"的缘故。

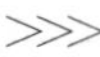

必眩，多涎唾——肺主气，肺气虚不能自持于上，故眩。但这里的头眩与痰饮头眩不同。《经》云“上虚则眩”，正是此意。上焦有寒，气不化津，以致凝结而为痰涎，故“多涎唾”。《素问·水气》云：“上焦有寒，其口多涎。”与此病机相同。

总之，肺是水的上源，主通调水道。《素问·经脉别论》云：“饮入于胃，游溢精气，上输于脾，脾气散精，上归于肺，通调水道，下输膀胱，水精四布，五经并行。”现在肺中虚冷，阳气不振，不能通调水道，所以出现遗尿、溲数、头眩、多涎唾等现象。

肺中虚冷→不能通调水道→多涎唾，遗尿或小便频数。（表 7－1）

表 7－1　肺痿虚热证与虚寒证的鉴别

证　名	虚 热 证	虚寒证(肺中冷)
病　因	虚火上炎，肺金被灼	肺中虚冷
症　状	咳嗽吐浊唾，脉虚数，口燥	吐涎沫，不咳，不渴，遗尿，小便数，头眩
治　法	生津润肺	温肺复气

肺痿虚寒证的治疗：用甘草干姜汤以温肺复气。

肺痿虚寒证与消渴病的鉴别：本节原文指出，“若服汤已渴者，属消渴”，说明本证如果用甘草干姜汤以后，转变为涎沫不多而兼有口渴多尿的，那就不属于肺痿，而属于消渴病。因为肺痿虚寒证与消渴病同样有小便数之证，但消渴病伴有口渴多饮，与肺痿不同。

甘草干姜汤方

甘草四两(炙)　干姜二两(炮)

上㕮咀，以水三升，煮取一升五合，去滓，分温再服。

方义：本方为甘草、干姜两味组成，用甘草补虚，干姜散寒，甘辛合用，以恢复阳气，是温肺复气之法。脾为肺之母，故用炙甘草重在补土，炮干姜重在温中，亦即虚则补其母的方法。丹波元简说“此证虽云肺中冷，其源未尝不由胃阳虚乏”，也是这个意思。又，虚热肺痿如至后期转化为虚寒证者，也同样适用本方。

大逆上气，咽喉不利，止逆下气，麦门冬汤主之。(10)

[**校勘**] 《医宗金鉴》云："大逆上气"之"大"字，当是"火"字。

[**提示**] 指出肺痿虚热证的治法。

[**讨论**] 证候分析：火逆上气——津液枯燥，虚火上炎，导致气向上冲，咳嗽而喘。

咽喉不利——是其主要症状，因津液缺乏，咽喉干燥，稠痰黏滞所致。

治法：止逆下气——是言对本证的治法，宜用生津降逆之剂，麦门冬汤即有此种作用。

对本方证的探讨：本条方证，原与咳嗽上气诸条并列，就其文字上看，确属咳嗽上气的条文，如从其药物作用进行分析，则治疗虚热肺痿亦很恰当。《肘后方》载"麦门冬汤治肺痿咳唾涎沫不止，咽喉燥而渴"，亦可说明这点。沈明宗亦以此为肺痿之主方。验诸临床，肺痿的虚热证，用生津滋润之剂，则虚火降，咽喉利，咳嗽和气逆自能减轻，从而达到痊愈。此外，本方也是养胃剂(临床用于胃虚呕吐甚效)，胃得养则营养增加，正气也就易于恢复。所以本方实是虚热肺痿的正治方剂，为着理论须结合临床，故将该条移此讨论。

麦门冬汤方

麦门冬七升　半夏一升　人参二两　甘草二两　粳米三合　大枣十二枚

上六味，以水一斗二升，煮取六升，温服一升，日三夜一服。

方义：本方以大量之麦门冬为君，滋肺胃之阴以生津液；佐人参、甘草、大枣、粳米，大补中气，生津液；半夏降逆健胃，行滞化痰。于大队甘寒生津药中增此一味辛温之半夏，共奏滋养肺胃、利咽下气、止咳降逆之效。喻嘉言曾说："此方为胃中津液枯燥，虚火上炎治本之良法。"

[**参考资料**] 费晋卿："半夏之性，用入温燥药中则燥，用入滋润药中则下气而化痰；胃气开通，逆火自降，与徒用清寒者真有霄壤之别。"

徐灵胎："此即竹叶石膏汤去竹叶、石膏加大枣也，专清肺胃之火；若火逆甚，仍用竹叶、石膏为妙。"

陈修园："此言火逆证而出其方也。此证绝无外邪，亦无咳嗽，故用人参，否则人参必不可姑试也。"

小结

肺痿就是肺叶因病而痿弱的证候。本病相当于后世所称的劳嗽和虚嗽。

本病的成因,不外热在上焦和肺中虚冷两大因素,由于成因不同,因而导致虚热与虚寒两种不同类型的证候。其相同点为两者都是属于虚证,不同点是一为虚热,一为虚寒。

辨证要点:肺痿属于虚热者,以脉数虚,咳嗽吐浊唾为主证;属于虚寒者,以脉不数,吐涎沫,不渴,小便数,头眩为主证。在治疗上,虚热的以生津润肺,麦门冬汤为主;虚寒的以温肺复气,甘草干姜汤为主。

肺　痈

肺痈病名见于《内经》。《素问》说:“肺之痈,喘而两胁满。”又说:“肺痈吐脓如糯米粥,咽燥振寒。”《灵枢》说:“中府隐隐而痛者肺疽,上肉微起者,肺痈也。”痈是壅塞不通之意。肺痈的成因,是风热入肺,侵及营血。由于风热熏蒸,蓄结成为痈脓,咳唾脓血而臭恶者,就叫作肺痈。

一、成因、病机与预后

问曰:病咳逆,脉之①,何以知此为肺痈?当有脓血,吐之则死,其脉何类?师曰:寸口脉微而数,微则为风,数则为热,微则汗出,数则恶寒。风中于卫,呼气不入;热过于营,吸而不出。风伤皮毛,热伤血脉,风舍于肺,其人则咳……热之所过,血为之凝滞,蓄结痈脓,吐如米粥。始萌②可救,脓成则死。(2)

[**词解**] ① 脉之:动词,诊脉的意思。

② 始萌:疾病开始的意思。

[**提示**] 说明肺痈的病因、病理和预后。

[**讨论**] 肺痈初起的脉象："寸口脉微而数"的"微"字，应作"浮"字解。《医宗金鉴》认为本条三"微"字当是"浮"字，较为合理。浮是外感风邪的脉象，数主有热，风邪则有自汗证，发热则有恶寒证，这是风中于卫的初期病况。

形成的机制：风中于卫，呼而不入；热过于营，吸而不出——风中于卫，其病尚浅，正气尚能祛邪外出而不致深入，所以说："呼气不入。"若病势继续发展，进入营血部分，其病较深，正气不能祛邪外出，所以说："吸而不出。"可以知道，本病的形成过程可以分"风中于卫"和"热过于营"两个阶段(图 7-3)。

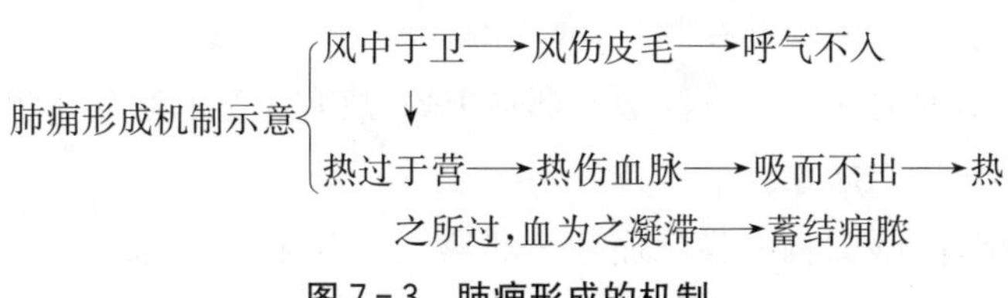

图 7-3 肺痈形成的机制

风中于卫——肺主气，司呼吸而运营卫。《经》云："皮毛者，肺之合也。"所以说"风伤皮毛"。热过于营——营即血分，《经》云："营行脉中。"所以说"热伤血脉"。风热舍于肺的营血而不外解，则血被热所熏灼，凝滞不通，而成痈脓。本节指出"热之所过，血为之凝滞，蓄结痈脓"，正是肺痈形成的病理情况。

预后：始萌可救——本病初起，血脉未伤，其病变尚浅，较为易治，其中也含有早期治疗的积极意义。

脓成则死——肺痈已成，不但难以治疗，且有导致死亡的可能。这里所说的"死"字，是难治之意，并非绝对之词。总的来说，本病始萌易治，脓成难治，这是可以理解的。

二、症状

……咳，口干喘满，咽燥不渴，多唾浊沫，时时振寒①。(2 中段)

……若口中辟辟燥②，咳即胸中隐隐痛，脉反滑数，此为肺痈，咳唾脓血……脉数实者为肺痈。(1 下段)

[**词解**] ① 振寒：即寒战。

② 口中辟辟燥：形容口中干燥。

[**提示**] 指出肺痈的脉象和症状。

[**讨论**] 脉象：上面已经讨论过肺痈初起的脉象多现浮数，如果病证进一步

发展到热伤血脉，血行凝滞不通而成痈脓时，其脉则滑数而有力，亦即本文所说“数实”。（图 7－4）

肺痈——脉 { 浮数——初起之脉
滑数（数实）——已成之脉 }

图 7－4　肺痈的脉象

证候和病机：咳，口干喘满，咽燥不渴——本病初起多有恶寒、发热、汗出之证。肺受风邪故咳，咳是正气抗邪外出的表现。风热熏灼肺津，故口干咽燥。肺病而气机不利，故喘满。邪在肺卫，故不渴。

多唾浊沫，时时振寒——津液被邪热熏灼，故有大量的浓痰排出。时时振寒而发热，为热蕴于里之象。

口中辟辟燥，咳即胸中隐隐痛——邪热入于营血，津血被灼，故口中辟辟干燥，是较口干咽燥者更进一步，且咳时感觉胸部隐隐作痛。如再进一步发展，则痈成脓溃，咳唾脓血或如米粥状的臭痰。（图 7－5）

肺痈症状 { 脓未成——恶寒，发热，汗出，口干喘满，咳吐浊沫，振寒，脉数
已化脓——口中辟辟燥，咳即胸中隐隐痛，唾脓血或如米粥，腥臭 }

图 7－5　肺痈的症状

辨证：本病的辨证要点，咳嗽胸痛，脉滑数，吐脓血而腥臭。

［**参考资料**］　本病初起的诊断方法如下。

（1）嚼黄豆法：以生黄豆令病人嚼之，不觉豆腥气者为肺痈，否则非是（《寿世保元》）。

（2）验痰法：令病人吐痰在水内，沉者是痈脓，浮者是痰（《李氏入门》《潘氏续焰》）。或以双箸断之，其断为两段者是脓，其黏着不断者是痰（丹波元简）。或令病人吐痰地上，数分钟起泡者是肺痈，否则非是（曹颖甫）。

（3）验舌法：舌青筋两侧有两粒黄豆大紫色颗粒，逐渐长大，翘舌可见，同时两胫骨疼痛，见此现象，为肺痈已成脓，脓净则舌下颗粒即消失（此为本院教研班廖德富同学的家传经验，据云甚验）。

以上检验方法，均可作为临床参考。

三、证治

肺痈，喘不得卧，葶苈大枣泻肺汤主之。（11）

［**提示**］ 指出实邪壅盛的肺痈证治。

［**讨论**］ 证候与治法："喘不得卧"，为肺痈初起，痰涎壅塞于肺所致，与支饮不得息同属于肺实气闭的实证。故用葶苈大枣泻肺汤峻泻肺邪，去其壅结。

对本方证的探讨：本方适用于肺痈初起，表证已解，脓尚未成，而肺壅特甚，属于实证、阳证者；如有表证，宜先解表，表解后再用本方。本方又治疗肺内痰涎壅塞，喘息不得卧，并不局限于肺痈，就是痰饮病亦多用之，但必须掌握咳嗽喘息不得卧，胸胁满，痰涎多而稀薄，鼻塞多清涕，甚则一身面目浮肿等证。

葶苈大枣泻肺汤方

葶苈（熬令黄色捣丸如弹子大）　大枣十二枚

上先以水三升煮枣，取二升，去枣，内葶苈，煮取一升，顿服。

方义：本方为葶苈、大枣二味组成。葶苈苦寒，泄水平喘，治实证有捷效。佐以大枣，甘温健脾，并缓和药力，与皂荚丸之用枣膏、十枣汤之用大枣同意。本方适用于肺痈脓未成表已解之实证，若脓已成、体虚或有表证者忌用。

［**参考资料**］ 李时珍："葶苈甜者下泄之性缓，虽泄肺而不伤胃，苦者下泄之性急，既泄肺而易伤胃，故以大枣辅之；然肺中水气膹满急者，非此不能除。"

咳而胸满，振寒脉数，咽干不渴，时出浊唾腥臭，久久吐脓如米粥者，为肺痈，桔梗汤主之。（12）

［**提示**］ 肺痈脓已成的证治。

［**讨论**］ 证候、病机与治法：咳而胸满，振寒脉数，咽干不渴——风热在肺，肺气不利，故咳而胸满。风热入肺，热壅于里，卫气不固，故振寒。邪热已入血分，故脉数而咽干不渴。此与原文第 2 节之证略同，惟已波及血分，故为肺痈一般应有的症状。

时出浊唾腥臭，久久吐脓如米粥——"浊唾腥臭"为痈脓已溃，如再进一步发展，则吐如米粥状的腥臭脓痰。此二证为痈脓已溃的特征。一般来说，痈脓未成，证多属实，脓成以后可以转为虚候，故不用葶苈大枣泻肺汤攻利，而用桔梗汤排脓。（表 7-2）

表 7-2　肺痈与肺痿的鉴别

病名	病　因	病　机	性质	脉象	症　状	治　法
肺痈	风热舍肺，蕴结不解	酝酿成脓	属实	数实	咳剧，胸痛，吐脓血腥臭	脓未成，泻肺开结；脓已成，解毒排脓
肺痿	①热在上焦 ②肺中虚冷	肺弱气虚，萎枯不振	属虚	数虚	咳轻，胸不痛，吐浊唾涎沫而不腥臭	①生津润肺 ②温肺复气

桔梗汤方

桔梗一两　甘草二两（生）

上二味，以水三升，煮取一升，去滓，分温再服，则吐脓血也。

方义：本方为桔梗、甘草两味组成，有祛痰排脓、解毒清热的作用。《外台》以本方加地黄、当归、白术、败酱、桑白皮、薏苡仁，亦名桔梗汤，治肺痈经久不差，气血衰弱者，临床上值得采用。

附　《外台》桔梗白散方　治咳而胸满，振寒脉数，咽干不渴，时出浊唾腥臭，久久吐脓如米粥者，为肺痈。

桔梗　贝母各三分　巴豆一分（去皮熬研如脂）

上三味，为散，强人饮服半钱匕，羸者减之。病在膈上者，吐脓血；在膈下者，泻出，若下多不止，饮冷水一杯则定。

附　《千金》苇茎汤方　治咳有微热，烦满，胸中甲错，是为肺痈。

苇茎二升　薏苡仁半升　桃仁五十枚　瓜瓣半升

上四味，以水一斗，先煮苇茎，得五升，去滓，内诸药，煮取二升，服一升。再服，当吐如脓。

方义：桔梗白散从其主治来看，与桔梗汤同。在药物组成上则去甘草加贝母、巴豆，因此具有清肺排脓、攻下积痰的作用，适用于肺痈脓已成，正盛邪实者。若气虚体弱，脓溃正伤者，慎用。

《千金》苇茎汤由苇茎、薏苡仁、桃仁、瓜瓣四味组成。苇茎即芦苇之粗茎，现临床多用鲜芦根，有清肺热之功；薏苡仁、瓜瓣下气排脓；桃仁活血祛瘀。治肺痈脓已成，咳有微热而烦满，胸中甲错，有清肺退热、活血排脓之效。

以上二方与桔梗汤的比较：桔梗汤适用于肺痈脓已成的轻证；桔梗白散适用于脓已成的重证。苇茎汤则介乎两者之间，重不伤峻，缓不伤懈，可补两方之偏，最为后世所常用；有时加银花、连翘、乳香、没药、黄芩、黄连、牛蒡、贝母等，清热排脓，效果更为显著。

总之本病的治疗，初起有表证者宜辛凉解表；表解而脓尚未成者，宜泻肺开壅，脓已成者，宜排脓解毒。徐灵胎说："用清凉之药以清其火，滋肺之药以养其血，滑降之药以祛其痰，芳香之药以通其气，更以珠黄之药解其毒，金石之药填其空，兼数法而行之，屡试必效。"可谓治疗肺痈之准则。

［**参考资料**］《医宗必读》肺痈神汤：凡病人右胁按之必痛，但服此汤，未成即消，已成即溃，已溃即愈。此余所定，屡用屡验者也。

桔梗　银花　薏苡仁　甘草节　黄芪　贝母　陈皮　白及　葶苈

新起加防风去芪，溃后加人参，久不敛加合欢皮。

肺痈治疗时的注意点如下。

（1）注意大便：肺与大肠相表里，脓未成时，务使其大便通畅，方使邪有出路。若大便秘结，病势必重。脓已溃，要防其大便泄利，因脓溃肺虚，虑其土败。

（2）不可早用固敛滋腻之药：脓未成或初成之际，不可用百合、熟地等固敛滋腻之品，用之则喘咳剧，胸痛甚。

小结

肺痈大体上属于风热郁肺的实证，在病情进展和病理变化上可分两个阶段：第一阶段为风中于卫，第二阶段为热过于营。前者是风伤皮毛的轻证，后者是热伤血脉的重证；前者以咳喘胸满，振寒，咽干不渴，咳吐浊沫为特点，后者以口中辟辟燥，咳即胸中隐隐痛，脉滑数，唾脓血为特点。

初起无表证者，可用泻肺汤，以排除肺内壅滞之痰涎。脓成之后，如病不严重的，可用桔梗汤排脓；稍重者，用《千金》苇茎汤；亦可两方合并使用。如病势属虚，可用《外台》桔梗汤补正以排脓。但也有例外的，如脓虽已成，但正盛邪实者，亦可用桔梗白散峻剂排脓；然必审其体质之强弱，病情之缓急，方不致误。

现把本病的成因、证治及预后情况归纳如下（图 7－6）。

肺痈归纳图
- 成因——①风中于卫；②热过于营
- 症状——咳逆，口干，喘满，咽燥不渴，多唾浊沫，时时振寒，吐脓如米粥，腥臭
- 脉象——初起浮数，继则滑数
- 治疗
  - 脓未成——喘不得卧——葶苈大枣泻肺汤
  - 脓已成——浊唾腥臭，久久吐脓如米粥——桔梗汤
- 预后——始萌可救，脓成则死

图 7－6　肺痈的成因、证治及预后

咳嗽上气

上气即气上逆之意。本篇咳嗽上气，有两个含义。

（1）指症状言：咳嗽而气上升，复因气升而咳嗽，形成咳嗽上气。

（2）指肺胀言：肺胀的主要症状是咳嗽上气。如原文云："咳而上气，此为肺胀。"本病与现在所说的哮喘相同，丹波元简亦说："肺胀即后世咳嗽哮喘之属。"

导致本病的原因很多，范围也较广泛，从本篇有关条文归纳起来，主要有两个方面：①内有水饮，外感风寒；②里热与水饮相搏。

一、症状和治法

上气喘而躁者，属肺胀①，欲作风水②，发汗则愈。（4）

［**词解**］　① 肺胀：病名，《灵枢・胀论》："肺胀者，虚满而喘咳。"

② 风水：病名，详水病篇。

［**提示**］　指出肺胀的主证、治法以及发展趋势。

［**讨论**］　由于外感风邪，内挟水饮，阻遏肺气不能下降，因而形成喘而躁的肺胀证。肺为水之上源，主通调水道，下输膀胱；今肺脏有了病变，影响了通调的功能，如病证发展，水气泛滥于体表，可以转为风水浮肿的证候。此时在治疗上

应该用发汗的方法，使水饮与外邪从汗而解；如此则逆者得以下降，肺气得以通调而愈。所以原文说："发汗则愈。"

综上所论，本节可作如下归纳(图7－7)。

肺胀
- 成因——外感风邪，内挟水饮
- 症状——上气喘而躁
- 发展趋势——欲作风水
- 治法——发汗

图7－7　肺胀的成因、症状等

二、证治分类

本病的治法虽以发汗逐饮为主，临床上还应具体辨别其偏寒、偏热的不同。

(一) 偏于寒性的证治

咳而上气，喉中水鸡声①，射干麻黄汤主之。(6)

［**词解**］ ① 喉中水鸡声：形容喉间痰鸣，好像水鸡的叫声。

［**提示**］ 叙述寒饮郁肺的证治。

［**讨论**］ 证候分析：本证是由于寒饮内停，肺气不宣，以致咳而上气，呼吸不利。喉间有痰涎阻滞，所以有如水鸡鸣的声音。《巢氏病源》云："肺病令人上气，胸膈痰满，气行壅滞，喘息不调，致喉中有声如水鸡之鸣也。"

治疗：咳而上气，喉中有水鸡声，是本证的主要症状，治以射干麻黄汤散寒、开肺、化痰。

射干麻黄汤方

射干三两　麻黄　生姜各四两　细辛　紫菀　款冬花各三两　大枣七枚　半夏半升　五味子半升

上九味，以水一斗二升，先煮麻黄两沸，去上沫，内诸药，煮取三升，分温三服。

方义：本方以射干开痰结；麻黄宣肺，在这里并不是用其发表，而是取其散肺中寒饮，所以不伍桂枝；生姜、细辛散寒行水；款冬、紫菀止咳化痰；半夏降逆；五味子收敛肺气；大枣安中而顾脾气。

［**参考资料**］ 尤在泾："咳而上气，肺有邪则气不降，而反逆也。肺中寒饮，上入喉间，为呼吸之气所激，则作声如水鸡。"

咳逆上气，时时吐浊①，但坐不得眠，皂荚丸主之。(7)

［**词解**］ ① 时时吐浊："浊"即胶稠之痰。"时时吐浊"，谓频频吐出稠痰。

［**提示**］ 指出痰浊壅塞的证治。

［讨论］ 肺失清肃之令，以致痰浊壅塞，肺中气机不利，所以咳嗽喘逆；肺中稠痰，随上气而出，故时时吐浊。但是由于痰浊壅盛，虽吐而咳逆喘满仍然不减，卧倒则气逆更甚，所以但坐不得卧。治宜皂荚丸开壅除痰为急务，痰去则咳喘自止。

皂荚丸方

皂荚八两（刮去皮酥炙）

上一味，末之，蜜丸如梧子大，以枣膏和汤服三丸，日三夜一服。

方义：皂荚味辛入肺，除痰之力甚猛，故用酥炙蜜丸，枣膏调服，以缓和其峻烈之性，并兼顾脾胃，以免损伤中气。本方总的作用在于涤痰，适用于稠痰壅塞，咳逆上气，吐浊不得卧者。上条主证为喉中有水鸡声，可知其痰清稀，又无不得眠证，故以射干麻黄汤治疗；本节为痰浊壅盛，咳逆不能平卧，比上条病势严重，故用皂荚丸治疗。徐灵胎云："稠痰粘肺不得清涤，非此不可。"就是指此而言。但皂荚丸荡涤痰浊之力峻烈，使用时必须注意病人体质。

咳而脉沉者，泽漆汤主之。(9)

［提示］ 指出水饮内结而致咳嗽上气的证治。

［讨论］ 此条叙证简略，仅有"咳而脉沉"一句，其主要精神在于"脉沉"二字。因此，可以根据咳而脉沉和以药测证的方法，来理解病情。本篇除肺痿、肺痈所致的咳嗽外，都是上气而咳的，从《千金方》载泽漆汤"治上气其脉沉者"来看，可知本节咳而脉沉，必兼有上气之证。若病在表或近于表，则咳而上气，其脉必浮。今脉沉，可知是病邪在里，由于水饮上逆，故咳而上气。正如水气篇云："脉得诸沉，当责有水。"再从以药测证的方法理解：泽漆功同大戟，去水之力甚峻；本方重用泽漆为主药，可知其为水饮内结无疑。本病可能还有身体浮肿，或小便不利等证，故以泽漆汤通阳逐水。

泽漆汤方

半夏半升　紫参五两（一作紫菀）　泽漆三斤（以东流水五斗煮取一斗五升）　生姜五两　白前五两　甘草　黄芩　人参　桂枝各三两

上九味，㕮咀，内泽漆汁中，煮取五升，温服五合，至夜尽。

方义:本方君以泽漆消痰逐水,紫参利大小便,桂、姜通阳散饮,白前降气平喘,半夏化饮降逆,人参、甘草健脾胃以利水,佐黄芩之苦以泄邪,适用于水饮内结,上气咳嗽脉沉,或水肿小便不利等证。

(二)偏于热性的证治

咳而脉浮者,厚朴麻黄汤主之。(8)

[提示] 本条为水饮上迫的证治。

[讨论] 证候、病机和治法:本条叙证亦简略,如单凭咳和脉浮来应用厚朴麻黄汤,是不够全面的。现在从以下几个方面来理解本节证情:第一,从原文咳而脉浮来看,当是病近于表,水饮上迫所致。第二,根据《千金要方·十八卷·咳嗽门》所说:“咳而大逆上气,胸满,喉中不利如水鸡声,其脉浮者,厚朴麻黄汤主之”,可知咳嗽上气、脉浮、胸满为本证的主要症状。本证的病近于表,主要由于水饮上迫,病势有向上向外的倾向,与泽漆汤证水饮内结、咳而脉沉者,恰恰相反。第三,从厚朴麻黄汤的用药方面来看,方内没有桂枝,说明虽有表证也是轻微的;内用厚朴、石膏,当有胸满烦躁、舌苔黏腻等饮热互结的见证。(表7-3)

表7-3 厚朴麻黄汤证与泽漆汤证的鉴别

证 名	病 机	症 状	方剂作用
厚朴麻黄汤证	饮邪上迫	咳嗽上气,胸满,烦躁,舌苔黏腻,脉浮	逐饮降逆
泽漆汤证	水饮内结	咳嗽上气,脉沉,或身浮肿,小便不利	通阳逐水

厚朴麻黄汤方

厚朴五两　麻黄四两　石膏如鸡子大　杏仁半升　半夏半升　干姜二两　细辛二两　小麦一升　五味子半升

上九味,以水一斗二升,先煮小麦熟,去滓,内诸药,煮取三升,温服一升,日三服。

方义:本方即小青龙加石膏汤去桂枝、芍药、甘草加厚朴、杏仁、小麦。小青龙加石膏汤本为外有表证,内有水饮,且有烦躁而设。本方不用桂枝,可知表证不重。厚朴能开胸中气郁,除湿平喘,石膏清热,加小麦养心除烦,杏仁止咳平喘,其余麻黄、细辛开肺降逆,逐饮治喘,五味子敛肺平喘。总的作用是逐饮降逆,化痰平喘。

［**参考资料**］ 徐忠可："咳而脉浮，则表邪居多。但此非在经之表，乃邪在肺家气分之表，故于小青龙汤去桂、芍、草三味，而加厚朴以下气，石膏以清热，小麦以戢心火而安胃。"

咳而上气，此为肺胀，其人喘，目如脱状[①]，脉浮大[②]者，越婢加半夏汤主之。（13）

［**词解**］ ① 目如脱状：形容两眼胀突，好像脱出的样子。

② 脉浮大：脉浮且大，重按有力。

［**提示**］ 饮热郁肺，热重于饮的肺胀证治。

［**讨论**］ 证候与病机：咳嗽、上气是肺胀重证，并且其人喘得很厉害，以致目睛胀突有如脱出的样子，脉又浮大有力，可知本证为饮热郁肺的实证。咳而上气是热重于饮，内热为水饮阻遏，壅逆于上所致。

治疗：以越婢加半夏汤清热蠲饮。

越婢加半夏汤方

麻黄六两　石膏　半夏各半斤　生姜三两　大枣十五枚　甘草二两

上六味，以水六升，先煮麻黄，去上沫，内诸药，煮取三升，去滓，分温三服。

方义：本方以越婢汤清宣肺热，加半夏以蠲饮降逆。由于越婢汤疏邪热之力多而蠲饮之力少，故以半夏辅其不及。

［**参考资料**］《医宗必读》："孙芳其令爱，久嗽而喘，凡顺气化痰、清金降火之剂，几于遍尝，绝不取效。一日喘甚烦躁，余视其目则胀出，鼻则鼓扇，脉则浮而且大，肺胀无疑矣，遂以越婢加半夏汤投之，一剂而减，再剂而愈。"

肺胀咳而上气，烦躁而喘，脉浮者，心下有水，小青龙加石膏汤主之。（14）

［**提示**］ 外寒内饮，饮重于热的肺胀证治。

［**讨论**］ 从"脉浮者，心下有水"两句来看，可知本节是由外邪内饮所引起。由于外邪束表，故脉浮；内有水饮，上渍于肺，故咳而喘逆；邪热不得外解而盛于内，则烦躁。治宜解表、散饮、除烦，故主以小青龙加石膏汤。

小青龙加石膏汤方

麻黄三两　桂枝三两　芍药三两　细辛三两　干姜三两　甘草三两　五味

子半升　半夏半升　石膏二两

上九味，以水一斗，先煮麻黄，去上沫，内诸药，煮取三升，去滓，强人服一升，羸者减之，日三服，小儿服四合。

方义：小青龙汤本为解表散饮之剂，治表有风寒、内夹水饮之证。本条具有小青龙汤证兼有烦躁，故加石膏以清热除烦；又因本条之肺胀是饮重于热，故重用麻、桂、姜、辛等味温散，而轻用石膏之清凉。

以上两节都是肺胀有热的证候，但越婢加半夏汤证为热重于饮，故方中重用石膏（半斤）以清热蠲饮；小青龙加石膏汤证为饮重于热，故方中石膏用量较轻（二两），主要是解表、散饮、除烦。

关于肺胀用麻黄，目的不专在解表，主要在于发越水饮。以下四方，虽方中皆以麻黄为主，但由于配伍不同，其作用也就有所区别，如麻黄配石膏则逐饮，配桂枝则解表。肺胀一证以痰饮为主，虽有身热并非都是表证，故四方中配石膏的有三方，而配桂枝的仅一方。由此可见肺胀的病变情况和方剂运用的机动性了。现将肺胀病用麻黄的方证比较列于下（图7-8）。

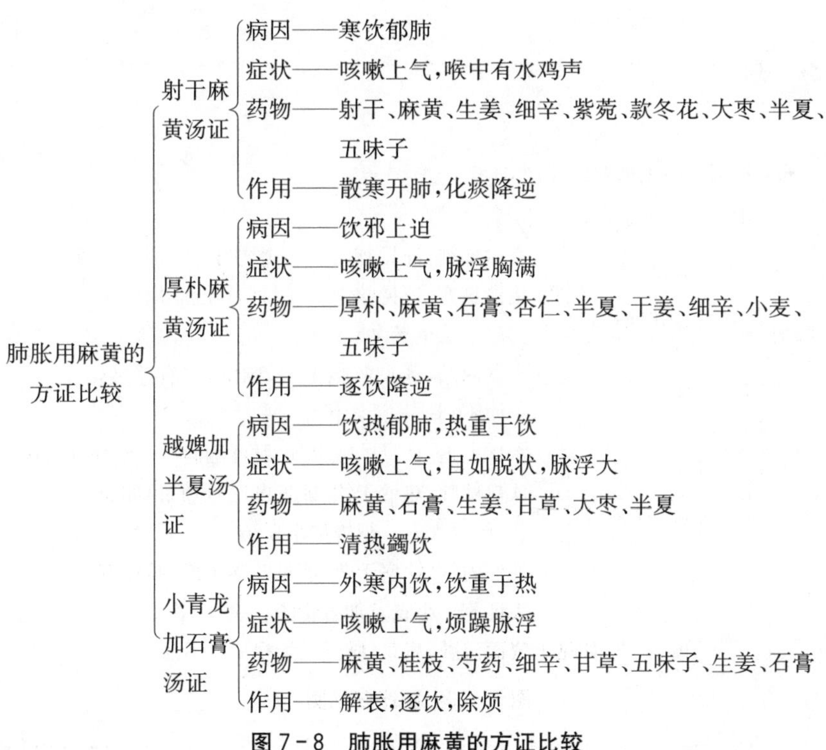

图7-8　肺胀用麻黄的方证比较

三、预后

上气面浮肿，肩息①，其脉浮大②，不治；又加下利，尤甚。(3)

［**词解**］ ① 肩息：呼吸时两肩上下振动，是呼吸困难的表现。

② 脉浮大：浮大无力属于无根之脉，与越婢加半夏汤证的浮大有力不同。

［**提示**］ 指出肺胀病属于不治的证候。

［**讨论**］ 咳嗽气喘而见面部浮肿，是阳虚气浮；肩息是肾气衰竭，不能纳气；阳气外越，故脉象浮大无根；这是不治之证。此时如再加下利，则表示阴气下脱，造成阴阳离决局面，故更为危险。示意如下(图 7-9)。

上气面浮肿——阳气衰微，气散于上
肩息——肾不纳气；脉浮大——虚阳外浮 } 阳气衰竭，肺肾呼吸之机将绝
下利——阴气下脱
} 阴阳离决——死

图 7-9 肺胀的预后

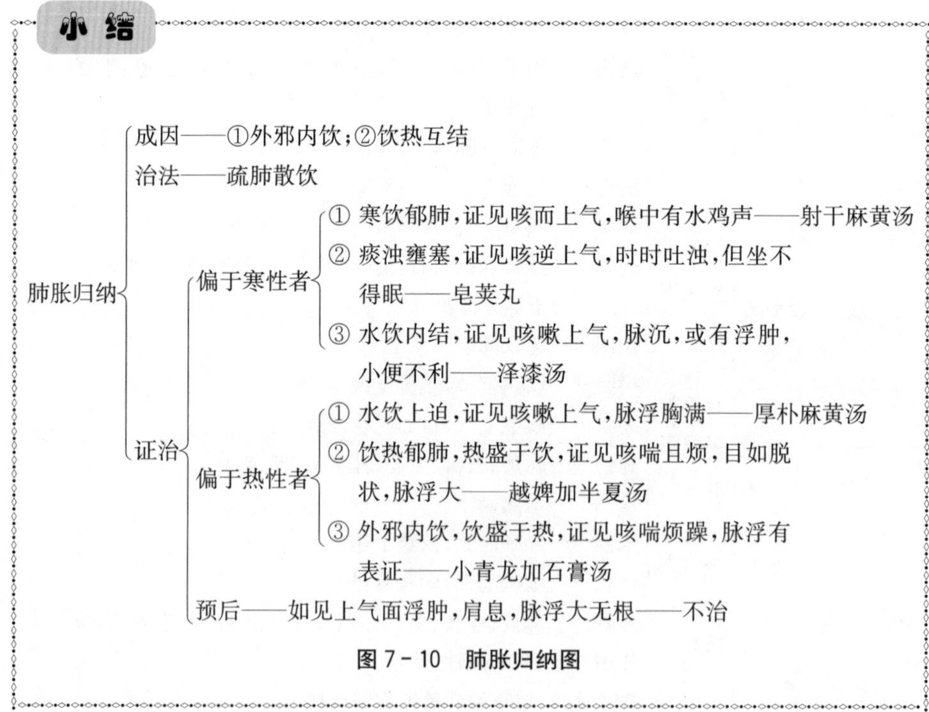

小结
肺胀归纳
成因——①外邪内饮；②饮热互结
治法——疏肺散饮
证治
偏于寒性者
① 寒饮郁肺，证见咳而上气，喉中有水鸡声——射干麻黄汤
② 痰浊壅塞，证见咳逆上气，时时吐浊，但坐不得眠——皂荚丸
③ 水饮内结，证见咳嗽上气，脉沉，或有浮肿，小便不利——泽漆汤
偏于热性者
① 水饮上迫，证见咳嗽上气，脉浮胸满——厚朴麻黄汤
② 饮热郁肺，热盛于饮，证见咳喘且烦，目如脱状，脉浮大——越婢加半夏汤
③ 外邪内饮，饮盛于热，证见咳喘烦躁，脉浮有表证——小青龙加石膏汤
预后——如见上气面浮肿，肩息，脉浮大无根——不治

图 7-10 肺胀归纳图

结语

一般来说，肺痿多属虚热，肺痈多属实热。但病情往往是会转化的，如虚热肺痿亦可转变为虚寒，肺痈脓成后，亦多转为虚证。但脓成之后，亦有体气壮实者，如《外台》桔梗白散证即是。因此，治疗必须以当前证候为主。

本篇所论肺胀，原因颇复杂，就用药方面来看，如麻黄、桂枝的散风寒，石膏清肺热，皂荚驱痰，泽漆逐水，半夏、厚朴燥湿除满，干姜、细辛化水饮，以及射干、紫菀、款冬等化痰止咳。从这些方面可以理解：本篇所论肺胀的致病因素很多，并且这些原因非单独可以发病，而是互为因果的；但是内在因素对于发病情况以及病变证候却起了支配作用，这是可以理解的。再从药物配伍方面来看，肺胀是以麻黄为主药，如同桂枝合用，目的在于发汗解表，内有热象（烦躁），就得再加石膏，如小青龙加石膏汤证就是。如麻黄同石膏合用，目的在于发越水气，兼清里热，不在发汗解表，如越婢加半夏汤证、厚朴麻黄汤证，皆是这个意思。如麻黄和射干、细辛、生姜、款冬、紫菀、半夏等同用，目的既不在发汗解表，也不在发越水气，而是在于开肺散寒、止咳化痰，如射干麻黄汤证即是。（图 7－11）

麻黄同
- 石膏——逐饮
  - 厚朴麻黄汤——咳喘，脉浮，胸满
  - 越婢加半夏汤——咳喘，睛突，鼻扇，脉浮大
- 桂枝——解表——小青龙加石膏汤——咳喘，表证剧者
- 射干、细辛等——止咳化痰——射干麻黄汤——咳喘痰多

图 7－11　射干麻黄汤证

总的来说，本篇肺胀的成因，虽然复杂，但大多是内有水饮，为时气所触发。同时，咳嗽上气是以上气为主，如咳嗽之因不属于水饮，或咳嗽而不上气的，则不属于本篇讨论范围之内。

奔豘气病脉证治第八

本病是气从少腹上冲的一种发作性的疾病。奔豘，“奔”字亦作“贲”，“豘”字本篇正文都作“豚”，音义同。《巢氏病源》说：“气上下游走，如豚之奔，故曰奔豚。”《张氏医通》云：“以肾气奔冲为奔豚，谓豚能奔逸，而不能远也。”

在《难经》里也有关于奔豚的记载，但那是作为五脏积之一的肾积而提出的，根据本篇所论奔豘证候，可能与难经所论的奔豚，有所不同。

一、成因

师曰：病有奔豚，有吐脓，有惊怖①，有火邪②，此四部病，皆从惊发得之。(1)

师曰：奔豚病……皆从惊恐得之。(2)

［**词解**］ ① 惊怖：系指一种因惊恐而得的情志病。

② 火邪：即误用火攻，如艾灸或温针等所引起的病变。

［**提示**］ 指出奔豚病的成因。

［**讨论**］ 第1节所说的惊怖与第2节所说的惊恐，意义相同。所谓惊恐，并不局限在惊与恐两种情志上面。《巢氏病源》说：“奔豚病……起于惊恐忧思所生。”可知本篇所述惊恐是概括情志方面的刺激而言。由于情志方面的刺激，以致肝郁化热上冲，是为奔豚病的形成原因之一。

由于第1节将奔豚与吐脓、惊怖、火邪并提，有的注家认为尚有缺文(如程云来)；有的认为这是一种借宾定主的方法(如黄树曾)。但从全篇内容以及篇名来看，主要是论述奔豚气病，其他则是附带提及。

此外，吐脓与火邪在原文里亦认为由于“惊”所引起，关于这点，注家亦有不同见解，尤在泾在《金匮心典》里的阐述比较切合实际，可以参考。

［**参考资料**］ 尤在泾：“吐脓有咳与呕之别，其从惊得之之旨未详。惊怖即惊恐，盖病从惊得，而惊气即为病气也。火邪见后惊悸部，及《伤寒论》太阳篇云：‘太阳病，以火熏之，不得汗，其人必躁，到经不解，必圊血，名为火邪。’然未尝云从惊发也。《金匮要略》惊悸篇云：‘火邪者，桂枝去芍药加蜀漆牡蛎龙骨救逆汤主之。’此亦是因火邪而发惊，非因惊而发火邪也。”

发汗后，烧针①令其汗，针处被寒，核起而赤者②必发奔豚……（4 上段）

［**词解**］ ① 烧针：是针灸疗法之一，也叫作温针。

② 针处被寒，核起而赤者：是说进针处为寒邪所袭，发生如核状的红肿硬结。

［**提示**］ 指出奔豚气病的又一成因。

［**讨论**］ 本节所指是已经过发汗，再用烧针逼令汗出，一汗再汗，以致阳气虚弱，复因寒邪侵入，此时在外则局部发生红肿硬结，在内则肾脏水寒之气上冲，发为奔豚。

综上所述，可知本篇所论奔豚气的成因，约为如下两种（图 8－1）。

成因
- 热性——由于情志方面的刺激，以致肝郁化热上冲，而成奔豚——肝气奔豚
- 寒性——由于汗后阳虚，引起肾脏水寒之气上冲，而发为奔豚——肾气奔豚

图 8－1 奔豚气的成因

二、证治

师曰：奔豚病从少腹起，上冲咽喉，发作欲死，复还止……（2）

奔豚，气上冲胸，腹痛，往来寒热，奔豚汤主之。（3）

［**提示**］ 以上两节指出肝气上逆而作奔豚的证治。

［**讨论**］ 证候分析：奔豚的主证是发作时自觉气从少腹上冲至心胸，甚至咽喉，此时常有饮食不下，腹痛剧急，四肢逆冷，烦闷欲绝等证。既而冲气渐降，疼痛渐减，余证亦消。所以说“发作欲死，复还止”，这是概括性地指出奔豚病的发作情况。

属于肝气奔豚的，其腹痛系由肝郁化热上冲所致。往来寒热是属于少阳证，因为胆与肝相表里，肝经有邪，其气通于少阳，所以有往来寒热之证。

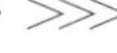

治疗：对本证的治疗，以奔豚汤疏肝清热，降逆止痛。

奔豚汤方

甘草　芎䓖　当归各二两　半夏四两　黄芩二两　生葛五两　芍药二两　生姜四两　甘李根白皮一升

上九味，以水二斗，煮取五升，温服一升，日三夜一服。

方义：如图8-2。

甘李根白皮——清热降逆
黄芩、生葛——清热
生姜、半夏——降逆
当归、芎䓖、芍药——和血止痛
甘草——调和诸药
}疏肝清热，降逆止痛

图8-2　奔豚汤方义

甘李根白皮即李树根之白皮。《别录》记载："李根皮大寒，主消渴，止心烦逆，奔豚气。"考《外台》治奔豚气者十三方，其中用甘李根白皮者八方，可知此药治疗奔豚病在古时已是常用的药物。

［**参考资料**］　陈修园："此言奔豚之由肝邪而发者，当以奔豚汤畅肝气而去客邪也。"又云："《伤寒论》云，'厥阴之为病，气上冲心'，今奔豚而见往来寒热、腹痛，是肝脏有邪而气通于少阳也。"

……气从少腹上至心，灸其核上各一壮，与桂枝加桂汤主之。（4下段）

［**提示**］　指出汗后阳虚，肾气上冲而作奔豚的治法。

［**讨论**］　证候与病机：本病由于汗后不解，又用烧针法使其再汗，汗多则心气必虚，下焦阴寒之邪乘虚上逆，因而发为奔豚。

烧针后护理不慎，以致进针处受寒邪的侵袭，使血行不畅，因而产生红肿硬结的外证。

治疗：对本病的治疗，这里是采取汤药与艾灸同时并进。以桂枝加桂汤调和营卫，降逆平冲；以艾灸其红肿部位，达到助阳祛寒的作用。

关于加桂的讨论：关于本方加桂问题，究是加桂枝，还是加肉桂？注家见解不一。如黄坤载、陈修园等主张加桂枝，方有执、徐灵胎等主张加肉桂。或认为

“若平肾邪，宜加肉桂；如解太阳之邪，宜加桂枝也”。（章虚谷）

《伤寒论》方后云：“本云桂枝汤，今加桂满五两，所以加桂者，以能泄奔豚气也。”这就说明了加桂是指加桂枝。后世注家根据外台治奔豚方多用桂心，认为本方加桂应是加肉桂。从临床实践来看，这样提出，是有其发展的一面。

桂枝加桂汤方

桂枝五两　芍药三两　甘草二两（炙）　生姜三两　大枣十二枚

上五味，以水七升，微火煮取三升，去滓，温服一升。

方义：桂枝加桂汤，即桂枝汤原方加桂枝二两（桂枝原来三两）。桂枝散外寒以降冲逆，芍药止腹痛，甘草、大枣和中以缓急迫，生姜散寒降逆。凡奔豚之属于寒者，可用本方。

［**参考资料**］　周禹载：“用桂加入桂枝汤中，一以外解风邪，一以内泄阴气也。各灸核上者，因寒而肿，惟灸消之也。”

发汗后，脐下悸者，欲作奔豚，茯苓桂枝甘草大枣汤主之。（5）

［**提示**］　指出汗后阳虚，欲作奔豚的证治。

［**讨论**］　证候、病机与治法：欲作奔豚——是指将要发生奔豚，尚没有到上冲心胸的程度。本病之作，是由于病人下焦素有水饮，经过发汗之后，心阳不足，水饮内动，以致脐下筑筑然动悸。用茯苓桂枝甘草大枣汤，通阳利水，降逆补土。

本节与上节在病情上有些不同，其区别点主要在于有无水饮。本节是汗后阳虚，水饮内动，所以用茯苓。上节则因汗后感寒，阳虚阴乘引起，所以不用茯苓，但桂枝在所必用。

茯苓桂枝甘草大枣汤方

茯苓半斤　甘草二两（炙）　大枣十五枚　桂枝四两

上四味，以甘澜水一斗，先煮茯苓，减二升，内诸药，煮取三升，去滓，温服一升，日三服。

方义：如图 8－3。

茯苓——利水
桂枝——通阳气以平冲 } 通阳利水，补土降逆
大枣、甘草——和中气以缓急

图 8-3　茯苓桂枝甘草大枣汤方义

［**参考资料**］ 徐灵胎："奔豚病得之久而不已，时发作者，即为肾之积，为难治；因外感误治而骤起者，非肾之积，为易治；盖病形同而病因异也。"

结　语

本篇所论奔豚气，就其形成原因及治疗方面来看，可分为两种类型，即肝气奔豚与肾气奔豚，其中以前者为主。尤在泾说："从惊恐得者杂病也，从发汗及烧针被寒者伤寒也。"可知本病有属于杂病与伤寒的不同。然则作为杂病专著的《金匮要略》来说，无疑问的是以肝气奔豚为主。至于肾气奔豚之列于本篇，则是为了便于比较，并示人对本病的认识不能局限于一点，临床上宜细心辨认。现将本篇所述奔豚气的成因、证治，归纳如下（图 8-4）。

奔豚气归纳图
- 成因
  - ① 由于情志方面的刺激，致肝郁化热上冲而引起
  - ② 汗后阳虚（复感外寒或素有水饮），致肾脏水寒之气上冲而引起
- 证治
  - 肝气奔豚——气上冲胸，腹痛，往来寒热——奔豚汤
  - 肾气奔豚
    - 已发证——气从少腹上冲心，腹痛——桂枝加桂汤
    - 欲作证——脐下悸——茯苓桂枝甘草大枣汤

图 8-4　奔豚气的成因、证治

胸痹心痛短气病脉证治第九

《巢氏病源》云："胸痹之候，胸中愊愊如满，噎塞不利，习习如痒，喉里涩，唾燥，甚者心里强痞急痛，肌肉苦痹，绞急如刺，不得俯仰，胸前皮皆痛，手不能犯，胸满短气，咳唾引痛，烦闷，自汗出，或彻背膂，其脉浮而微者是也。"

"痹"是闭塞的意思，所谓胸痹就是胸中痞塞不通，因而引起胸膺部内外疼痛为主的病证。心痛是包括心胸和上腹部的疼痛证。短气乃呼吸促迫的症状，导致的原因不一，但在本篇多为胸痹的伴发证。以上三者在本篇往往同时并举，这就意味着三者有时可以合并发生；不过其中也有主次之分，即胸痹可以兼见心痛或短气，而心痛和短气就不一定兼见胸痹。

由于胸痹和心痛两者的病变部位皆在心胸，而且两者有时可以共同发生，且短气又可为胸痹的伴发证，所以合为一篇。

一、成因

师曰：夫脉当取太过①不及②，阳微阴弦，即胸痹而痛；所以然者，责其极虚也。今阳虚，知在上焦；所以胸痹、心痛者，以其阴弦故也。(1)

［**词解**］ ① 太过：指脉盛过于正常的现象，属邪气盛。

② 不及：是脉弱不足于正常的现象，属正气虚。

［**提示**］ 指出胸痹、心痛的成因，是由于阳虚阴盛所致。

［**讨论**］ 本节主要以阳微阴弦的脉象，阐述胸痹与心痛的病机。"阳微"指

寸口脉微，寸口属上焦，寸口脉微，为阳虚于上。“阴弦”是指尺中脉弦，尺部属下焦，尺中脉弦，为阴盛于下。这里所说的下焦阴盛与上焦阳虚是相对而言，并非指虚证。由于上焦（胸部）阳气不足，从而导致阴寒之邪结于胸中或心下，遂形成胸痹或心痛（图 9－1）。

成因 { 阳微——胸中（上焦）阳气不足；阴弦——下焦阴寒气盛 } 上焦阳虚，以致阴寒之邪上乘，而胸阳痹塞——胸痹，心痛

图 9－1　胸痹、心痛的成因

［**参考资料**］　徐忠可：“……今阳微而知虚在上焦，其所以胸痹、心痛，以尺中之弦，乃阴中寒邪乘上焦之虚，则为痹、为痛，是知虚为致邪之因，而弦乃袭虚之邪也。但虽有邪，亦同归于虚，阳微故也。”

《医宗金鉴》：“脉太过则病，不及亦病，故脉当取太过不及而候病也。阳微，寸口脉微也；阳得阴脉，为阳不及，上焦阳虚也。阴弦，尺中脉弦也；阴得阴脉，为阴太过，下焦阴实也。凡实阴之邪，皆得以上乘阳虚之胸，所以胸痹、心痛。胸痹之病，轻者即今之胸满，重者即今之胸痛也。”

二、证治

平人①无寒热，短气不足以息者，实也。（2）

［**词解**］　① 平人：指素来身体健康的人。

［**提示**］　本节是指出痰食中阻的里实证。

［**讨论**］　本节之意，谓本来是一个健康的人，而且也没有恶寒发热的新感现象，突然发生胸膈痞塞，气短呼吸不利的，这是痰食中阻使然。

前面第 1 节所论胸痹的成因，是由于上焦阳虚，以致痰饮停留，壅滞不行，即后世医家所说：“正虚之处，便是容邪之处。”从而可以理解胸痹一证，其因为虚，其果则可以转化为实。

本节是短气的实证，可以使用枳实、厚朴等苦辛通降的方法进行治疗。

［**参考资料**］　成无己《明理论》云：“短气者，呼吸虽数，而不能相续，似喘而不摇肩，似呻吟而无痛者是也。”

胸痹之病，喘息咳唾，胸背痛，短气，寸口脉沉而迟，关上小紧数，栝蒌薤白白酒汤主之。（3）

［**提示**］　指出胸痹的主证与主方。

［讨论］ 证候分析：胸背为阳，寸口亦为阳，上焦阳气不振，所以寸口脉沉取而迟；胃以上有寒饮停滞，所以关上脉小紧，小紧即脉体细小而紧急。因为胃以上有寒饮停滞，所以出现呼吸短促而喘息，咳嗽，唾痰，胸部和背部疼痛等证。徐忠可说："此段实注胸痛之脉证，后凡言胸痹，皆当以此概之，但微有参差不同，故特首揭以为胸痹之主证主脉主方耳。"关于原文中的"数"字，程云来、张石顽等认为是衍文，因迟与数两种脉象不能同时并见，此说可作参证(图 9－2)。

胸痹 {寸口脉沉而迟——上焦阳气不振；关上小紧——寒饮停滞} 喘息咳唾，胸背痛，短气

图 9－2 胸痹的脉象

治疗：栝蒌薤白白酒汤——通阳散结，豁痰下气。

栝蒌薤白白酒汤方

栝蒌实一枚(捣)　薤白半升　白酒七升

上三味，同煮，取二升，分温再服。

方义：本方由栝蒌、薤白、白酒三味组成。以栝蒌开胸中痰结，薤白辛温通阳气，白酒之气轻扬，能引药上行，合两药以开胸痹。其主要作用为通阳散结，豁痰下气。白酒是米酒之初熟的。

胸痹不得卧①，心痛彻背②者，栝蒌薤白半夏汤主之。(4)

［**词解**］ ① 不得卧：指不能平卧。

② 心痛彻背：即牵引性疼痛，由胸牵引到背。

［**提示**］ 指出痰涎壅塞的胸痹证治。

［**讨论**］ 证候分析：本节由于痰盛气滞，壅塞胸中，所以喘咳的程度比较严重，并且导致"不得卧"和"心痛彻背"。本节在病势上比上节胸背痛有所增剧。

关于"不得卧"与其他证候的鉴别：在临床上引起"不得卧"的原因是很多的，在前面肺痿肺痈咳嗽上气篇中，也有不得卧的症状出现，但在病因和主证上是不同的，现作比较如下(图 9－3)。

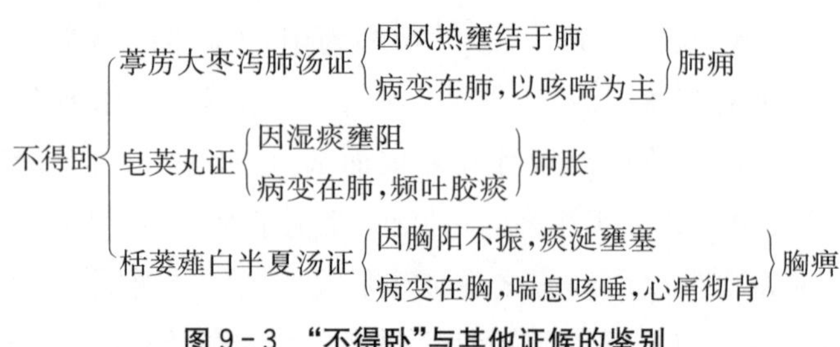

图 9－3 “不得卧”与其他证候的鉴别

栝蒌薤白半夏汤方

栝蒌实一枚(捣)　薤白三两　半夏半升　白酒一斗

上四味，同煮，取四升，温服一升，日三服。

方义：本方即是栝蒌薤白白酒汤中加半夏而成。因本证由于饮邪壅盛，故用半夏以逐饮降逆。

［**参考资料**］　尤在泾：“胸痹不得卧，是肺气上而不下也；心痛彻背，是心气塞而不和也；其痹为尤甚矣。所以然者，有痰饮以为之援也，故于胸痹药中加半夏以逐痰饮。”

陆渊雷：“此条不云喘息咳唾短气者，省文也。且栝蒌薤白半夏汤，即是前方加半夏一味，则前条之证，亦为此条所有，故知不得卧者，喘息咳唾短气之甚也；心痛彻背者，胸背痛之甚也。”

胸痹，心中痞气，气结在胸，胸满，胁下逆抢心，枳实薤白桂枝汤主之，人参汤亦主之。(5)

［**提示**］　指出胸痹虚实的证治。

［**讨论**］　证候、病机与治法：本节是叙述同一疾病而用两个不同的方剂。这说明病有虚实，在治法上也相应地有所不同。本节除了喘息咳唾、胸背痛、短气等主证外，又增加了“心中痞气，胸满，胁下逆抢心”之证。这不但说明病势由胸膺部而扩展到胃脘两胁之间，同时胁下之气又逆而上冲，此时胸胃之阳有难以支持之势。在这种情况下，如病证属实的，可用枳实薤白桂枝汤行阳开结，泄满降逆；如病证属虚的，可用人参汤振奋阳气，以化阴结。

本节与栝蒌薤白白酒汤证以及栝蒌薤白半夏汤证的比较：以上三证都以喘息咳唾、胸背痛为主，所以治疗都用栝蒌、薤白；但由于具体症状不同，因而用药也有变化(图 9-4)。

胸痹——喘息咳唾，胸背痛，短气 { 栝蒌薤白白酒汤
不得卧，心痛彻背——栝蒌薤白半夏汤
心中痞气，胸满，胁下逆抢心——枳实薤白桂枝汤 }

图 9-4 栝蒌、薤白三汤证比较

枳实薤白桂枝汤方

枳实四枚　厚朴四两　薤白半斤　桂枝一两　栝蒌实一枚(捣)

上五味，以水五升，先煮枳实、厚朴，取二升，去滓，内诸药，煮数沸，分温三服。

人参汤方

人参三两　甘草三两　干姜三两　白术三两

上四味，以水八升，煮取二升，去滓，温服一升，日三服。

方义：栝蒌薤白桂枝汤是栝蒌、薤白、桂枝、枳实、厚朴五味组成。用枳实、厚朴散结气除满，桂枝通阳降逆，栝蒌、薤白化痰下气。总的来说，本方是治胸痹实证的方剂。

人参汤(即理中汤，或作理中汤加桂枝)用人参扶正气以治心下痞，伍干姜、白术振奋阳气以化阴结，甘草以和诸药。从人参汤的作用来看，是治中气虚寒的证候，也就是除了有胸痹证候外，临床上还可以出现脉象沉细、四肢厥冷、倦怠少气、发语音低等虚寒证候。只有在这样条件下，才可使用人参汤。如果单纯胸痹而没有虚寒证候的，就用枳实薤白桂枝汤。

［**参考资料**］　陆渊雷："此条云人参汤亦主之，然其证候，则皆枳实薤白桂枝汤所主，盖枳实、厚朴主留气结在胸，胸满，桂枝主胁下逆抢心，薤白、栝蒌主胸痹心中痞也。人参汤即理中汤丸，其主证为心下痞硬，小便不利，或急痛，或胸中痹。二方有虚实之异，不可相代。故尾台氏云：此条为枳实薤白桂枝汤之正证，若人参汤证而胸痹者，乃与人参汤。今考《千金方》，无人参汤亦主之一句；别一条云：治胸痹治中汤。《外台·胸痹门》，既引仲景《伤寒论》疗胸痹理中汤，胸痹心下坚痞缓急门又引范汪枳实汤(即本方)，载此条之主疗，注云：《古今录验》《千

金》同。此本仲景《伤寒论》方，知范、孙、王诸君所见仲景书，此二方本系别条，后人见人参汤条但云胸痹，别无证候，遂连为一条耳。”

胸痹，胸中气塞，短气，茯苓杏仁甘草汤主之，橘枳姜汤亦主之。(6)

［**提示**］ 指出胸痹轻证的证治。

［**讨论**］ 证候分析：胸痹是以胸膺部疼痛喘息咳唾等为主，现在病人具有胸痹的症状而程度较轻，所以只出现胸中气塞而未发展到胸痛。短气是由于水气阻滞所致。因为肺主通调水道，水道不通，则阻碍其呼吸之路，故发生短气。治法当以疏利为主。

治疗：本证如偏于短气的，是水饮在肺，治宜宣肺利水，茯苓杏仁甘草汤为适宜。如胸痹偏于气塞的，是水饮在胃，治宜疏利胃气，橘枳姜汤为适宜。

茯苓杏仁甘草汤与橘枳姜汤在运用上的比较，如图 9－5。

胸痹——症状偏于		病因		治法		方剂	
	气塞		水饮在胃		疏利胃气		橘枳姜汤
	短气		水饮在肺		宣肺利水		茯苓杏仁甘草汤

图 9－5　茯苓杏仁甘草汤与橘枳姜汤在运用上的比较

茯苓杏仁甘草汤方

茯苓三两　杏仁五十个　甘草一两

上三味，以水一斗，煮取五升，温服一升，日三服，不差再服。

橘枳姜汤方

橘皮一斤　枳实三两　生姜半斤

上三味，以水五升，煮取二升，分温再服。

方义：茯苓杏仁甘草汤以茯苓化水逐饮，杏仁利肺气，甘草和胃气，使中宫有权，肺气畅利，则水饮消，病自已。本汤证除胸闷短气外，可能有小便不利证。

橘枳姜汤以橘皮理气，枳实泄满，生姜温胃行水。本汤证除胸痹、气塞、短气外，可能有呕吐症状。

［**参考资料**］ 《药征》：“胸痹，短气，筋惕肉瞤，心下悸者，茯苓杏仁甘草汤主之；胸痹、呕吐、吃逆者，橘皮枳实生姜汤主之。”

曹颖甫:“胸中气塞,其源有二,一由水停伤气,一由湿痰阻气。水停伤气,以利水为主,而用茯苓为君;湿痰阻气,以疏气为主,而君橘皮、枳实以去痰。”

胸痹缓急[①]者,薏苡附子散主之。(7)

[**词解**] ① 缓急:指胸痹疼痛有时缓和,有时剧急。

[**提示**] 指出发作性寒湿胸痹的治法。

[**讨论**] 本证是属于寒湿胸痹,以疼痛有发作性为主证,是由上焦阳痹,寒湿之邪为患。本证除遇寒发作时胸部剧痛外,可能出现身痛,恶寒,肢冷,或有微肿,舌苔淡白等证。

薏苡附子散方

薏苡仁十五两　大附子十枚(炮)

上二味,杵为散,服方寸匕,日三服。

方义:本方以薏苡仁除湿下气,附子散寒开痹;总的作用是助阳化湿,行痹止痛。因为急迫,故用散剂,取其药力厚而收效快。

[**参考资料**] 李彣:“缓急者,或缓而痛暂止,或急而痛复作也。”

曹颖甫:“湿痹则痛,平时痛缓,遇寒则痛急,故谓之缓急。”

心中痞[①],诸逆[②]心悬痛[③],桂枝生姜枳实汤主之。(8)

[**词解**] ① 心中:指胃脘部分。

② 诸逆:指胁下之气上逆而言。

③ 心悬痛:谓心窝部分牵引疼痛。

[**提示**] 指出心痛轻证的证治。

[**讨论**] 关于心中痞的解释:本节之心中痞,根据程云来的见解,“心中痞,即胸痹也”。如与前节枳实薤白桂枝汤的心中痞气结合起来看,似指胃部气痞。

证候、病机与治法:由于本证的形成原因,为阴寒之邪上逆而胸阳不舒,所以有心中痞、诸逆心悬痛等症状出现。用桂枝生姜枳实汤治疗,是取其降逆、消痞、散饮的作用。

桂枝生姜枳实汤方

桂枝　生姜各三两　枳实五枚

上三味，以水六升，煮取三升，分温三服。

方义：本方由桂枝、生姜、枳实三味组成。由于本节重心在胃，故用枳实消痞健胃，桂枝通阳降逆，生姜散寒行水。

心痛彻背，背痛彻心，乌头赤石脂丸主之。(9)

［**提示**］ 指出阴寒固结心痛的治法。

［**讨论**］ 关于“心痛彻背，背痛彻心”的解释：“心痛彻背，背痛彻心”，谓疼痛发于心胸部而牵连到背，形成胸背相互牵引、疼痛剧烈的现象。

本证与栝蒌薤白半夏汤证的比较：本节较第 4 节“胸痹不得卧，心痛彻背者，栝蒌薤白半夏汤主之”的证候更为严重，而且痛无休止。再从乌头赤石脂丸和栝蒌薤白半夏汤的药物组成方面来分析，可知两者在发病部位上虽然有些相似，但在病因和病势上却有所不同。栝蒌薤白半夏汤证是胸阳被痹，痰涎壅滞，所以用通阳散结的方法；本证是阴寒之邪固结不散所致，所以用助阳逐阴的方法。如从药以测证，本证除胸背彻痛外，应有四肢厥逆、脉象沉紧等证。

乌头赤石脂丸方

乌头一分(炮)　赤石脂一两(一法二分)　干姜一两(一法一分)　附子半两(炮一法一分)　蜀椒一两(一法一分)

上五味，末之，蜜丸如梧子大，先食服一丸，日三丸；不知，稍加服。

方义：本证乃是阴寒极盛所致，故用乌、附、姜、椒大温之品，峻逐阴邪，并用赤石脂固涩阳气。

［**参考资料**］《素问·举痛论》：“寒气客于背俞之脉，则脉涩，脉涩则血虚，血虚则痛，其俞注于心，故相引而痛。按之则热气至，热气至则痛止矣。”

《医宗金鉴》：“心痛彻背，尚有休止之时(指第 4 节)，故以栝蒌薤白白酒加半夏汤平剂治之。此条心痛彻背，背痛彻心，是连连痛而不休，则为阴寒邪盛，浸浸乎阳光欲熄，非薤白、白酒之所能治也，故乌头赤石脂丸主之。方中乌、附、椒、姜一派大辛大热，别无他顾，峻逐阴邪而已。”

结 语

本篇所论胸痹心痛，从病位上来看，大致可以分在心窝部以上的称为胸痹，正当心窝部的称为心痛。但是条文中往往胸痹与心痛并举，或者胸痹与心中痞并举。不过，其中也有单言胸痹，或单言心痛，从而可知两者之间是可以相互影响，但也可单独发生的。由于本篇胸痹与心痛在成因、治法以及证候上有着密切联系，所以我们合在一起讨论。现把本篇病候的成因、证治归纳如下(图 9－6)。

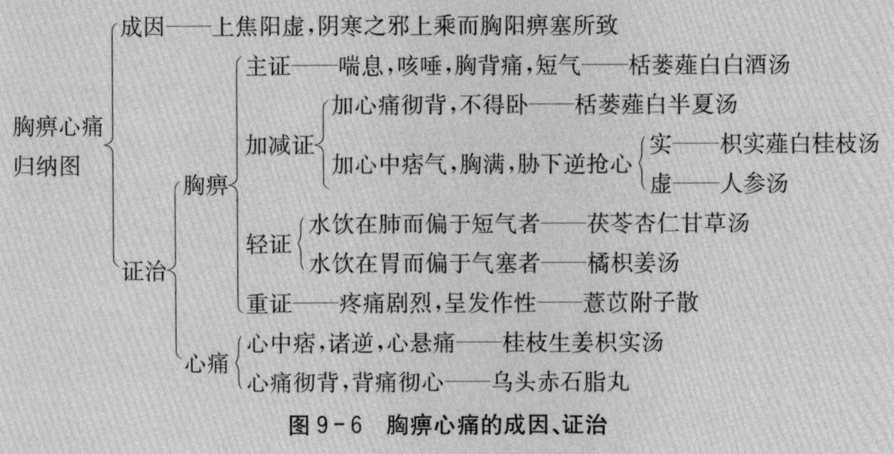

图 9－6　胸痹心痛的成因、证治

腹满寒疝宿食病脉证治第十

腹满是以腹部胀满为主，它是某些疾病中的一个主要症状，不是独立的病证。寒疝是一种阴寒性的腹中疼痛证。王冰注《大奇论》说："疝者，寒气结聚之所为也。"可知本篇所论寒疝，是以寒性腹痛为主证。宿食是由饮食不节所引起。因为三者都有胀满或腹痛症状，所以合为一篇。

腹　　满

《素问·异法方宜论》："脏寒生满病。"《素问·至真要大论》："诸湿肿满，皆属于脾。"《素问·太阴阳明论》："饮食不节，起居不时，阴受之，阴受之则入五脏，入五脏则腹满闭塞。"《灵枢·杂病》云："腹满，大便不利，腹大，亦上走胸嗌，喘息喝喝然，取足少阴；腹满，食不化，腹响响然，不能大便，取足太阴。"可知腹满证不仅关系到脾，而且也关系到肾。

一、辨证

腹满的致病因素，是相当广泛和复杂的，但其在证候表现上亦不外寒热虚实等几种不同性质。现在根据条文精神，分别讨论于下。

趺阳脉微弦，法当腹满；不满者，必便难，两胠[①]疼痛，此虚寒从下上也，当以温药服之。(1)

［词解］ ① 胠：音同区。《素问·五脏生成》王冰注云：“胠，谓胁上也。”即胸胁两旁当臂之处谓之胠。

［提示］ 本节是论述虚寒性腹满的脉因证治。

［讨论］ 《伤寒论》云：“太阴之为病，腹满而吐，食不下，自利益甚。”又云：“腹满时痛者，属太阴也。”故腹满为太阴病的主证。本节所讨论的腹满，亦以太阴脾土为主。脾为阴土，喜温恶凉；脾阳不足，不能运化水谷，则为腹满。

趺阳脉微，是脾胃阳虚现象；弦脉属肝，主寒。由于脾胃阳微，厥阴寒邪上逆，因而发生腹满，或两胠疼痛。便难为阴凝所致。

既然病属虚寒，所以治用温药，此即“虚者补之，寒者温之”之义。

本节应分三段读，“趺阳脉微弦”一句是总冒，是意味着“趺阳脉微弦”应当发生腹满。假使不见腹满，而发生大便难和两胠疼痛的，同样是脾胃虚寒，厥阴之气上逆所致；由于肝气上逆，疏泄失职，所以大便难而又两胠疼痛。但不论腹满或大便难而两胠疼痛，皆是“虚寒从下上也”所致，病既属于虚寒，那就必须用温药治疗。最后两句是总结本节病因、病机和治法。（图 10－1）

趺阳脉{微——脾胃阳虚；弦——属肝主寒}厥阴寒气上逆{① 腹满；② 两胠疼痛，便难}温药治疗

图 10－1 趺阳脉

寸口脉弦者，即胁下拘急而痛，其人啬啬恶寒①也。（5）

［词解］ ① 啬啬恶寒：洒洒然怕冷的意思。

［提示］ 指出本节不仅里寒，而且复有表寒的症状。

［讨论］ 寸口主表，弦脉主寒主痛，寒邪在表，所以啬啬恶寒；寒邪入里，故胁下拘急而痛。

本节与上节比较，本节是表里皆寒，而上节则纯为里寒。

腹满时减，复如故，此为寒，当与温药。（3）

［提示］ 指出当用温药是虚寒腹满的治疗原则。

［讨论］ 虚证腹满是寒气为病，气聚则满，气散则减，聚散无定，故时满时减。如宿食停滞，或燥屎内结，则腹满不减。因为宿食有形，寒气无形，所以前者是腹满不减，后者是腹满时减（图 10－2）。

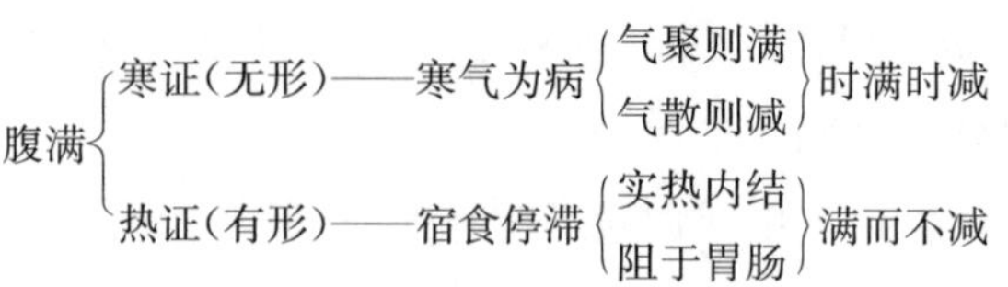

图 10-2　腹满的病机

所谓时减是意味着腹满无经常性，有时减轻，有时又腹满如故。对这种腹满可用温中扶阳之剂，如理中汤或附子理中等皆可随证选用。

［**参考资料**］《医宗金鉴》:"此篇无治虚寒腹满之方，当与温药之下，当有'宜厚朴生姜甘草半夏人参汤主之'十四字，必是脱简，阅《伤寒论》太阳篇自知。"

病者腹满，按之不痛者为虚，痛者为实，可下之；舌黄未下者，下之黄自去。(2)

［**校勘**］《玉函》"病者"作"伤寒"，"去"下有"宜大承气汤"五字。

［**提示**］指出腹满虚实的辨证方法。

［**讨论**］腹满有虚有实，本节是从腹诊和舌诊两个方面辨别腹满的虚证和实证。

腹诊：主要用手按腹部，以痛与不痛来鉴别腹满的虚实。如属于无形之气痞塞，虽然疼痛，但按之则痛止；如属于有形的燥屎阻滞于内，则不按固痛，按之更痛；这是虚证和实证的不同之点(图 10-3)。

按之不痛为虚，当用温药；按之痛是实证，实证所以用下法。

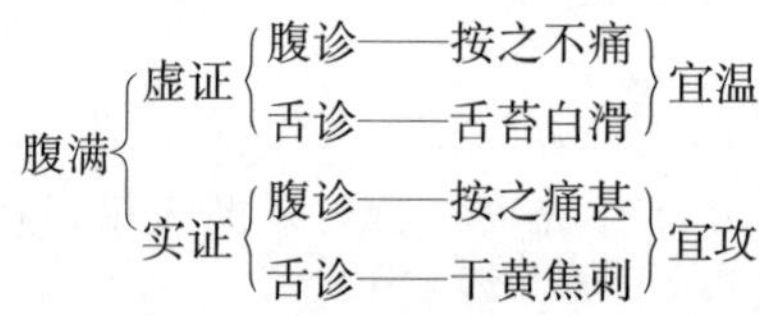

图 10-3　腹满虚实的辨证方法

舌诊：舌苔是辨证方面的重要部分。实热之证舌苔必干黄或焦黄，这是使用下剂的根据，如承气汤、大柴胡汤等。若属虚寒，苔必不黄，与《伤寒论》脏结证"舌上胎滑者，不可攻也"对比，可以明了。

此外，舌苔干黄，固然是使用泻下药的主要标志；如服药后，舌黄仍在，那就要考虑所服下药是否适合病情，还是余邪未尽，或舌苔虽黄，是不是实证当下。特别要考虑有无合并证，然后再适当用药，这是一方面。再从另一方面看，可用下法的不一定都见黄苔。如逐瘀剂的桃核承气汤证、大黄牡丹汤证、下瘀血汤证等，逐水剂如甘遂半夏汤证、十枣汤证、大陷胸丸证等，虽都属实证当下，但舌苔始终不黄，黄者反为例外。所以临床上必须参照全面证候，才能作出正确的诊断。

夫中寒家[1]喜欠[2]。其人清涕出，发热色和者，善嚏。(6)

中寒[3]，其人下利，以里虚也，欲嚏不能，此人肚中寒。(7)

[**词解**] ① 中(读平声)寒家：素有虚寒疾患的人。

② 欠：呵欠。

③ 中(读去声)寒：突然感受寒邪。

[**提示**] 前节以喜欠及善嚏，对里虚寒与感受外寒进行鉴别；后节指出同样感受寒邪，但由于体虚及受邪部位不同，因而有表里证之分。

[**讨论**] 如图 10－4。

外邪与里虚寒鉴别：
- 喜欠——中气虚寒
- 清涕出，发热色和，善嚏——感受寒邪——表证
- 下利，欲嚏不能——里虚，邪中于里——里证

（表证、里证）由于受邪部位不同而有区别

图 10－4　外邪与里虚寒鉴别

第 6 节是中气虚寒的人由于阳气不伸，故善打呵欠。假使其人鼻流清涕，发热而面色如常人，这是新感外邪。由于病势尚浅，正气有驱邪外出之势，故善嚏。

第 7 节是中气虚弱的人，中寒之后，寒邪内犯太阴，里虚泄泻更伤阳气。《灵枢·口问》云："阳气和利，满于心，出于鼻，故为嚏。"今下利伤阳，阴阳不和，不能逐邪外出，所以"欲嚏不能"。

二、证治

(一) 里实证

痛而闭者，厚朴三物汤主之。(11)

[**校勘**] "痛而闭"，《脉经》作"腹满痛"。

[**提示**] 指出内实气滞用厚朴三物汤的证候。

[**讨论**] 证候、病机及治法：痛而闭，即腹部胀满疼痛而大便不通，原因是肠内有实热积滞所致，故用本方以通下之。

厚朴三物汤与小承气汤的比较：厚朴三物汤与小承气汤同样由厚朴、大黄、枳实三味组成，但在药量上有所不同，因而其所主证候及所产生的作用亦有分别，现列表比较于下(表 10－1)。

表 10-1　厚朴三物汤与小承气汤的比较

类别＼汤名	厚朴三物汤	小承气汤
药　量	厚朴八两，大黄四两，枳实五枚	厚朴三两，大黄四两，枳实三枚
作　用	行气，除满	攻实
证　候	胀重积轻	积胀俱轻

厚朴三物汤方

厚朴八两　大黄四两　枳实五枚

上三味，以水一斗二升，先煮二味，取五升，内大黄，煮取三升，温服一升，以利为度。

方义：本方先煎厚朴、枳实，取其大力行气；后纳大黄，则在乎通便。主要作用为行气通便。

［**参考资料**］　尤在泾："厚朴三物与小承气同，但承气意在荡实，故君大黄；三物意在行气，故君枳、朴。"

《药征》："厚朴三物汤无腹满证，此汤即大承气而无芒硝者也，然则有腹满证也可知已。其无芒硝者，以无坚块也。"

腹满不减，减不足言，当须下之，宜大承气汤(方见痉病中)。(13)

［**提示**］　指出腹满里实剧急宜用攻下的证治。

［**讨论**］　"腹满不减"，是形容腹部胀满没有减轻的时候，这是腹满的里实证，由于气滞与燥屎内结引起；如果有减轻的时候，那就是虚证，不能与实证相提并论。既是实证，则当用攻下的大承气汤。

本节亦见于《伤寒论》阳明病篇。它和本篇第 3 节"腹满时减"一虚一实恰相对待，所以必须结合研究。

"减不足言"一句，注家多随文解释，如说："虽减而不足云减"或"稍减而实不减"等。其实腹满须用大承气汤的证候，多由燥屎内结，根本没有减轻的时候。这里"减不足言"的一句是插笔，是意味着腹满不减是实证，当须下之；若有减轻的时候，即是第 3 节所云"腹满时减"的虚证，和本节病情完全不同。

(二) 表里兼证

病腹满，发热十日，脉浮而数，饮食如故，厚朴七物汤主之。(9)

［**提示**］ 指出腹满表证未罢兼见里实的证治。

［**讨论**］ “病腹满，发热十日”，不是说先病腹满，后再发热，而是已发热十日许，然后见到腹满(图10－5)。

腹满——里实积滞
发热，脉浮而数——表邪未解，而里已化热 } 太阳阳明证
饮食如故——表示病变重点在肠

图10－5 太阳阳明证证候

从本节所叙述的证候方面来看，说明表证已很轻微，而是以里证为主。厚朴七物汤虽属表里双解，但也是七分治里、三分治表的方法。

厚朴七物汤方

厚朴半斤　甘草三两　大黄三两　桂枝二两　枳实五枚　生姜五两　大枣十枚

上七味，以水一斗，煮取四升，去滓，温服八合，日三服。呕者加半夏五合。下利去大黄。寒多者加生姜至半斤。

方义：如图10－6。

厚朴七物汤 { 厚朴三物——行气通便
桂枝、甘草、生姜、大枣——和营解肌 } 表里双解

图10－6 厚朴七物汤方义

本证如见下利者，表示脾胃已伤，故去大黄。呕者为气逆于上，故加半夏以降逆。寒多者增生姜以散寒。

根据一般原则，在表里同病的情况下，实证应先解表，后攻里；虚证应先温里，后解表。本节发热已经十日，脉象不浮紧而浮数，可知病的重点在里，所以采取表里双解法。不然，仍当按照先表后里的原则，这是在临床上应当注意的。

按之心下满痛者，此为实也，当下之，宜大柴胡汤。(12)

［**提示**］ 指出满痛在于心下，病属少阳、阳明的证治。

［**讨论**］ 证候、病机和治法：腹部满痛如属于有形实邪，应当采用攻下法治疗。但病变部位有高下的不同，如结在心下则病位较高，故不用承气汤而宜大柴胡汤。

《伤寒论》太阳篇云：“伤寒十余日，热结在里，复往来寒热者，大柴胡汤主

之。”可知本证除心下满痛外，应有往来寒热、胸胁苦满等症状。

大柴胡汤与大承气汤的比较：大柴胡汤证与大承气汤证，均有腹部满痛证，但病位有所不同，现作比较如下（图 10－7）。

大柴胡汤、大承气汤——腹部满痛：痛位较高——在上腹部和两胁；痛位较低——在下腹部

图 10－7　大柴胡汤与大承气汤的比较

大柴胡汤方

柴胡半斤　黄芩三两　芍药三两　半夏半升　枳实四枚（炙）　大黄二两　大枣十二枚　生姜五两

上八味，以水一斗二升，煮取六升，去滓，再煎，温服一升，日三服。

方义：本方以柴胡、黄芩、芍药和解清热，半夏、生姜降逆，大黄、枳实行滞，大枣扶正。合用以解少阳、阳明两经之实邪。

三、治疗时的注意点

夫瘦人绕脐痛，必有风冷，谷气不行①，而反下之，其气必冲，不冲者，心下则痞。（8）

［**词解**］　① 谷气不行：即指大便不通。

［**提示**］　指出由于感受风冷而引起的腹痛，以及误下后的变证。

［**讨论**］　“瘦人”指体质薄弱的人，如果发生绕脐部疼痛，多由于感受了风冷，风寒入里所致；同时也影响了胃肠的健运功能，因而消化和传导失职，引起大便不通。

此时当用温药治疗。如果误用苦寒攻下，则不仅风冷不去，反而更伤阳气，导致变证（图 10－8）。

误下——脾胃阳气更虚：寒气上逆——（呕逆）；阴凝不散，聚于心下——心下痞

图 10－8　误下导致变证

本节重点在于“绕脐痛”和“谷气不行”，因为大便不通，容易被误认为阳证、实证，原文“必有风冷”四字是着眼处。又《伤寒论》阳明篇有“病人不大便五六

日，绕脐痛，烦躁……”一条，在症状上虽然有些相似，但一虚一实，性质完全不同。本节治疗当用温药，如理中、四逆之类。

四、预后

病者痿黄[1]，躁而不渴，胸中寒实而利不止者，死。（4）

［**词解**］ ① 痿黄：肤色枯黄，黯淡无神的样子。

［**提示**］ 寒实内结，脏气下脱的危候。

［**讨论**］ 如图10－9。

痿（与萎同）黄——脾气衰败
躁——胸中寒实内结，阴盛阳微
不渴——里无热
下利不止——中阳衰竭，脏气下脱现象
（以上）——不治证

图10－9　腹满的预后

本节的“不渴”为辨证的关键，因为只有躁而不渴，才能说明为寒实之证。如果躁而口渴，则此种躁多由热邪引起。

［**参考资料**］ 曹颖甫：“……仲师以为必死，然用大剂术、附以回阳，用去湿之赤石脂、禹余粮以止涩下焦，或亦当挽救一二也。”

小结

腹满一证，可以见于多种不同的疾病中，引起的原因很复杂。然其病因虽不同，但所表现证候的性质则不外寒、热、虚、实。现将本篇所论腹满（实证）的主要精神，归纳如下（图10－10）。

腹满证归纳图
- 成因——燥屎内结，或宿食不化引起
- 证治
  - 里实证
    - 腹痛，便秘——厚朴三物汤
    - 腹满不减——大承气汤
  - 表里兼证
    - 腹满，发热，脉浮数，饮食如故——厚朴七物汤
    - 心下满痛，往来寒热，脉弦有力，便秘——大柴胡汤
- 治疗时的注意点——阳虚感受风冷所致之绕脐痛，便秘，不可攻下
- 预后——肤色枯黄，胸中寒实致躁，下利不止者，死

图10－10　腹满的成因、证治等的归纳

寒　疝

凡是属于阴寒性腹痛，而且是以腹痛为主证的，皆属于本篇寒疝范畴之内。

一、成因

腹痛，脉弦而紧，弦则卫气不行，即恶寒，紧则不欲食，邪正相搏，即为寒疝……（17 上段）

［**提示**］ 指出寒疝的形成机制。

［**讨论**］ 本节从脉弦而紧阐述寒疝的成因。弦与紧脉皆为阴脉，主寒主痛。"弦则卫气不行"，是说明卫阳虚而不能卫外，故恶寒。"紧则不欲食"，为寒盛于内，脾胃阳气衰所致。现列图示意如下（图 10－11）。

脉 { 弦——卫阳虚，不能卫外——恶寒 / 紧——寒盛于内，脾胃阳衰——不欲食 } 邪正相搏——寒疝

图 10－11　寒疝的脉象

［**参考资料**］ 《巢氏病源》："疝者痛也。此由阴气积于内，寒气结搏而不散，府藏虚弱，故风邪冷气与正气相击，则腹痛里急，故云寒疝腹痛也。"

《医宗金鉴》："疝病犯寒即发，故谓之寒疝也。"

二、脉象

其脉数而紧，乃弦①，状如弓弦，按之不移。脉数弦者，当下其寒②；脉紧大而迟者，必心下坚；脉大而紧者，阳中有阴③，可下之。（20）

［**校勘**］ "其脉数"，《脉经》作"脉浮"。

"脉紧大而迟者"，《脉经》《千金方》皆作"脉双弦而迟者"。

［**词解**］ ① 其脉数而紧乃弦：谓数而紧乃成弦象。

② 当下其寒：指温下法。

③ 阳中有阴：数、大为阳脉，紧、弦、迟为阴脉；如数与紧并见，或大与紧并见，即是阳中有阴的脉象。

［**提示**］ 指出寒疝可下证的脉象和治法。

［讨论］ 这里主要说明一种脉象可以出现于多种不同性质的疾病，这样就必须结合证候和兼见脉象去分析问题。

“状如弓弦，按之不移”，是形容数与紧相合的弦脉形态。一般来说，数与大为阳脉，弦、紧、迟为阴脉。如数中带弦，或大而兼紧或兼迟，而且证兼“心下坚”的，如此，则数与大主邪盛，紧、弦、迟主内寒，这是“阳中有阴”寒实证的脉象，当用温下法去治疗。

三、证治

（一）寒疝寒实证

胁下偏痛，发热，其脉紧弦，此寒也，以温药下之，宜大黄附子汤。（15）

［**提示**］ 指出寒疝里实可下的证治。

［**讨论**］ “胁下偏痛”，不能拘泥于胁下，而是包括两胁和腹部。“发热”不是表证，为阳气被郁所致。一般来说，发热脉当浮数，现在脉反紧弦，这是寒实积滞的现象，所以说“此寒也”。

本证在临床上应以胁腹疼痛和大便秘结、脉弦紧为主证。大黄附子汤适用于恶寒肢冷，脉象沉紧，大便秘结，舌苔黏腻等证。

第1节趺阳脉微弦，大便难，两肢疼痛；第5节寸口脉弦，胁下拘急而痛。本节胁下偏痛，发热，脉紧弦。虽都属寒，但一为虚寒，一为寒实，不能相提并论。

大黄附子汤方

大黄三两　附子三枚（炮）　细辛二两

上三味，以水五升，煮取二升，分温三服，若强人，煮取二升半，分温三服，服后如人行四五里，进一服。

方义：如图10－12。

大黄附子汤：
- 附子——温经祛寒
- 大黄——泻下通便
- 细辛——散寒止痛

→ 祛寒通便

图10－12　大黄附子汤方义

在治疗的过程中，如屡用温下法而仍大便不通，反增腹胀呕吐，脉象逐渐转

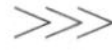

细的，预后多不良。假使腹痛很轻微，纵有便秘，也无使用本方的必要。

（二）寒疝里虚证

腹中寒气，雷鸣[1]切痛[2]，胸胁逆满，呕吐，附子粳米汤主之。（10）

［**词解**］ ① 雷鸣：形容肠鸣的声音。

② 切痛：谓腹痛比较厉害。

［**提示**］ 指出脾胃阳虚的寒疝证治。

［**讨论**］ 证候与病机：本病为虚寒性腹痛证，由于脾胃阳虚，不能运化水湿，所以“雷鸣切痛”；又由于寒气上逆，故“胸胁逆满，呕吐”。《灵枢·五邪》云：“邪在脾胃，阳气不足，阴气有余，则寒中肠鸣腹痛。”

治疗：以附子粳米汤散寒止呕，温经定痛。

本方所治，除原文所述证候外，每伴有四肢逆冷，脉细而迟，舌苔白滑等证。

附子粳米汤方

附子一枚（炮） 半夏半升 甘草一两 大枣十枚 粳米半升

上五味，以水八升，煮米熟汤成，去滓，温服一升，日三服。

方义：如图10-13。

附子粳米汤
- 附子——温阳定痛
- 粳米、甘草、大枣——健脾和中
- 半夏——降逆止呕

→ 散寒止呕，温经定痛

图10-13 附子粳米汤方义

心胸中大寒痛，呕不能饮食，腹中寒，上冲皮起出见有头足[1]，上下痛而不可触近，大建中汤主之。（14）

［**词解**］ ① 上冲皮起出见有头足：腹中寒气攻冲，皮肤突起如头足样的块状物。

［**提示**］ 本节是论述脾阳虚的寒疝证治。

［**讨论**］ 证候、病机与治法：本证由于脾阳衰微，中焦寒盛，所以疼痛呕吐，不能饮食。由于寒气攻冲，故腹部时见突起有头足样的块状物，上下攻冲作痛；由于病势向外，故疼痛不可触近。

本证治以大建中汤，建立中气，温中散寒。中阳得运，则阴寒之气自散，诸证悉退。

与附子粳米汤证的比较:附子粳米汤和大建中汤,虽同是治疗虚寒性的腹痛呕吐,但在病势上,却有轻重不同,现列表鉴别如下(表 10-2)。

表 10-2 附子粳米汤证和大建中汤证的比较

方证 类别	附子粳米汤证	大建中汤证
症　状	腹中雷鸣切痛,胸胁逆满呕吐	腹部痛剧,时见突起有头足,拒按,呕不能食
病　势	轻	重
药物比较	治虚寒性腹痛,附子不如干姜;虚寒性呕吐,半夏不如蜀椒;温养脾胃,甘草、粳米、大枣不如人参、饴糖	

大建中汤方

蜀椒二合(炒去汗)　干姜四两　人参二两

上三味,以水四升,煮取二升,去滓,内胶饴一升,微火煎取一升半,分温再服,如一炊顷可饮粥二升后更服,当一日食糜,温复之。

方义:如图 10-14。

大建中汤 { 蜀椒、干姜——温中散寒 / 人参、饴糖——建立中气 } 建中散寒

图 10-14 大建中汤方义

[**参考资料**] 魏念庭:"《经》云,阳气出于中焦。建立中气,气血调和,百脉通畅,诸证自痊。"

费晋卿:"非人参不能大补心脾,非姜、椒不能大祛寒气,故名大建中。"

寒疝腹中痛,及胁痛里急者,当归生姜羊肉汤主之。(18)

[**提示**] 指出寒疝属于血虚兼寒的症状及治疗。

[**讨论**] 从当归生姜羊肉汤的组成来看,当归、羊肉均为温补之品,说明本节是寒疝轻症,属于血虚而寒的寒疝。因血虚而寒,故胁痛里急。尤在泾云:"血虚则脉不营,寒多则脉绌急,故腹胁痛而里急也。"就是指此而言。

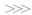

当归生姜羊肉汤方

当归三两　生姜五两　羊肉一斤

上三味，以水八升，煮取三升，温服七合，日三服。若寒多者，加生姜成一斤。痛多而呕者，加橘皮二两，白术一两。加生姜者，亦加水五升，煮取三升二合，服之。

方义：当归、生姜，温血散寒，羊肉补虚益血。《素问·阴阳应象大论》说："形不足者温之以气，精不足者补之以味"，本方即取义于此。

本方应用于胁下及腹部有牵引性疼痛，得按或温熨则减，脉沉弦而涩等。此外亦适用于妇人产后血虚而寒的腹痛证。

（三）发作性寒疝证

……寒疝绕脐痛，若发则白汗[①]出，手足厥冷，其脉沉紧者，大乌头煎主之。（17 下段）

［**词解**］ ① 白汗：即疼痛剧烈所迫出的冷汗。

［**提示**］ 指出发作性寒疝的证治。

［**讨论**］ 证候与病机：绕脐痛——是寒疝的一个主要症状，由于阴寒内结所致，和大承气汤的绕脐痛属实热者不同。

发则白汗出——一方面表示本病是有发作性，另一方面说明本病的疼痛剧烈，以致冷汗自出。

手足厥冷——为阳气不达于四肢引起。

此外，本证多见唇青面白、舌淡苔白等症状。

治疗：脉象沉紧和上述的弦紧，都是阴寒固结的寒疝的主脉。用大乌头煎是取其驱寒止痛。

大乌头煎方

乌头大者五枚（熬去皮不㕮咀）

上以水三升，煮取一升，去滓，内蜜二升，煎令水气尽，取二升，强人服七合，弱人服五合，不差，明日更服，不可一日再服。

方义:寒疝宜温,故独取大热大毒的乌头以祛寒助阳,佐白蜜以制乌头毒性,缓和疼痛,且能延长药效。方后云:强人服七合,弱人服五合,不可一日再服。可知本方药力峻烈,故宜慎用。

［**参考资料**］《外台》解急蜀椒汤(蜀椒、附子、干姜、半夏、粳米、甘草、大枣),主治与大乌头煎同,而药性较平妥,可参考应用。

邹润安:“大乌头煎治寒疝,只用乌头一味,令其气味尽入蜜中,重用专用,变辛为甘,变急为缓,实寒疝之主方矣。”

寒疝腹中痛,逆冷,手足不仁,若身疼痛,灸刺、诸药不能治,抵当乌头桂枝汤主之。(19)

［**提示**］ 指出寒疝兼有表证的证治。

［**讨论**］ 证候与病机,如图 10-15。

腹中痛——寒气内结
手足逆冷,不仁——阳气不行于外　｝表里俱病
身疼痛——外感寒邪引起的表证

图 10-15　寒疝兼有表证

关于“灸刺、诸药不能治”:灸刺、诸药不能治,就是施行过针灸与内服各种药物,而没有治愈。其原因:①徐忠可云,“灸刺、诸药不能治,是或攻其内,或攻其外,邪气牵制不服。”②魏念庭云,“灸刺外治其寒而遗其内,诸药内治其寒而遗其外。”

以上两家尽管说法不同,但都贯穿着这样一种精神,内外没有兼治。实质上所谓“灸刺、诸药不能治”,也可说是药不对证的关系。

关于“抵当”的解释:所谓“抵当”,可能有两种解释。①“抵”字作“至”字解,“当”字读去声,犹至当、极当的意思。②“抵”字为“只”字之讹或转音,当字读平声,犹言只宜、只应的意思。

乌头桂枝汤方

乌头

上一味,以蜜二斤,煎减半,去滓,以桂枝汤五合解之,令得一升后,初服二合;不知,即服三合;又不知,复加至五合,其知者如醉状,得吐者为中病。

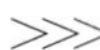

桂枝汤方

桂枝三两(去皮)　芍药三两　甘草二两(炙)　生姜三两　大枣十二枚

上五味,剉,以水七升,微火煮取三升,去滓。

方义:本方即大乌头煎与桂枝汤的合方,其作用如图 10－16。

乌头桂枝汤{乌头煎——祛寒止痛 / 桂枝汤——解表}表里兼治

图 10－16　乌头桂枝汤方义

这里必须注意的是:乌头大辛大热,副作用强,所以必须加白蜜以缓解。为了安全起见,初次先服小量,如无反应,可以继续增加;服后如醉状或呕吐等,是药已中病的"瞑眩"现象,但也不是每人如此。如有上述现象,而无其他不良反应,则不必使用他药。如药后发现呼吸迫促,脉搏间歇,头痛,心跳加快等证,这是中毒现象,可速服绿豆汤或黑豆甘草汤,自能缓解。

寒气厥逆①,赤丸主之。(16)

[**词解**]　① 厥逆:四肢逆冷。

[**提示**]　指出阴寒内聚而兼水邪上逆的证治。

[**讨论**]　本节叙证不具体,《脉经》无此条,《医宗金鉴》认为必有脱简,注家意见不一。以药测证,方中既用乌头、细辛,则有腹痛症状甚为明显;用茯苓、半夏,则必有饮邪上犯的证候,如呕吐、眩悸等。这样才能方证相符。

赤丸方

茯苓四两　半夏四两(洗一方用桂)　乌头二两(炮)　细辛一两(《千金方》作人参)

上四味,末之,内真朱为色,炼蜜丸如麻子大,先食酒饮下三丸,日再夜一服,不知,稍增之,以知为度。

方义:茯苓、半夏除饮降逆,乌头、细辛散寒止痛,真朱即朱砂,取其重镇下降之意。

小结

本篇所论寒疝是属于阴寒性的腹痛证。其中可分为寒实腹痛，如大黄附子汤证；阳虚寒盛的腹痛，如附子粳米汤证、大建中汤证。至于当归生姜羊肉汤证，属于寒疝范畴的轻证，是血虚而寒所致。此外，如大乌头煎所治的，则属于发作性的寒疝证。现归纳如下(图10－17)。

寒疝证治归纳图
- 总的成因——阳微阴盛，邪正相搏
- 证治
  - ① 寒实内结：胁下偏痛，其脉弦紧——大黄附子汤——温下寒积
  - ② 脾胃阳虚：雷鸣切痛，胸胁逆满，呕吐——附子粳米汤——散寒止呕
  - ③ 脾阳衰微：心胸中大寒痛，呕不能饮食，上冲皮起出见有头足，上下痛不可触近——大建中汤——温中散寒
  - ④ 血虚而寒：腹中痛，胁痛里急——当归生姜羊肉汤——温补散寒
  - ⑤ 阴寒内结(发作性)：绕脐痛，白汗出，手足厥冷，脉沉紧——大乌头煎——驱寒止痛
  - ⑥ 表里皆寒(外寒触发)：腹中痛，逆冷，手足不仁，身疼痛——乌头桂枝汤——表里兼治

图10－17 寒疝的证治

宿食病

宿食病是因饮食不节，停滞不化所引起，一般称为“伤食”或“停食”。《内经》云：“饮食自倍，肠胃乃伤。”《巢氏病源·宿食不消候》云：“宿谷未消，新谷又入，脾气既弱，故不能磨之，则经宿而不消也。”但由于宿食所停留的部位不同，其反映的证候也就显有差异。

一、证治

(一) 宿食在上

宿食在上脘①，当吐之，宜瓜蒂散。(24)

［**词解**］ ① 上脘：胃的上部。

［**提示**］ 宿食停滞上脘的治疗方法。

［**讨论**］ 证候、病机与治法：饮食物停滞于胃的上部，有胸闷恶心欲吐的症状出现，这是正气祛邪外出的表现，可用因势利导的吐法治疗。这是《素问・阴阳应象大论》所说"其高者，因而越之"的法则。

使用吐法的注意点：这种治法必须在阳证、实证，病势尚浅，正气未虚的情况下才可使用。假如有失血病史，或在妊娠期间以及老弱病人，皆不宜应用此法。

瓜蒂散方

瓜蒂一分（熬黄）　赤小豆一分（煮）

上二味，杵为散，以香豉七合煮取汁，和散一钱匕，温服之；不吐者，少加之，以快吐为度而止。亡血及虚者，不可与之。

方义：瓜蒂味苦，赤小豆味酸，二味合用，能涌吐胸中实邪，佐香豉汁以开郁结；待快吐即宜停服，恐损伤胃气。仲景立汗、吐、下三法，主要是根据机体抗病的趋势，以驱除病邪。

［**参考资料**］ 丹波元简："宿食在上脘，心腹疼痛，顿闷欲绝，仓猝之际，药不及办，以极咸盐汤一盏顿服，立吐。"

（二）宿食在下

问曰：人病有宿食，何以别之？师曰：寸口脉浮而大，按之反涩，尺中亦微而涩，故知有宿食，大承气汤主之。(21)

脉数而滑者，实也，此有宿食，下之愈，宜大承气汤。(22)

下利不欲食者，有宿食也，当下之，宜大承气汤。(23)

［**提示**］ 以上三节，皆是宿食在下而用大承气汤的脉证。

［**讨论**］ "涩"是不流利的脉象。寸口脉浮取大而有力，重按则于大而有力之中见到涩滞现象，尺中亦微带涩而有力，这是食气壅积，中焦气机不畅所致，故知有宿食，以大承气汤为主。

"数"脉主热，"滑"为谷气盛。脉滑而数，主肠胃有实热，所以当下，宜大承气汤。

《素问·阴阳应象大论》云:“其下者,引而竭之。”这是病邪在下因势利导的一种治疗原则。宿食病见到下利和病人自欲吐,同样是正气逐邪外出的表现。伤食恶食,故不欲食,与不能食的虚证自是不同,故宜用大承气汤顺其病机而攻逐之。

一般来说,宿食多现滑脉。但是根据本书的脉法精神,一证又可见数种脉象,故单凭脉诊是不够全面的。所以临床上必须结合全身情况,通过分析研究,然后再下结论而施治疗。

二、宿食与外感风寒的鉴别

脉紧如转索无常者,有宿食也。(25)

脉紧,头痛,风寒,腹中有宿食不化也。(26)

[**校勘**] 第26节,《脉经》作“寸口脉紧,即头痛风寒,或腹中有宿食不化”。

[**提示**] 从脉象和症状对风寒和宿食进行鉴别。

[**讨论**] “脉紧如转索无常”,是指宿食的脉象乍紧乍滑,无一定常态,不像外感的紧脉固定不变。如脉紧头痛兼有表证者,是外感风寒;无表证者是宿食;这是两者不同的地方。此外,感受风寒多无腹中满痛之证,而宿食多见腹中满痛和苔厚等证,临床上必须详细辨别。

小结

本篇对于宿食病的论述比较简略。在症状方面,经文中已明确指出“宿食”两字,言外已包括胸脘痞闷等证在内。此外,在腹满的症状中也可察知病机,如“病者腹满,按之痛者为实”,“腹满不减,减不足言”等。治疗方面,指出病在上者采用吐法,病在下者,采用下法,这都是根据机体抗病趋势因势利导的治疗原则。不过后世对宿食的治疗,除吐下之外,已大有发展,如宿食停滞中脘,未至燥实,可采用消导健运之剂,如保和丸、平胃散、健脾丸等,这也是在本书的基础上进一步发展而来的。

结语

腹满、寒疝、宿食三者都有胀满和腹痛症状，所以本篇合在一起讨论。

一般来说：腹满呈阳证、实证者，属于阳明；呈阴证、虚证者，属于太阴。也就是实则阳明，虚则太阴的意思。

腹满是以腹中胀满为主，寒疝是以腹中疼痛为主。如厚朴七物汤证、厚朴三物汤证，以及大柴胡汤证、大承气汤证等，都属于实证腹满；如“趺阳脉微弦”，以及“腹满时减”等节，则属于虚证腹满。大黄附子汤证、附子粳米汤证、大建中汤证、当归生姜羊肉汤证、大乌头煎证、乌头桂枝汤证等，则属于寒疝。唯其中大黄附子汤证，则属于寒实可下证；当归生姜羊肉汤证，则属于寒疝范畴内的轻微证候；大乌头煎证、乌头桂枝汤证，则属于发作性的寒疝。

本篇对于宿食的治法，虽只提出吐、下两法，但已扼要地指出宿食病的治疗原则。

五脏风寒积聚病脉证并治第十一

本篇内容包括五脏中风、中寒、死脏、五脏病例、三焦病及积聚、檠气等病。

本篇所论的中风、中寒，既与《伤寒论》中的中风、中寒不同，也与本论中风历节篇的中风有异，就是和《素问·风论》中的五脏风亦有根本上的区别。

关于本篇风与寒的问题，《金匮要略简释》认为：

(1) 既有五脏字样，是病在内脏，不应当专从外感立论。

(2) 风与寒可以代表两种性质不同的证候，不一定指狭义的风邪与寒邪。

(3) 前人所说的五脏症状，往往包涵经络在内，见到那些症状，就认为与某脏有关，并不局限于一脏。

总之，五脏风寒是包括寒性和热性，也包括虚证和实证。它固然可以由风邪或寒邪引起，更可以由本身之阴虚或阳虚而发病。

五脏风寒病

一、五脏中风

肺中风者，口燥而喘，身运[①]而重，冒而肿胀。(1)

肝中风者，头目瞤，两胁痛，行常伛[②]，令人嗜甘。(4)

心中风者，翕翕发热[③]，不能起，心中饥，食即呕吐。(8)

脾中风者，翕翕发热，形如醉人，腹中烦重，皮目瞤瞤而短气。(13)

［**词解**］ ① 运：即眩晕。

② 行常伛：走路时不能挺直，常曲背而行。

③ 翕翕发热：是形容轻度的发热症状。翕翕，谓如鸟羽之开合。

［**提示**］ 指出五脏中风的症状。

［**讨论**］ 肺中风的证候与病机（图 11－1）。

证候与病机
- 口燥而喘——热灼肺津，气机不利
- 身运而重——大气受伤，肺失治节
- 冒而肿胀——清阳不升，浊阴上冒

图 11－1　肺中风的证候与病机

肺主一身之气而输布津液，今为风邪所犯，则肺之津液为热邪灼伤，不能上潮口舌，故口燥。风热伤肺，则肺之气机不利，不能行其清肃的作用，故呼吸短而促，身重而眩晕。风热伤肺，则通调水道之功能失职，以致清阳不能上升，浊气反而上逆，故昏冒而肿胀。

肝中风的证候与病机，如图 11－2。

证候与病机
- 头目瞤——风热上壅
- 两胁痛，行常伛——肝脉布胁，肝中风邪，筋脉拘挛，伸展不能自如
- 令人嗜甘——肝苦急，甘可缓之

图 11－2　肝中风的证候与病机

肝脉上行巅顶而开窍于目，肝属风而主筋，风胜则动，故头目瞤动，《内经》所谓“诸风掉眩，皆属于肝”，即是此意。肝脉布于胁肋，肝中风邪，故两胁痛；风中于肝，则筋脉拘挛，伸展不能自如（血不能养筋）而行常伛。肝喜疏达而苦于急，故嗜甘以缓其急；近人常用参、地、草、芪之类益气养血，龙、牡之类潜阳熄风，亦即本“甘以缓急”之意。

心中风的证候与病机，如图 11－3。

证候与病机
- 翕翕发热——风热相搏
- 不能起——风热耗灼津液，精神极度疲乏
- 心中饥，食即呕吐——火乱于中，而热格于上

图 11－3　心中风的证候与病机

心属火脏，风为阳邪，心之液为汗；风邪内扰，则发热而微汗出，亦即所谓“翕

翕发热”。风邪耗灼津液，以致精神极度疲乏，不能起立行走。胃有风热壅格，故心中饥而食即呕吐。

脾中风的证候与病机，如图 11－4。

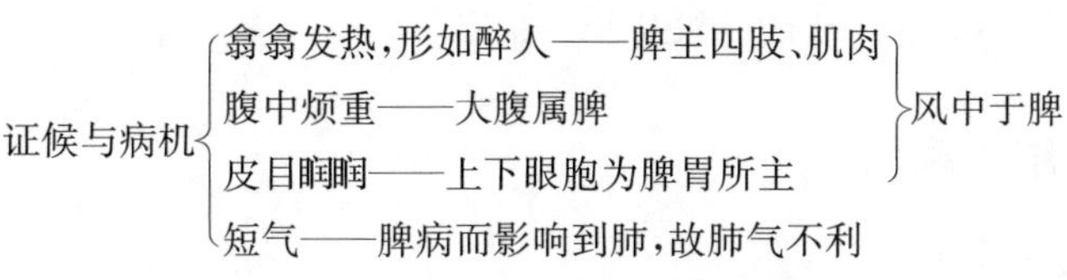

证候与病机
翕翕发热，形如醉人——脾主四肢、肌肉
腹中烦重——大腹属脾
皮目瞤瞤——上下眼胞为脾胃所主
短气——脾病而影响到肺，故肺气不利
风中于脾

图 11－4　脾中风的证候与病机

风为阳邪，脾主四肢肌肉；风中于脾，故周身微热汗出，四肢软倦无力，面色潮红，宛如醉人。腹为阴，脾为阴中之至阴；脾为风邪所扰，热滞于里，致运化失职，故腹中闷重不舒。风胜于中而动摇于外，故皮目瞤瞤而跳动。脾热上淫于肺，故觉呼吸浅促而短气。

以上所讨论的五脏中风和《素问·风论》的五脏风，在证候方面有所不同，兹列表对照于下(表 11－1)。

表 11－1　《金匮要略》五脏中风和《素问》五脏风的比较

《金匮要略》五脏中风		《素问》五脏风	
肺中风	口燥而喘，身运而重，冒而肿胀	肺　风	多汗恶风，时咳短气，昼差暮甚，诊在眉上，其色白
肝中风	头目瞤，两胁痛，行常伛，令人嗜甘	肝　风	多汗恶风，善悲，色微苍，嗌干，善怒，时憎女子，诊在目下，其色青
心中风	翕翕发热，不能起，心中饥，食即呕吐	心　风	多汗恶风，焦绝善怒吓，病甚则言不可快，诊在口，其色赤
脾中风	翕翕发热，形如醉人，腹中烦重，皮目瞤瞤而短气	脾　风	多汗恶风，身体怠惰，四肢不欲动，色薄微黄，不嗜食，诊在鼻上，其色黄
		肾　风	多汗恶风，面庞然浮肿，脊痛不能正立，其色炱，隐曲不利，诊在肌上，其色黑

［**参考资料**］　徐忠可：“运者，如在车船之上不能自主也；重者，肌中气滞不活动，故重也。”

程云来：“……肝脉布胁肋，故两胁痛也。风中于肝则筋脉急引，故行常伛，

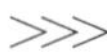

伛者，不得伸也。《淮南子》曰，木气多伛。伛之义正背曲肩垂之状，以筋脉急引于前故也。此肝正苦于急，急食甘以缓之，是以令人嗜甘也。”

尤在泾：“心中饥，食则呕者，火乱于中，而热格于上也。”

周扬俊：“然则心中风者，殆包络受邪也。”

二、五脏中寒

肺中寒，吐浊涕[①]。(2)

肝中寒者，两臂不举，舌本[②]燥，喜太息[③]，胸中痛，不得转侧，食则吐而汗出也。(5)

心中寒者，其人苦病心如啖[④]蒜状；剧者心痛彻背，背痛彻心，譬如蛊注[⑤]；其脉浮者，自吐乃愈。(9)

[**词解**] ① 吐浊涕：吐出像鼻涕一般混浊的痰涎。

② 舌本：即舌根。

③ 喜太息：即是一阵阵地大声叹气。

④ 啖：音啖，吃的意思。

⑤ 蛊注：是一种病候名称。《巢氏病源》云：“常气力羸惫，骨节沉重，发则心腹烦懊而痛，令人所食之物亦变化为蛊，渐侵食府藏尽而死，则病流注染着傍人，故谓之蛊注。”

[**提示**] 指出肺中寒、肝中寒以及心中寒的脉证。

[**讨论**] 肺中寒的证候与病机：肺中寒邪，则胸中之阳气不布，而致津液凝滞，吐出混浊的痰涎。

肝中寒的证候与病机：肝主筋而司运动，肝受寒则筋脉收引(寒性收引)，故两臂不举。肝脉循行于喉咙后面，过腭骨上窍，寒邪久郁，化热伤津，故舌本燥。中寒则肝气抑郁，气不通畅，故经常叹气。肝脉布于胁肋，肝为寒郁，则气不条达，以致胸胁满痛而不能转侧。胃主纳谷，今肝邪乘土，胃不受食，故食则吐而汗出。

心中寒的证候与病机：“其人苦病心如啖蒜状”，乃由于寒邪外束，心火闭敛于内，致使心胸懊侬不适，似痛非痛而感辛辣如啖蒜状。若寒邪痼结较甚，则心阳被伤，故出现心痛彻背，背痛彻心，有如蛊注之象。脉浮则为寒邪在上，正气有袪邪外出之势，故得到呕吐以后，病情可逐渐好转。

［**参考资料**］《医宗金鉴》:“肺中寒邪,胸中之阳气不治,则津液聚而不行,故吐浊涎如涕也。”

尤在泾:“肝中寒两臂不举者,肝受寒而筋拘急也。徐氏曰:四肢虽属脾,然两臂如枝木之体也,中寒则木气困,故不举。亦通。”

程云来:“《内经》曰,心恶寒。寒邪干心,心火被敛而不得越,则如啖蒜状而辛辣,愦愦然而无奈,故甚则心痛彻背,背痛彻心,如蛊注之状也。若其脉浮者,邪在上焦,得吐则寒邪越于上,其病乃愈。”

《资生篇》:“《金匮》赤丸,乌头赤石脂丸,天雄散,九痛丸,洁心中痛之法也。”

林亿等:“详五脏各有中风、中寒,今脾只载中风,肾中风、中寒俱不载者,以古文简乱极多,去古既远,无文可以补缀也。”

三、五脏死脉

肺死脏,浮之①虚,按之②弱如葱叶,下无根者,死。(3)

肝死脏,浮之弱,按之如索不来③,或曲如蛇行④者,死。(6)

心死脏,浮之实如丸豆⑤,按之益躁急者,死。(11)

脾死脏,浮之大坚,按之如覆杯,洁洁状⑥如摇者,死。(14)

肾死脏,浮之坚,按之乱如转丸,益下入尺中者,死。(17)

［**词解**］ ① 浮之:指轻按。

② 按之:指重按。

③ 按之如索不来:脉诊好比按着绳索一般,搏动不十分显著。

④ 曲如蛇行:脉来好像蛇行似地有一些蜿蜒曲折。

⑤ 丸豆:丸是弹丸,豆是豆类。

⑥ 洁洁状:里面空无所有的样子。

［**提示**］ 指出五脏脏气绝所见到的脉象。

［**讨论**］ 死脏之脉,《内经》称为真脏脉,后世又称为绝脉,其主要关键是无胃气。《甲乙经》:“人常秉气于胃,脉以胃气为本,无胃气曰逆,逆者死。”所谓无胃气,即是无神、无根之属。无根是浮取之有,沉取之无;无神大致包括过于弦硬有力,至数不齐,往来不匀等。本篇所述“按之弱如葱叶”,“按之如覆杯,洁洁状如摇者”,是无根的现象;“按之如索不来,或曲如蛇行者”,“按之益躁急者”,“按之乱如转丸,益下入尺中者”,都是属于无神的现象。现对五脏死脉作如下归纳(图 11-5)。

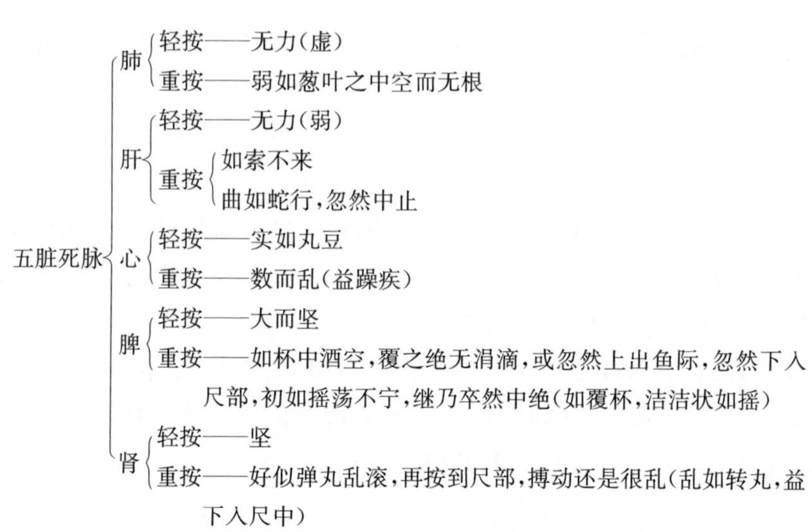

图 11-5 五脏死脉

总的来讲,脉以胃气为本,有胃气则生,无胃气则死。《素问·玉机真脏论》云:"脉弱以滑,是有胃气。"所谓脉弱以滑,是一种雍容和缓的脉象,这种脉象是属有胃气的象征。按五脏之死脉,皆失去了雍容和缓的形态,是为无胃气,属于脏真垂危之候,故主死。

[**参考资料**] 《素问·平人气象论》:"死心脉来,前曲后居,如操带钩,曰心死……死肺脉来,如物之浮,如风吹毛,曰肺死……死肝脉来,急益劲如新张弓弦,曰肝死……死脾脉来,锐坚如乌之喙,如鸟之距,如屋之漏,如水之流,曰脾死……死肾脉来,发如夺索,辟辟如弹石,曰肾死。"

程云来:"《内经》曰,真脏脉见者死,此五脏之死脉也。肺脏死,浮而虚;肝脏死,浮而弱;心脏死,浮而实;脾脏死,浮而大;肾脏死,浮而坚。五脏俱兼浮者,以真气涣散不收,无根之谓也。《内经》曰,真肺脉至,如以羽毛中人肤,非浮之虚乎。葱叶,中空草也,若按之弱如葱叶之中空,下又无根,则浮毛虚弱无胃气,此真脉已见,故死。"

四、五脏病例

肝着,其人常欲蹈[①]其胸上,先未苦时,但欲饮热,旋覆花汤主之。(7)

心伤者,其人劳倦即头面赤而下重,心中痛而自烦,发热,当脐跳,其脉弦,此为心脏伤所致也。(10)

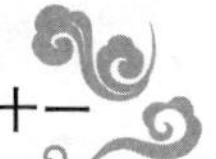

邪哭使魂魄不安者，血气少也；血气少者属于心，心气虚者，其人则畏，合目欲眠，梦远行而精神离散，魂魄妄行，阴气衰者为癫，阳气衰者为狂。（12）

趺阳脉浮而涩，浮则胃气强，涩则小便数，浮涩相搏，大便则坚，其脾为约，麻子仁丸主之。（15）

肾着之病，其人身体重，腰中冷，如坐水中，形如水状，反不渴，小便自利，饮食如故，病属下焦，身劳汗出，衣（一作表）里冷湿，久久得之，腰以下冷痛，腹重如带五千钱，甘姜苓术汤主之。（16）

［**词解**］ ① 蹈：按捺的意思。

［**提示**］ 指出肝着、心伤、脾约、肾着的症状及其治疗。

［**讨论**］ 五脏病例，原文缺肺脏病例，难以考证。现将其他四脏病例分述如下。

肝着——证候与病机："着"即附着，肝着是胸部气机郁滞的病变。由于气血郁滞，以致胸中痞闷苦满，以手按捺其胸部则少舒，所以常欲蹈其胸上。气血遇寒则滞，得热则行，所以在病势未发作前，喜热饮以缓解胸中的苦闷；但既发作之后，应以旋覆花汤治之。

治疗：旋覆花汤方见妇人杂病篇。本方以旋覆花咸温，能降胸中之气，所以胸满噫气不除者，亦用旋覆花；葱叶辛温，可通胸中之阳；新绛能行血散结，为治肝经血着之要药。总之，此方为行气散滞、通阳活血之良剂，临床可随证加减用之。《叶氏医案》中，凡遇到久痛入络、经脉瘀阻之证，常用此方加当归须、桃仁、泽兰、郁金之类治之，疗效显著，足供参考。

心伤——心伤的"伤"字，应作虚弱解。病者劳倦之后，即头面赤，心中痛而自烦，发热者，乃由于血液亏损，心失所养，热邪又复动于中，虚阳上浮所致。上盛者在下之气必虚，故有里急下重之状。心虚则肾水妄动于下，而欲作奔豚，故当脐跳动。

《素问・平人气象论》谓心之平脉，"累累如连珠，如循琅玕"。所谓"连珠""琅玕"，是形容脉象温润滑利。现在脉反弦，是变温润滑利而为长直劲强，故云"心脏伤所致也"。

"邪哭使魂魄不安"，谓病人悲伤哭泣，好像是邪祟在作怪，使人心灵不安。这是由于血气虚少，血气虚少是属于心的疾病。心气虚的人，会时常发生恐怖情绪，合目思睡而又不能熟睡；由于精神分散不能集中，所以又梦远行。

至于本节之“阴气衰者为癫，阳气衰者为狂”，与《难经》“重阳者狂，重阴者癫”的涵义有所不同。本节所论是意味着阴虚者邪先乘阴而为癫，阳虚者邪先乘阳而为狂；而《难经》所述是从证候上比较以分别阴阳。也可以说《金匮要略》是言其成因，《难经》是指其证候。

心伤血虚之证，原文未曾立方，或认为宜酸枣仁汤，可供参考。

脾约——证候与病机：原文对脾约的讨论，主要以趺阳脉浮而涩进行阐述。趺阳脉浮为胃热气盛，趺阳脉涩为脾阴不足。脾阴不足则不能为胃行其津液，因而津液不能四布，以致大便坚而小便数。现示意如下（图 11－6）。

趺阳脉：浮——胃热气盛——小便数；涩——脾阴不足——大便坚 } 浮涩相搏——脾约

图 11－6　脾约的病机

据上所述，所谓脾约也可以说是胃强脾弱的意思。

治疗：可用麻子仁丸。

麻子仁丸方

麻子仁二升　芍药半斤　枳实　大黄各一斤　厚朴一尺　杏仁一升

上六味，末之，炼蜜和丸梧子大，饮服十丸，日三服，以知为度。

方义：如图 11－7。

麻仁、杏仁——润燥通便
芍药——敛阴和脾
枳实、厚朴、大黄——泄热导滞
} 润燥泄热

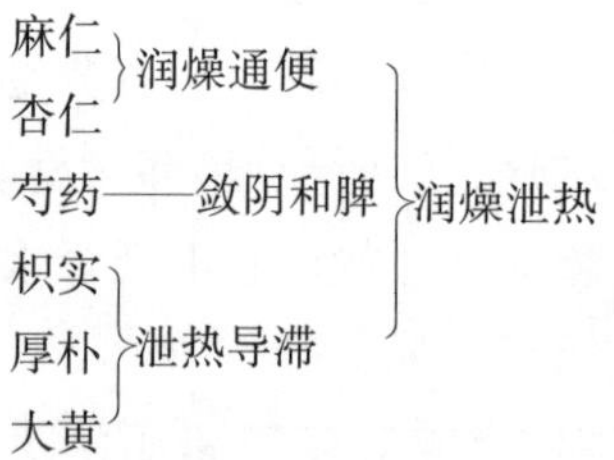

图 11－7　麻子仁丸方义

麻子仁丸乃润下泄热之缓剂。《内经》云：“留者攻之”，“燥者濡之”。是故不独胃强脾弱的脾约病用之，即凡高年津枯或素体阴虚的便秘者，俱可酌用之。但大黄、枳、朴仍属破结攻伐之品，用时宜审慎。至于蜜炼为丸者，取甘缓润下之义。

肾着——病因与证候：肾着是寒湿着于肾之外府的腰部而引起的一种病证。引起肾着的原因，是由于劳动后出了汗，衣服湿了没有换，穿着这样冷湿的衣服，时间长久了，便发生本病。

本病的症状主要由于寒湿侵袭下焦所致。因而引起身体重，腰中冷如坐水中，腰以下冷痛，腹重如带五千钱等证。中焦脾胃无病，所以口中不渴，小便自利，饮食如故。

治疗：本病为寒湿着于肾之外府，并不在肾之中脏，故不用温肾之剂，而主甘姜苓术汤，此即尤在泾所谓燠土以胜水之法。

甘草干姜茯苓白术汤方

甘草　白术各二两　干姜　茯苓各四两

上四味，以水五升，煮取三升，分温三服，腰中即温。

方义：本方以干姜温中散寒，茯苓、白术、甘草健脾利水。

［**参考资料**］　尤在泾："肝脏气血郁滞，着而不行，故名曰着。"

陈修园："阴气衰者为癫，阳气衰者为狂，其与经文重阴者癫，重阳者狂之旨，似若未合。然彼以寒热分阴阳，此以气血分阴阳。后之览者当会通于言外。"

徐忠可："脾约病用丸不作汤者，取其缓以开结，不敢骤伤元气也。要知人至脾约，皆因元气不充，津液不到所致耳。"

《巢氏病源》："肾主腰脚，肾经虚则受风冷，内有积水，风水相搏，浸积于肾，肾气内着，不能宣通，故令腰痛。其病状身重腰冷，腹重如带五千钱，如坐于水，形状如水，不渴，小便自利，饮食自故，久久变为水病，肾湿故也。"

小结

本篇所论五脏风寒病中"风"与"寒"的涵义，前已涉及。但既以五脏名之，则病之重点，当以内因为主；况本证多由阴虚或阳虚引起，非专指外感风寒之邪而言。本篇脱简较多，年代久远，注家意见亦不一致，因此很难得出结论。现将五脏风寒病脉证治列表如下(表 11－2)。

表 11-2　五脏风寒病脉证治

分类＼五脏	肺	肝	心	脾	肾
中风	口燥而喘，身运而重，冒而肿胀	头目瞤，两胁痛，行常伛，令人嗜甘	翕翕发热，不能起，心中饥，食即呕吐	翕翕发热，形如醉人，腹中烦重，皮目瞤瞤而短气	
中寒	吐浊涕	两臂不举，舌本燥，喜太息，胸中痛，不得转侧，食则吐而汗出也	其人苦病心如啖蒜状，剧者心痛彻背，背痛彻心，譬如蛊注，其脉浮者，自吐乃愈		
死脏脉象	浮之虚，按之弱如葱叶，下无根者，死	浮之弱，按之如索不来，或曲如蛇行者，死	浮之实如丸豆，按之益躁疾者，死	浮之大坚，按之如覆杯，洁洁状如摇者，死	浮之坚，按之乱如转丸，益下入尺中者，死
病例		肝着，其人常欲蹈其胸上，先未苦时，但欲饮热，旋覆花汤主之	心伤者，其人劳倦即头面赤而下重，心中痛而自烦，发热，当脐跳，其脉弦，此为心脏伤所致也。邪哭使魂魄不安者，血气少也；血气少者属于心，心气虚者其人则畏，合目欲眠，梦远行而精神离散，魂魄妄行，阴气衰者为癫，阳气衰者为狂	趺阳脉浮而涩，浮则胃气强，涩则小便数，浮涩相搏，大便则坚，其脾为约，麻子仁丸主之	肾着之病，其人身体重，腰中冷，如坐水中，形如水状，反不渴，小便自利，饮食如故，病属下焦，身劳汗出，衣里冷湿，久久得之，腰以下冷痛，腹重如带五千钱，甘姜苓术汤主之

三　焦　病

问曰：三焦竭部[①]，上焦竭善噫，何谓也？师曰：上焦受中焦，气未和，不能消谷，故能噫耳。下焦竭即遗溺失便，其气不和，不能自禁制，不须治，久则愈。(18)

［**词解**］ ① 三焦竭部：三焦虚竭，不能发挥各部的作用。

［**提示**］ 说明三焦失去相互协调的作用而引起病变。

［**讨论**］ 上焦竭善噫的病机。《灵枢・营卫生会》云："人受气于谷，谷入于胃，以传于肺。"说明上焦虽为宗气之所处，但有赖于中焦水谷精气之所养，始能行其气化功能。假使中焦本身有了病变，气化不和，便大大地影响了脾胃运化水谷的作用，而不能很好地消化水谷，以致陈滞宿积不化之气上逆，而发为噫气。

下焦竭所产生的症状及其转归：下焦乃真阴、真阳之源，主藏津液而传化糟粕。如下焦虚竭，则"如渎"失节，可能产生遗溺、大便失禁。然病属轻证，只要注重脾胃的调养，待正气恢复，则便溺不治而能自愈。

总之，上焦受气于中焦，而下焦又复受气于上焦；如肾中真阳不振，则脾胃消化运输迟缓，可知中焦又复受气于下焦。所以三焦虽各有分部，而其实是相互作用，相互维系的。若三焦失于协调，则引起病变，如下焦虚竭，固然可以引起遗尿或大便失禁；同样，上焦气化不和，失去了制约下焦的作用，也会有相似的证候出现。

［**参考资料**］ 《医宗金鉴》："三焦竭部者，谓三焦因虚竭，而不各归其部，不相为用。"

尤在泾："上焦在胃上口，其治在膻中，而受气于中焦。今胃未和，不能消谷，则上焦所受者，非精微之气，而为陈滞之气矣，故为噫。噫，嗳食气也。下焦在膀胱上口，其治在脐下，故其气乏竭，即遗溺、失便；然上焦气未和，不能约束禁制，亦令遗溺、失便，所谓上虚不能制下者也。云不须治者，谓不须治其下焦，俟上焦气和，久当自愈。"

师曰：热在上焦者，因咳为肺痿；热在中焦者，则为坚；热在下焦者，则尿血，

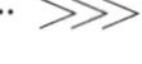

亦令淋秘不通。大肠有寒者，多鹜溏[①]；有热者，便肠垢[②]；小肠有寒者，其人下重便血；有热者，必痔。(19)

［**词解**］ ① 鹜溏：是大便水粪杂下，如稀薄的鸭屎一样。

② 肠垢：指肠中的黏液垢腻而言。

［**提示**］ 指出三焦热证和大小肠的寒热证。

［**讨论**］ 热在上焦则肺先感受，肺为娇脏，喜清肃而恶热，肺热则咳(当然受寒亦能令人作咳)，热咳既久，则肺叶枯萎而为肺痿(与肺痿篇互参)。热在中焦则脾胃受到影响，胃津为热邪所灼，脾不能为胃行其津液，故大便坚硬而腹痞满。下焦有热，则膀胱首先受到影响，膀胱为州都之府而藏津液，热迫膀胱，故见血尿或小便淋漓不畅。

大肠为传导之官，如果大肠有热或有寒，俱足以影响其传导功能。故大肠有寒则大便溏泄，水粪杂下；有热则便黏液垢腻之物。小肠有寒则可能出现虚寒性的里急后重证候，以及先便后血的"远血"证；有热则可以导致其热下注大肠而为痔。

［**参考资料**］ 《灵枢·营卫生会》："上焦如雾，中焦如沤，下焦如渎。"

《巢氏病源》："肠垢者，肠间津汁垢腻也。由热痢蕴积，肠间虚滑，所以因下痢而便肠垢也。"

曹颖甫："先言下重，后言便血，此即先便后血之黄土汤证也。"

小结

本篇论述三焦各病，前节主要分析三焦竭的病候及其机制，指出三焦虽分上、中、下，但其间有相互维系的密切关系。后节首先说明上、中、下三焦有热的证候，接着又阐述了大小肠有寒有热证候，以便于分别施治。

现对三焦病候作如下归纳(图 11-8)。

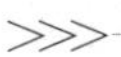

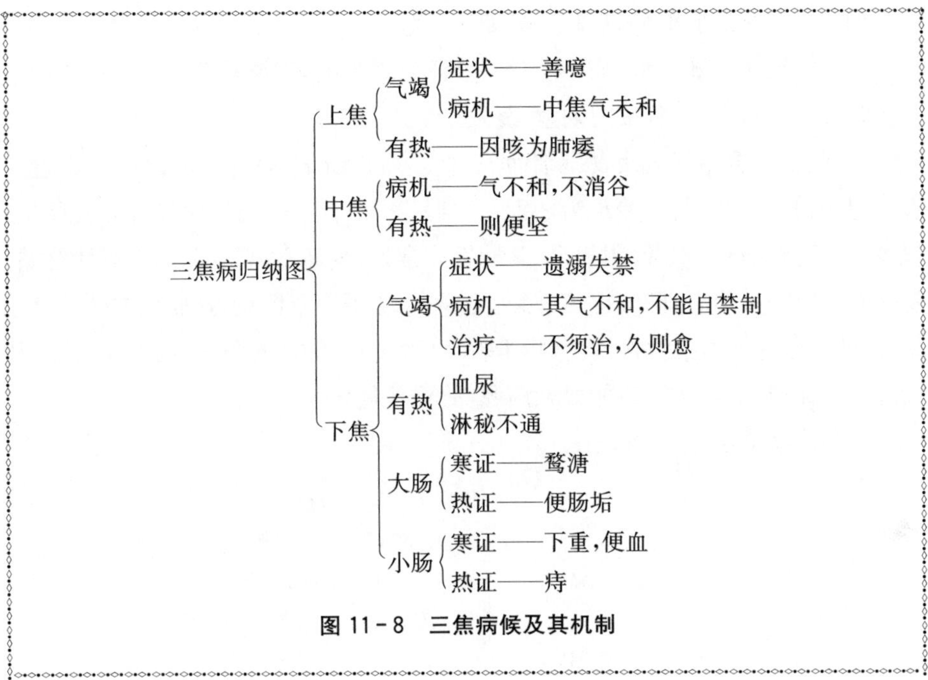

图 11-8　三焦病候及其机制

积　聚

问曰：病有积[①]，有聚[②]，有槃气[③]，何谓也？师曰：积者，脏病也，终不移；聚者，腑病也，发作有时，展转痛移为可治。槃气者，胁下痛，按之则愈，复发为槃气。诸积大法，脉来细而附骨者，乃积也。寸口，积在胸中；微出寸口，积在喉中；关上，积在脐傍；上关上，积在心下；微下关，积在少腹；尺中，积在气冲[④]；脉出左，积在左；脉出右，积在右；脉两出，积在中央；各以其部处之。(20)

[**词解**]　① 积：积结的意思，推之不动。

② 聚：集聚的意思，推之移动。

③ 槃气：即谷气，食气。

④ 气冲：穴名，在脐腹下横骨两端。

[**提示**]　指出积、聚、槃气的辨证，以及诊断诸积的大法。

[**讨论**]　积、聚、槃气的辨证。

积——属于五脏的病，病积之处始终不移。

聚——属于六腑的病，病聚之处常作阵发性疼痛，能够移动。

槃气——胁下疼痛，按之则愈，复发。

积聚之生，多由气血痰食凝结而成，即是后世所谓痞块、癥瘕之类。不过二者之间，有轻重浅深与易治难治之别。《难经·五十五难》云："积者，五脏所生；聚者，六腑所成也。积者，阴气也，其始发有常处，其痛不离其部，上下有所终始，左右有所穷处。聚者，阳气也，其始发无根本，上下无所留止，其痛无常处。"至于槃气，就是谷气。由于食伤太阴，脾土敦阜（太过）之气抑遏肝气，病不在脏腑，故按之气行而痛止；但按之不能根绝病源，故仍可复发。

诊断诸积脉法：如图 11-9。

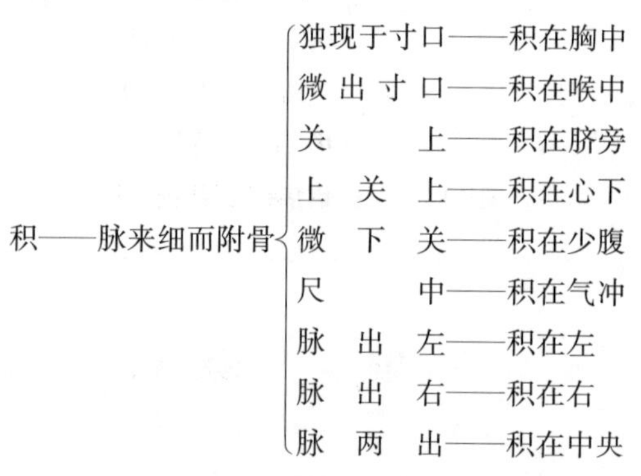

积——脉来细而附骨
独现于寸口——积在胸中
微出寸口——积在喉中
关上——积在脐旁
上关上——积在心下
微下关——积在少腹
尺中——积在气冲
脉出左——积在左
脉出右——积在右
脉两出——积在中央

图 11-9　诸积脉诊断法

积证治法：对于积证治疗，《本论》指出，"各以其部处之。"意思就是说，根据积证所在部位分别进行处理；但这是原则性地指出处理的方针，至于具体治法，则未曾论及。《素问·至真要大论》云："坚者削之，结者散之，留者攻之。"因此对于积聚治疗，可根据此法则随证立方论治，如属气结血瘀等证，可用攻积丸（吴萸、干姜、肉桂、川芎、黄连、橘红、槟榔、茯苓、厚朴、枳实、人参、沉香、琥珀、延胡、半夏曲、巴豆霜），大黄䗪虫丸；痰积胸膈如杯如盘者，可用枳术丸，白术调中丸之类。根据疾病之久暂、体质之强弱，采取一攻一补，或三补一攻之法，以达到既能祛邪，又不伤正之目的。总之，病由渐而成，治之亦必由渐而去，一般初病以攻为主，久病则攻邪养正并重，临证处方，当灵活运用。

［**参考资料**］　朱震亨："凡阴寒凝结，由渐而成者，俱谓之积，故曰诸积，非有一律之证象也，但有一定沉细之脉象，故知其为积也。病气深沉，不可不分上、

中、下三焦以处之，脉亦从寸、关、尺三部以候之。如寸口主上焦，脉细而附骨，知其积在胸中，如胸痹之类是也。出寸口，上竟上也，主积在喉中，如痰气相搏，咽中如有炙脔等是也。微下关，积在少腹，如少腹寒痛之类是也。尺候下焦，尺脉细沉，积在气冲，如阴寒疝症之类是也。”

尤在泾：“脉来细而附骨，谓细而沉之至，诸积皆阴故也。又积而不移之处，其气血荣卫不复上行而外达，则其脉为之沉细而不起……”

小结

本论对积聚的论述，首先辨别积、聚与槃气的不同，然后阐述诊断积证的脉象，从脉象以推测所积之部位，并指出各以其部处之的治疗方针。

本篇所言槃气，是指饮食之气停积留滞而言，与宿食病有所不同。槃气为无形之邪，按之气散可愈，去其按则气复聚而痛复作；宿食为有形之实邪，按之则痛剧，临床必须鉴别。

结语

本篇内容是讨论五脏中风、中寒、五脏病、五脏死脉、三焦病以及积聚和槃气等证。在五脏风寒范围内，各脏的中风病多属于阳证、实证的病变，各脏的中寒病，多半属于阴证、虚证的病变。因此五脏的中风、中寒，只代表两类性质不同的病变。有关这些条文，主要是根据症状作为鉴别，也是一个辨证方法。

此外，本篇还叙述五脏死脉、五脏病、三焦病以及积聚和槃气等的诊断方法和治疗方剂。

本篇方治凡三：麻子仁丸主治津液不足的大便秘结，旋覆花汤主治气血郁滞的肝着，甘姜苓术汤主治寒湿停滞于腰部的肾着。这些方剂用之于临床，皆有一定的疗效。

痰饮咳嗽病脉证并治第十二

痰饮是以病因而命名。痰字古作淡，淡与澹通，澹是水动貌。痰饮始见于《神农本经》巴豆条“留饮痰澼”。《素问·脉要精微论》有“溢饮”之名。痰饮，《脉经》《千金翼方》均作淡饮。本篇虽将痰饮与咳嗽并列，但咳嗽仅是痰饮所引起的一个症状，而且痰饮病并不是都有咳嗽；至于由其他原因所引起的咳嗽，则不属本篇讨论范围。

本篇标题所指的痰饮是属于广义的，也就是饮病的总称。篇内四饮之一的痰饮，则属于狭义的痰饮证。

痰饮与水气颇为近似，但水气是水泛溢于全身，以肿胀为主；而痰饮多潴留于局部，间有咳嗽，很少有浮肿现象(图 12－1)。

痰饮 水气	过量液体	潴留于局部——间有咳嗽，很少有浮肿 泛溢于全身——以肿胀为主

图 12－1　痰饮和水气的鉴别

咳嗽上气，虽也有水饮所致的一种因素，但其病变部位多在肺，其症状是以咳喘为主，由饮邪直接引起。而痰饮的病变部位多在胃肠胸胁，除悬饮、支饮外，很少有咳嗽症状，且疲饮的咳嗽大多是由于痰饮间接的影响，这是二者的不同点(图 12－2)。

咳嗽上气 痰　　饮	水饮	直接形成 间接形成	病变	肺 胸胁肠胃	症状	以喘咳为主 除悬饮、支饮外，很少有喘咳症状

图 12－2　水饮的证候

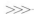

本篇重点论述痰饮(狭义)、悬饮、溢饮、支饮的成因与证治，其余留、伏二饮及水在五脏，仅作一般性介绍。

一、成因

夫病人饮水多，必暴喘满。凡食少饮多，水停心下，甚者则悸，微者短气……(12 上段)

［**提示**］ 说明痰饮病的形成原因。

［**讨论**］ 夫病人饮水多，必暴喘满——云“病人”则表示体质已不健康，如饮水过多不及运化，往往会突然喘满。但这种喘满，属于一时性的胃中停水，待饮消即喘止，不属痰饮之列。

如脾胃虚弱，消化功能减退，以致纳食减少，再大量饮水，则饮不能消，致水停为患，轻则妨碍呼吸而为短气，重则水气凌心而为心下悸动。

从上所述，可知脾胃健运失职，水精不能四布，以致水饮内停，是痰饮病的形成因素之一。此外，如肺脏功能失调，不能通调水道，肾阳虚不能化水等，都可引起痰饮的发生。

二、辨证

(一) 四饮

问曰：夫饮有四，何谓也？师曰：有痰饮，有悬饮，有溢饮，有支饮。(1)

问曰：四饮何以为异？师曰：其人素盛今瘦，水走肠间，沥沥[①]有声，谓之痰饮。饮后水流在胁下，咳唾引痛，谓之悬饮。饮水流行，归于四肢，当汗出而不汗出，身体疼重，谓之溢饮。咳逆倚息[②]，短气不得卧，其形如肿，谓之支饮。(2)

［**词解**］ ① 沥沥：形容肠中水饮流动的声音。

② 倚息：呼吸困难，不能平卧。

［**提示**］ 说明痰饮病的证候分类及其症状。

［**讨论**］

(1) 痰饮(狭义)：素盛今瘦——谓过去身体很肥胖，而现在变得消瘦。其原因何在呢？

《素问・经脉别论》云：“饮入于胃，游溢精气，上输于脾，脾气散精，上归于肺，通调水道，下输膀胱，水精四布，五经并行。”说明正常的人，水谷入胃之后，变化精微(水谷的营养成分),输送全身,以濡养四肢百骸,所以肌肉丰腴。如脾胃阳气衰弱,不能变化精微以营肌肤,因而身体消瘦。同时由于脾胃阳气衰弱,以致水饮内停于胃,下走肠间,所以感觉沥沥有声。

(2) 悬饮:饮后水流在胁下,咳唾引痛——两胁为阴阳升降之道路,饮停胁下,三焦气道受阻,升降失常,咳则气上,与所停之饮相激,故咳唾引痛。

(3) 溢饮:溢饮是水饮形成后,渐次浸润到四肢肌表,更由于感受外邪,毛窍闭塞,不能从汗液排出,因而身体感觉疼痛而重。

(4) 支饮:支饮为水饮阻滞于胸膈之间,影响肺气的升降,以致引起咳逆倚息,短气不得卧。"其形如肿",谓外形好像水肿一样。

据上分析,可知痰饮的分类,主要是依据水饮潴留的部位不同及其所反映的证候而分的。现示意如下(图 12-3)。

水饮:
- 潴留于胃肠——痰饮——身体消瘦
- 流于胁下——悬饮——咳唾牵引胸胁痛
- 浸润于四肢肌表——溢饮——身体疼重
- 停滞于胸膈——支饮——咳逆倚息,短气不得卧,其形如肿

图 12-3 痰饮的分类

(二) 五脏之水

水在心,心下坚筑[①],短气,恶水不欲饮。(3)

水在肺,吐涎沫,欲饮水。(4)

水在脾,少气身重。(5)

水在肝,胁下支满[②],嚏而痛。(6)

水在肾,心下悸。(7)

[**校勘**] "心下悸",《医宗金鉴》作"脐下悸"。《何氏医碥》曰:"心,当作脐。"

[**词解**] ① 心下坚筑:坚,坚实也;筑,动貌。心下坚筑,言心下部分坚实而又有跳动的感觉。

② 胁下支满:胁下有支撑满闷的感觉。

[**提示**] 论述水饮侵及五脏所产生的证候。

[**讨论**] 以上五节,是承上面的四饮而推及五脏,说明饮邪为害不仅或走肠间,或流胁下,或归四肢,或留胸膈,甚至可以影响到五脏。例如:

饮邪影响到心,就发生心下坚实,筑筑然悸动。由于阳虚不能化水,故恶水

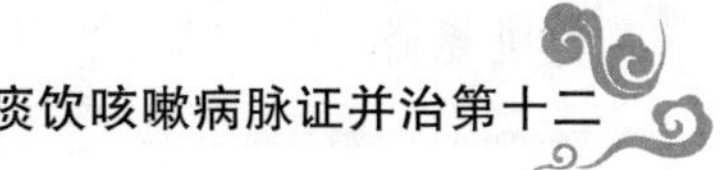

不欲饮。

饮邪影响到肺，就能发生吐涎沫等的症状。因为肺主气，能运行营卫，分布津液；肺弱则气化不布，津液变为涎沫，如此则津液不能上润，故渴欲饮水。

脾为饮邪所困，脾精不运，则中气不足，所以倦怠少气。脾主肌肉而恶湿，饮邪影响到脾，所以身重。

胁下是肝经部位，饮邪影响到肝，所以胁下支满，嚏而痛。

饮邪影响到肾，肾水凌心，所以心下悸。

总之，本篇对水在五脏的叙述，在于说明四饮之水，不仅潴留于胃肠、胁下、胸膈或泛溢于肌表，也可进而侵及五脏。一般来讲，水在五脏可以根据其所反映出来的证候而归入四饮之内（图 12－4）。

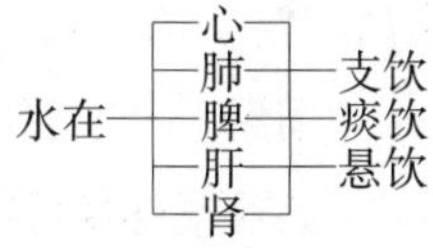

图 12－4　水在五脏

（三）留饮

夫心下有留饮，其人背寒冷如掌大。（8）

留饮者，胁下痛引缺盆，咳嗽则辄已（一作转甚）。（9）

胸中有留饮，其人短气而渴，四肢历节痛，脉沉者，有留饮。（10）

［**提示**］　指出饮邪留聚的部位不同，因而引起不同的证候。

［**讨论**］　留饮是饮邪久留不去的病证。其所引起的症状，主要根据饮邪潴留的部位而决定。原文第 8、第 9、第 10 节所述的，是饮邪留于心下、胁下、胸中以及外溢于关节的证候，现说明如下（图 12－5）。

留饮
- 心下——背寒冷如掌大
- 胁下——胁下痛引缺盆，咳嗽则增剧
- 胸中——短气，口渴
- 关节——四肢历节痛

图 12－5　饮邪留于不同部位的证候

由于水饮留于心下，阳气不达，所以背部寒冷。至于“如掌大”，是说明寒冷的范围，这是依水饮停留的微甚而决定的。留饮在于胁下的，则“痛引缺盆，咳嗽则转甚”。尤在泾说“盖即水流胁下，咳唾引痛之谓”，与悬饮症状相同。短气为水饮留于胸中，影响呼吸所致。口渴为水饮停留，气不能化津上输而引起。水饮流注关节，以致四肢历节痛，并特别提出“脉沉”二字，明其非外邪作痛，故“脉沉”二字是辨证要点，程本别为一条，非是。

[**参考资料**] 尤在泾:“留饮,即痰饮之留而不去者也。背寒冷如掌大者,饮留之处,阳气所不入也。”

曹颖甫:“下焦不通,则留积胁下,水停腰部,而痛引缺盆。咳嗽则痛不可忍,故欲咳而辄已,已者,中止之谓。此为支饮之十枣汤证……水不循三焦故道下行,乃流溢四肢而历节痛,此为当发汗之溢饮证,用麻黄加术为宜。”

(四) 伏饮

膈上病痰,满喘咳吐,发则寒热,背痛腰疼,目泣[①]自出,其人振振身瞤[②]剧,必有伏饮。(11)

[**词解**] ① 目泣:流眼泪。

② 振振身瞤:形容身体懔慄动摇。

[**提示**] 说明饮伏于内,因外邪引动而发作的证候。

[**讨论**] 伏饮是平素饮伏不显,因风寒之邪引动伏饮,因而发出喘满咳吐等证。由于气阻痰壅,咳剧则目流泪水,发作厉害时可见身体振振瞤动,此与苓桂术甘汤证之振振摇身、真武汤证之振振欲擗地同一机制,皆是阳虚水不化气引起。表有风寒,故寒热、背痛、腰疼。陈修园认为本条是哮喘症,乃饮之伏而骤发,在气候转变时往往因感冒风寒而引起。在治疗方面,如挟热者可用大青龙汤,挟寒咳多者可用小青龙汤。

[**参考资料**] 《医宗金鉴》:“伏饮者,乃饮留膈上伏而不出,发作有时者也;即今之或值秋寒,或感春风,发则必喘满咳吐痰盛,寒热,背痛腰疼,咳剧则目泣自出,咳甚则振振身动,世俗所谓吼喘病也。”

三、脉象

……脉双弦[①]者寒也,皆大下后喜虚;脉偏弦者饮也。(12 下段)

肺饮不弦,但苦喘短气。(13)

支饮亦喘而不能卧,加短气,其脉平也。(14)

脉浮而细滑,伤饮。(19)

[**词解**] ① 脉双弦:两手脉皆弦。偏弦,为一手脉弦。

[**提示**] 指出痰饮病(广义)的主脉,及一时性停饮的不同脉象。

[**讨论**] 弦为阴脉,属阴邪,故弦脉是痰饮病的主脉。但弦脉亦可见于大下后的里虚寒证,因此,必须辨别其究为痰饮,抑为虚寒(图 12 - 6)。

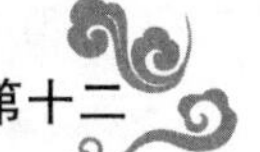

痰　饮｝脉｛偏弦——饮邪多偏聚在一处
虚寒证｝　｛双弦——虚寒属全身性

图 12-6　痰饮和虚寒证的脉象

一般来讲，饮邪侵肺多见右手脉弦；但也有脉如平而不弦的，这是饮邪未积的关系。故仲景指出其特殊者，示人在临床时，脉证宜合参。

支饮的主证为咳逆倚息不得卧，脉沉弦。短气脉平，恐亦属饮未停积所致。

伤饮是一时性胃中停水。脉浮而细滑，为微饮伤气的现象。

总之，本论指出淡饮病多见弦脉，因此可以说弦脉是痰饮病的主脉；但如属一时性停饮或饮邪未积者，那就不一定见到弦脉，在这种情况下，可辨别其主证而施治。此外，弦脉除见于痰饮病，还可见于全身虚寒证。

［**参考资料**］ 徐忠可："有一手两条脉，亦曰双弦。此乃元气不壮之人，往往多见此脉，属虚。"

赵以德："脉弦为水为饮，今肺饮而曰不弦，何也？水积则弦，未积则不弦，非谓肺饮尽不弦也。"又云："脉平当无病，何以有病而反平也？正与上条不弦意同，明其虽有支饮，而饮尚不留伏，不停积……"

《焦循雕菰集·罗浩医经余论序》："肺饮二字句，谓肺饮之轻者有不弦，但短气而不咳；其弦则卫气不行而咳矣，则重矣，非谓肺饮无弦脉也。"

四、治疗原则

病痰饮者，当以温药和之。（15）

［**提示**］ 指出痰饮病的治疗原则。

［**讨论**］ 饮为阴邪，易伤阳气；脾为湿土，赖阳气以健运。饮邪伤人，土气先困，脾不健运，则肺气壅滞不能化水；肺为水之上源，肺气不降，则肾阳不能化气上承；升降之机既窒，则水饮停聚而为患，究其源都由阳不化气之故。温性药物有健运中州、布化阳气的作用，言"和之"者，当非燥烈之品更伤阳气之谓。

本节是治疗广义痰饮的大法。"温药和之"，实有振奋阳气，开发腠理，通调水道的意义。

五、证治分类

（一）痰饮

心下有痰饮，胸胁支满，目眩，苓桂术甘汤主之。（16）

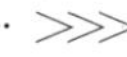

夫短气有微饮①，当从小便去之，苓桂术甘汤主之，肾气丸亦主之。(17)

［**词解**］ ① 微饮：水饮之轻微者。

［**提示**］ 指出痰饮病两种不同的机制及其治法。

［**讨论**］ 胸胁支满，目眩，是痰饮主证之一，历代注家对本证有两种意见。

(1) 认为是“心包手厥阴经受邪，阻其胸中阳气，水精不能上布”。

(2) 认为是“饮停胃口，土湿木郁，胆经莫降”。

我们认为，本条的病机是由于饮邪初发，脾阳不运，以致水饮停聚。阳明经脉走胸，少阳经脉走胁，两经经气既虚，水饮凝聚，影响经气输注，所以胸胁支满。目眩，为饮邪上冒所致。

综合《伤寒论》第 67 条研究，本证可能还有“气上冲胸”证，这说明饮病初起，正气未衰与饮邪冲激的现象。

“短气”是水饮停留，气化不利所致，但其机制有属脾、属肾之不同，故一以苓桂术甘汤益土之阳以行水，一以肾气丸温养肾阳以化水，气化则饮从小便排泄。

现将两方证的鉴别列表说明如下(表 12－1)。

表 12－1　苓桂术甘汤和肾气丸的鉴别

证别 比较	苓桂术甘汤证	肾气丸证
病　机	脾阳虚不能行水，以致水停心下引起	肾阳虚不能摄水，以致水泛心下所致
症　状	除短气、小便不利外，有心下悸、胸胁支满、目眩等	除短气、小便不利外，有腰痛、少腹拘急等
作　用	温脾气以行水	温肾阳以化水

苓桂术甘汤方

茯苓四两　桂枝　白术各三两　甘草二两

上四味，以水六升，煮取三升，分温三服，小便则利。

方义：苓桂术甘汤为温脾祛湿之剂，有鼓舞脾阳、逐饮利水作用。茯苓淡渗，导水下行。桂枝辛温通阳，化气降逆，《本经》称其有“补中益气”功效。盖脾阳得运，则肺气自降。白术健脾利湿，得桂枝则温运之力更宏；甘草和中，得术则崇土之力倍增，合桂枝则有辛甘化阳之妙。是以本方为痰饮正治之方剂。

［**参考资料**］ 徐忠可：“短气有微饮，即上文微者短气也。然支饮，留饮，水在心，皆短气，总是水停心下，故曰当从小便去之。”

腹满，口舌干燥，此肠间有水气，己椒苈黄丸主之。(29)

［**提示**］ 指出水停肠间痰饮实证的证治。

［**讨论**］ 腹满，口舌干燥——是因水停肠间，阳气被阻，津液不能上承之故。本条的机制是脾气先困，不能转输水液。肺与大肠相表里，肺气膹郁不降，大肠传导与膀胱水道的通利均阻，以致水饮停蓄，漫无去路，溢于中则腹满，流走肌腠则见浮肿。以药测证，本条可能有浮肿及小便不利现象。本病的重点在于腑气壅滞不通，故为实证。己椒苈黄丸为宣上运中、导水下行、前后分消之剂，用于腑气实者；若脾胃阳虚、水饮滞留者，禁用。

喻嘉言认为本条为溢饮，是从方药上来推测有浮肿症状的，四饮唯溢饮有肢体浮肿，但本条经文未曾指出。我们认为，本条系狭义痰饮向溢饮发展的一段过程，临床上痰饮病如见到腹满者，往往下肢有轻微浮肿，可使用本方，乘其未成全身性水肿而击之。所以本条列入狭义痰饮，是比较恰当的。

己椒苈黄丸方

防己　椒目　葶苈（熬）　大黄各一两

上四味，末之，蜜丸如梧子大，先食饮服一丸，日三服；稍增，口中有津液。渴者加芒硝半两。

方义：本方为温下逐水、前后分消之剂。程云来：“防己、椒目导饮于前，清者从小便而出；葶苈、大黄推饮于后，浊者从大便而下也……若渴则甚于口舌干燥，加芒硝佐诸药以下腹满而救脾土。”

［**参考资料**］ 李彣：“前云水走肠间，沥沥有声，为痰饮。此肠间有水气，即痰饮也。”

病者脉伏，其人欲自利，利反快；虽利，心下续坚满，此为留饮欲去故也，甘遂半夏汤主之。(18)

［**提示**］ 指出正气抗病导致自发性下利后的两种不同转归。

［**讨论**］ 本节“此为留饮欲去故也”，应接在利反快下解。

伏脉与沉脉相似而又不同，沉者重按乃得，伏者重按亦不可得，必推寻至筋骨乃见。伏脉之体虽微细，亦必隐隐有力。张景岳说："此阴阳潜伏，阻隔闭塞之候。"临床上见到伏脉，往往为正邪交争的剧烈阶段；如正胜邪却，病有去路，则脉亦转而外现。今言病者脉伏，其人欲自利，说明这正是饮邪与正气搏激阶段，必有腹痛症状。如正气战胜邪气，得下利而病人自觉轻快，这是饮邪欲去的现象；若虽得下利，病人自觉心下仍然坚满，这是饮邪未能随利尽去，必须借助于药力，故以甘遂半夏汤因势利导之(图 12－7)。

自利后的两种转归 { 利反快——正气来复，饮邪将去——留饮欲去故也
虽利，心下续坚满——饮邪积聚于内，未被排除——甘遂半夏汤

图 12－7　自利后的两种转归

甘遂半夏汤方

甘遂大者三枚　半夏十二枚(以水一升煮取半升去滓)　芍药五枚　甘草如指大一枚(炙一本无)

上四味，以水二升，煮取半升，去滓，以蜜半升，和药汁煎取八合，顿服之。

方义：本方以甘遂逐水下行，半夏消痰散结，是内经留者行之、结者散之之义。二药行水散结之力甚峻，故配甘草、白蜜之甘以缓之，芍药之酸以收之。甘遂与甘草相反而同用，盖欲其一战而留饮尽去，实相反相成之意。《千金方·痰饮门》，半夏、甘遂同煮，芍药、甘草同煮，以蜜和二药汁再煮，此法很有深意，可以进一步研究。

[**参考资料**]　《医宗金鉴》："此为留饮欲去故也句，当在利反快之下。"

《类聚方广义》："此方之妙，在于用蜜；故若不用蜜，则不特不效，且瞑眩而生变，宜遵守古法。"

卒呕吐，心下痞，膈间有水，眩悸者，小半夏加茯苓汤主之。(30)

先渴后呕，为水停心下，此属饮家，小半夏加茯苓汤主之。(41)

[**提示**]　痰饮停聚于胃，上逆作呕的证治。

[**讨论**]　证候与病机：胃以降为顺，水饮停留，则胃气上逆作呕，水气凌心则悸，阻遏阳气则目眩。"膈间"二字当活看，殆亦指心下的胃脘部位。这条是一时性胃中停水的证治。

先渴乃水停于胃，津不上承，渴则必饮水，水入于胃与饮冲激，上逆则呕。若其人中阳素虚，饮邪上逆，或因呕多导致气虚上逆者，附方《外台》茯苓饮（茯苓、人参、白术、枳实、橘皮、生姜）有补中益气、蠲饮降逆之功，可以选用。

与小半夏汤证的比较：如图 12－8。

小半夏加茯苓汤证
小 半 夏 汤 证 } 呕吐，不渴，心下痞 { 头眩，心悸 / 无眩悸

图 12－8 小半夏加茯苓汤和小半夏汤的比较

小半夏加茯苓汤方

半夏一升 生姜半斤 茯苓三两（一法四两）

上三味，以水七升，煮取一升五合，去滓，分温再服。

方义：小半夏加茯苓汤功能降逆止呕，消痞利水。半夏、生姜辛通降逆，茯苓利水宁心，水气一去，则诸证自除。

［**参考资料**］ 陆渊雷："此方之证，即小半夏汤证，而加心下痞与眩悸，故方中加茯苓以镇悸行水。心下痞，因胃中水满之故，以其疑于泻心汤证之痞，故自注曰膈间有水，可知胃部必有振水音，更参合呕吐、眩悸，知非泻心证之气痞也。"

假令瘦人，脐下有悸，吐涎沫而癫眩①，此水也，五苓散主之。（31）

［**校勘**］ "癫"，《医宗金鉴》云："当是巅字。巅者，头也，文义相属。"尤在泾、魏念庭等并作颠，义同。应作"颠"为是。

［**词解**］ ① 癫眩：即剧烈的头眩。

［**提示**］ 脐下有蓄水之证治。

［**讨论**］ 由于中阳衰微，不能行水，以致水饮潴留，脐下有跳动之感。尤在泾云："瘦人不应有水，而脐下悸则水动于下矣。"吐涎沫而颠眩，是水饮上冒所致。以药测证，本证当有小便不利的症状。

五苓散方

茯苓 猪苓 白术各三分 泽泻一两一分 桂枝二分（去皮）

上五味，为末，白饮服方寸匕，日三服，多服暖水，汗出愈。

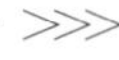

方义：本方以桂枝通阳降逆，茯苓、猪苓、泽泻利水，白术健脾行水。方后云："多服暖水，汗出愈。"说明本方不仅用于利水，而且还有汗解之功，达到表里分消的目的。

小结

以上七节主要讨论狭义痰饮的证治。脾阳不运的有苓桂术甘汤；肾虚饮停的用肾气丸；肠间有水的里实证，用己椒苈黄丸；脉伏下利心下续坚满者，用甘遂半夏汤；脐下有蓄水上逆的，用五苓散。其中小半夏加茯苓汤为治一时性胃中停水，是痰饮病的类证，治疗方法也是从"温药和之"的基础上化裁出来的。

（二）悬饮

脉沉而弦者，悬饮内痛①。（21）

病悬饮者，十枣汤主之。（22）

［**词解**］ ① 内痛：指胸胁部牵引作痛。

［**提示**］ 此两节说明悬饮的脉证及治法。

［**讨论**］ 本论对悬饮症状与十枣汤主治，叙述简单，可与《伤寒论》152条合看，以求了解其全貌。本方的主证是：胁下痛，上引胸中而咳，脉沉有力，甚则心下痞硬，干呕短气。此证初起往往有寒热等表证，可先服小青龙汤以解表，表解后方可使用本方。这是一种先表后里法。

若见身体虚弱，病程较久，则虽有上述症状，还应谨慎使用。《三因方》将本方药物研末，以枣肉和丸，峻剂缓投，这种方法值得采用。

十枣汤方

芫花（熬）　甘遂　大戟各等分

上三味，捣筛，以水一升五合，先煮肥大枣十枚，取八合，去滓，纳药末，强人服一钱匕，羸人服半钱匕，平旦温服之，不下者，明日更加半钱匕，得快利后，糜粥自养。

方义:本方由芫花、甘遂、大戟、大枣四药组成。甘遂、芫花、大戟为逐水峻药,佐以大枣照顾脾胃。药量服一钱匕,相当于2~3分。

［**参考资料**］ 赵以德:"脉沉,病在里也,凡弦者为痛、为饮、为癖,悬饮结积在内作痛,故脉见沉弦。"

徐忠可:"盖悬饮原为骤得之证,故攻之不嫌峻而骤,若稍缓而为水气喘息浮肿矣。"

(三) 溢饮

病溢饮者,当发其汗,大青龙汤主之,小青龙汤亦主之。(23)

［**提示**］ 指出溢饮的治法及其方剂。

［**讨论**］ 溢饮是水饮泛溢于肌表而引起的疾病。

本病的具体症状是身体沉重疼痛。大、小青龙汤皆是治疗溢饮的方剂,但在临证运用时必须加以区别。

新发饮病,表证重,有呼吸紧迫、寒热烦躁等里热证的,使用大青龙汤以发汗逐饮除烦;如久病痰饮,表证轻,有肢体沉重、恶寒、喘咳等里寒证的,使用小青龙汤以祛寒散饮。

据本文精神,溢饮的治法在于发汗行水,所以用大青龙汤或小青龙汤。不过大青龙汤的目的主要是发汗,如无表证,宜用越婢之类,否则误汗可以导致亡阳。

大青龙汤方

麻黄六两(去节) 桂枝二两(去皮) 甘草二两(炙) 生姜三两 杏仁四十个(去皮尖) 大枣十二枚 石膏如鸡子大(碎)

上七味,以水九升,先煮麻黄,减二升,去上沫,内诸药,煮取三升,去滓,温服一升,取微似汗;汗多者,温粉粉之。

小青龙汤方

麻黄三两(去节) 芍药三两 五味子半升 干姜三两 甘草三两(炙) 细辛三两 桂枝三两(去皮) 半夏半升(洗)

上八味，以水一斗，先煮麻黄，减二升，去上沫，内诸药，煮取三升，去滓，温服一升。

方义：大青龙汤以麻黄、桂枝、杏仁、甘草、生姜、大枣发汗散饮，加石膏以清除内郁之邪热。本方用法宜取微汗，如汗多者可用温粉粉之。关于温粉，本书未曾指出，考《千金方》有温粉方，用煅龙骨、煅牡蛎、生黄芪各三钱，粳米粉一两，共研细末，和匀，以稀疏绢包，缓缓扑于肌肤。

小青龙汤以麻黄、桂枝、芍药、甘草和营解表，半夏、五味、细辛、干姜化饮止咳，所以用治溢饮而有表寒者。

［**参考资料**］ 徐忠可："溢饮者，水已流行归四肢，以不汗而致身体疼重。盖表为寒风所侵而疼，肌体着湿而重，全乎是表。但水寒相杂，犹之风寒两伤，内有水气，故以大、小青龙汤主之。"

尤在泾："水气流行，归于四肢……夫四肢阳也，水在阴者宜利，在阳者宜汗。"

徐灵胎："水在中当利小便，水在四肢当发汗，此亦总诀。"

（四）支饮

膈间支饮，其人喘满，心下痞坚，面色黧黑①，其脉沉紧，得之数十日，医吐下之不愈，木防己汤主之。虚者即愈，实者三日复发，复与不愈者，宜木防己汤去石膏加茯苓芒硝汤主之。(24)

［**词解**］ ① 黧黑：苍黑的颜色。

［**提示**］ 膈间支饮的症状及其治法。

［**讨论**］ 喘满，心下痞坚，是水饮停留于胸胃部所致。肺胃气机不利，故上为喘满，下为痞坚。从原文所述"得之数十日，医吐下之不愈"来看，可知脉象沉紧、面色黧黑等为水饮内结而病久正虚之象，所以治宜木防己汤以补虚散饮。

所谓"虚者即愈，实者三日复发，复与不愈者"，虚与实在此处可作轻与重理解。意思就是说，病证轻者，服了木防己汤以后就痊愈了；如属重者，服了木防己汤以后，当时症状虽然减退，但究系病甚而药轻，因此三日以后病又复发，在这时候如果再与木防己汤，就不再见效。对这一种证候，就必须使用木防己去石膏加茯苓芒硝汤治疗。

两方使用关键在于"心下痞坚"的程度如何而决定。如用木防己汤通阳利水后，痞坚已软，可决其不复再发；如服方后，心下坚实仍然不减，是病根未除，虽喘满一时减退，可知其不久必发，所以加芒硝、茯苓通滞利水。

石膏之用于痰饮，不仅有清热作用。《方函口诀》云："膈间水气(即指痰饮)，非石膏则不能坠下，越婢加半夏汤、厚朴麻黄汤、小青龙加石膏汤，皆同义也。"语甚精辟，但必须在证候不属虚寒的条件下，才可使用。

木防己汤方

木防己三两　石膏鸡子大十二枚　桂枝二两　人参四两

上四味，以水六升，煮取二升，分温再服。

木防己去石膏加茯苓芒硝汤方

木防己　桂枝各二两　人参　茯苓各四两　芒硝三合

上五味，以水六升，煮取二升，去滓，内芒硝，再微煎，分温再服，微利则愈。

方义：本方以木防己利水，桂枝、石膏一温一凉，相佐而散饮，人参益虚，补正而不碍邪。若病甚者，正如丹波元简所谓"水邪结实，非石膏之所能治，代以芒硝峻开坚结，加茯苓利水道也"。

［**参考资料**］　唐容川："膈即心下之膜膈，正当心下，属三焦少阳。少阳无吐下法，正以其在膈膜间，吐下不能愈之也。三焦膈膜，通气行水之道也。"

陈灵石："石膏色白体重，降天气以下行，天气降则喘满自平；得桂枝以助化气而蒸动水源，使决渎无壅塞之患。"

呕家本渴，渴者为欲解。今反不渴，心下有支饮故也，小半夏汤主之。(28)

心下有支饮，其人苦冒眩①，泽泻汤主之。(25)

支饮胸满者，厚朴大黄汤主之。(26)

［**校勘**］　"胸满"，《医宗金鉴》云："胸字当是腹字，若是胸字，无用承气之理，是传写之伪。"

［**词解**］　① 冒眩：即头目昏眩的意思。

［**提示**］　以上三节是说明支饮的兼证及其治法。

［**讨论**］　以上三节指出支饮的兼证与治法，今分别讨论于下(图 12－9)。

第 28 节："呕家本渴"，是根据一般情况来说的。呕吐以后口渴，表示饮邪已从呕而解，渴为阳气来复的现象，所以说“渴者为欲解”。本证呕后不渴，则是饮停心下，可用小半夏汤治疗。

第28节｛口渴——饮去阳复——病欲解
不渴——心下有停饮——小半夏汤｝

第25节｛证——头目皆眩——心下有水饮上冒所致
治——泽泻汤——健脾利水｝

第26节｛证——腹满——支饮兼有胃实
治——厚朴大黄汤——下水祛实｝

图12-9 支饮的兼证与治法

小半夏汤方

半夏一升　生姜半斤

上二味，以水七升，煮取一升半，分温再服。

泽泻汤方

泽泻五两　白术二两

上二味，以水二升，煮取一升，分温再服。

厚朴大黄汤方

厚朴一尺　大黄六两　枳实四枚

上三味，以水五升，煮取二升，分温再服。

方义：

（1）小半夏汤。尤在泾：“半夏味辛性燥，辛可散结，燥能蠲饮；生姜制半夏之悍，且以散逆止呕也。”本方为蠲饮止呕之剂，用于胃中停饮上逆作呕者，有很好的效果。

（2）泽泻汤。程云来：“白术之甘苦以补脾，则痰不生；泽泻之甘咸以入肾，则饮不蓄。小剂以治支饮之轻者。”本方的冒眩证与苓桂术甘汤的头目眩晕同一机制，唯本方无胸胁支满证为异。胃中水饮，阻其清阳上升；导水下行，则清者自升，冒眩自止。

（3）厚朴大黄汤。本方药味与小承气汤、厚朴三物汤相同，而分量不同。本方用治痰饮结实，有开痞满、通大便的功效。本节主证除腹满外，可能有心下时痛、大便秘结或吐水等证。

支饮不得息，葶苈大枣泻肺汤主之（方见肺痈中）。（27）

［**提示**］ 水饮阻塞肺气的实证及其治法。

［**讨论**］ 支饮本来是饮停胸膈之证，最易影响肺部，如肺气被水饮阻塞而喘息的，可用葶苈大枣泻肺汤直泻肺水。

［**参考资料**］ 张路玉："支饮留结，气塞胸中，故不得息。以其气壅则液聚，液聚则热结，所以与肺痈同治也。"

咳家[①]其脉弦，为有水，十枣汤主之。（32）

［**词解**］ ① 咳家：指因饮邪上冲而咳的病人。

［**提示**］ 指出因饮邪而引起咳嗽的脉象及其治法。

［**讨论**］ 脉弦为有水，咳而脉弦，乃水渍入肺所致，它与感冒咳嗽的脉浮，或虚劳咳嗽的脉数不同。咳因水饮所致，故用十枣汤逐胸中之水，从大小便排泄，水去则肺宁而咳自愈。

夫有支饮家，咳烦，胸中痛者，不卒死，至一百日或一岁，宜十枣汤。（33）

［**提示**］ 久病支饮正气尚盛的治法。

［**讨论**］ 支饮原无心烦、胸痛的证候，若见到心烦、胸痛，说明病势向里发展，直接影响心肺两脏，很有突然死亡的可能。如正气尚盛，能延续到一百日或一年，而原有的咳嗽、胸痛等证仍然存在，还宜采用十枣汤以逐水，待水去后再图其本。

［**参考资料**］ 喻嘉言："至一百日、一年而不死，阳气未散，神魄未离可知，惟急去其邪则可安其心，所以不嫌于峻攻也。"

咳逆倚息，不得卧，小青龙汤主之。（35）

青龙汤下已，多唾口燥，寸脉沉，尺脉微，手足厥逆，气从小腹上冲胸咽，手足痹[①]，其面翕热如醉状[②]，因复下流阴股[③]，小便难，时复冒者，与茯苓桂枝五味甘草汤治其气冲。（36）

冲气即低，而反更咳胸满者，用桂苓五味甘草汤去桂加干姜、细辛，以治其咳

满。(37)

咳满即止,而更复渴,冲气复发者,以细辛、干姜为热药也。服之当遂渴,而渴反止者,为支饮也。支饮者法当冒,冒者必呕,呕者复内半夏,以去其水。(38)

水去呕止,其人形肿者,加杏仁主之。其证应内麻黄,以其人遂痹,故不内之;若逆而内之者必厥,所以然者,以其人血虚,麻黄发其阳故也。(39)

若面热如醉,此为胃热上冲熏其面,加大黄以利之。(40)

[**词解**] ① 手足痹:手足麻木不仁之谓。

② 翕热如醉状:面部潮润发热而红,有如酒醉之状。

③ 阴股:即两腿内侧,此处泛指下焦而言。

[**提示**] 以上指出支饮证而阴阳两虚,服小青龙汤后的几种不同转归及其处理方法。

[**讨论**] 以上六节是以病案形式连续地贯穿着,因此在讨论时,可以把它当作一个整体看待。

第 35 节:①证——咳逆倚息不得卧——外寒触动内饮引起。②治——小青龙汤——散外寒,逐内饮。

第 36 节:本节指出服用小青龙汤以后的演变情况。我们从第 39 节的"其证应内麻黄,以其人遂痹,故不内之;若逆而内之者必厥,所以然者,以其人血虚,麻黄发其阳故也"来看,可知本证原是阴阳两虚体质,照例不宜用麻黄表散。由于初诊时未曾注意到这一点,见咳逆倚息不得卧而用小青龙汤,如此则麻黄耗散其阳以致津燥,并且因阳气受损,引起多唾口燥、寸脉沉、尺脉微、手足厥逆等证。

服小青龙汤后,表寒虽退而内饮未消,相反地引动下焦冲气上冲胸咽,形成手足痹,其面翕热如醉状,因复下流阴股,小便难等冲气反复发作的症状。

在上述情况下,比较起来尤以冲气为急,所以处理之法,用茯苓桂枝五味甘草汤以平其冲气。

第 37 节叙述服桂苓五味甘草汤方后,冲气已平,但由于肺部寒饮未除,所以咳嗽、胸满又复发生,治疗以上方去桂枝加干姜、细辛,温肺散寒以治咳满。

第 38 节"而更复渴,冲气复发者,以细辛、干姜为热药也。服之当遂渴,而渴反止者,为支饮也"是假设推理,借以说明胃部停饮未消,因而发生上冒呕吐的现象。因为服苓甘五味姜辛汤以后,咳满消失了。如果出现口渴,冲气复发的话,那是由于服了细辛、干姜等热药所引起的。而现在未见口渴而有呕吐之证,说明胃内水饮上冒所致，必须于上方中加半夏以消饮止呕。

第 39、第 40 节叙述服了桂苓五味甘草去桂加姜辛夏汤后的两种不同转归，现说明如下（图 12－10）。

服第 38 节方后的两种转归：
- ① 形肿——水气外溢——加杏仁以宣肺利气
- ② 面热如醉——胃热上冲——加大黄以利其胃热

图 12－10　两种转归

至于第 39 节的“其证应内麻黄”云云，主要说明其人形肿的证候按照常理用麻黄是恰当的，而现在未用的道理，是由于血虚的关系。如果再用则必致发散其阳，而导致手足厥冷的变证。

综合以上六节，病情复杂而变化殊多，现归纳示意如下（图 12－11）。

支饮治例：
- 时气触发——小青龙汤——散寒逐饮（35）
- ↓
- 下焦冲逆——桂苓五味甘草汤——平冲逆（36）
- ↓
- 肺饮复动——苓甘五味姜辛汤——温肺散饮（37）
- ↓
- 饮邪上逆——桂苓五味甘草去桂加姜辛夏汤——逐饮止呕（38）
- ↓
- 水饮外溢——苓甘五味加姜辛半夏杏仁汤——宣疏肺气（39）
- ↓
- 挟热上冲——苓甘五味加姜辛半杏大黄汤——利其胃热（40）

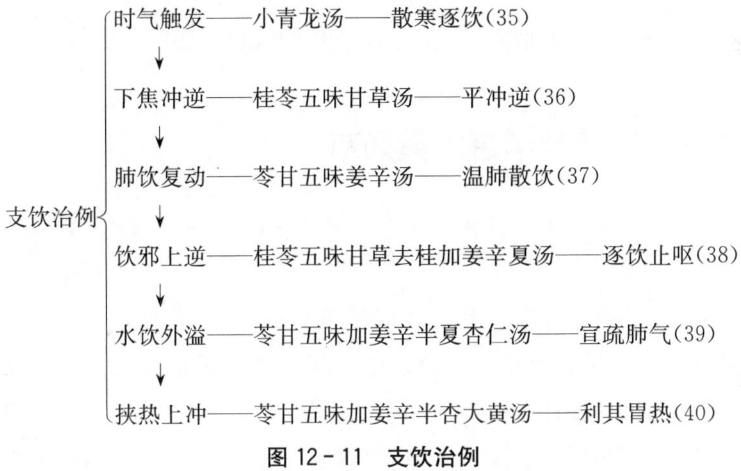

图 12－11　支饮治例

桂苓五味甘草汤方

茯苓四两　桂枝四两（去皮）　甘草三两（炙）　五味子半升

上四味，以水八升，煮取三升，去滓，分温三服。

苓甘五味姜辛汤方

茯苓四两　甘草　细辛　干姜各三两　五味子半升

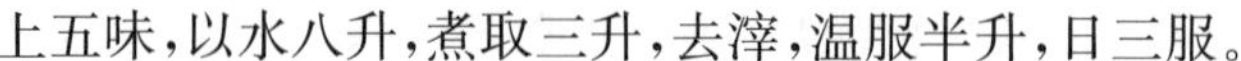

上五味，以水八升，煮取三升，去滓，温服半升，日三服。

桂苓五味甘草去桂加姜辛夏汤方

茯苓四两　甘草　细辛　干姜各二两　五味子　半夏各半升

上六味，以水八升，煮取三升，去滓，温服半升，日三服。

苓甘五味加姜辛半夏杏仁汤方

茯苓四两　甘草　干姜　细辛各三两　五味子　半夏　杏仁各半升(去皮尖)

上七味，以水一斗，煮取三升，去滓，温服半升，日三服。

苓甘五味加姜辛半杏大黄汤方

茯苓四两　甘草三两　五味子半升　干姜三两　细辛三两　半夏半升　杏仁半升　大黄三两

上八味，以水一斗，煮取三升，去滓，温服半升，日三服。

[**参考资料**]《千金方衍义》，赵以德："前四变随证加减施治，犹未离本来绳墨；至第五变其证颇似戴阳，而能独断阳明胃热，乃加大黄以利之。按：阳明病面合赤色，不可攻之，为其肾虚阳气不藏，故以攻下为戒。而此平昔阴亏血虚，反用大黄利之者，以其证变叠见，虽有面热如醉，脉见寸沉尺微，洵非表邪怫郁，而为胃中热蕴无疑，竟行涤饮攻热，不以阴虚为虑而致扼腕也。"

小结

支饮是饮停胸膈的证候，有影响于肺与胃的区别。例如小半夏汤、泽泻汤、厚朴大黄汤等所治，都是偏于胃的；而葶苈大枣泻肺汤、十枣汤、小青龙汤等所治，则是偏于肺的。但肺胃往往不能截然分开，所以木防己汤是兼治肺胃有水饮的方剂。

六、预后

脉弦数,有寒饮,冬夏难治。(20)

久咳数岁,其脉弱者,可治;实大数者,死。其脉虚者,必苦冒,其人本有支饮在胸中故也,治属饮家。(34)

[**提示**] 以上两节是从脉象上来推断疾病的预后。

[**讨论**] 弦脉为寒,数脉为热;此证是内有寒饮,又现数脉,因此,属于脉证不符的现象。从时令上说,冬寒则利于热而不利于饮,夏热则利于寒而不利于热。从用药方面来说,亦是这样,用热药治饮则助热,用寒药治热则助饮,故云"难治"。不过这只是举例说明,临床如见脉证不符的证候,治疗多属困难。事实上不仅饮病如此,其他疾病亦如此。

久病咳嗽,正气必虚,所以"其脉弱",这是正常现象,所以说"可治";如脉反实大而数,这是反常现象,所以说是"死"候。具体情况如下(图 12-12)。

久咳数岁{脉弱者——正气虽虚,邪气亦衰——可治
脉实大数者——邪盛,正气衰竭——死

图 12-12　久咳数岁

至于脉虚苦冒,为有支饮在胸中,治法可与泽泻汤条互参。

以上两节推断预后的关键问题,在于邪与正的消长情况。长期病人脉象微弱,是邪衰正亦衰,故云"可治";如实大数是正衰邪盛,病多危险。饮为阴邪,脉当弦或沉,这是脉证相应的好现象;如弦而数,则是脉证相反,且寒证见数脉,就有亡阳的可能,两者同是危险证候。

结语

痰饮病是临床常见疾病之一,本篇对痰饮的阐述有病因、证候分类、治则、方剂、预后等,这是比较全面的。现对本篇精神重点地归纳为以下几点。

(1) 痰饮病的形成与内脏的关系:痰饮病的形成,主要由于脾肾阳微,水饮不化所致。脾既不运,则肺失所养,不能通调水道;肾阳不足,则水不化气,影响三焦水道的通利;因而导致痰饮病的发生。

(2) 四饮分类法的精神实质：四饮分类的精神，是以证候为主要依据，根据不同证候而进行分类，作为认识疾病的标志。同时，在认识饮病的基础上，更有利于辨证论治。这种方法既有条理而又灵活，所以篇中方剂的运用，可以互相通融。例如：十枣汤既可用于悬饮，又可用于支饮；小青龙汤既能治支饮，又可治溢饮。因此，必须掌握每一方剂的主疗和每一种饮病的主证，不能单凭某条条文作为治疗的依据。

(3) 本篇的范围：本篇所讨论的痰饮病的范围相当广泛，除痰饮外还包括水气病在内，同时在痰饮病中又包括一部分由外来水饮所伤害而引起的饮病。因此，本篇有些方剂可补水气病治疗的不足。如果将这两篇结合研究，收获更大。

(4) 痰饮与水气的关系：水和饮同类异名，皆是人体不正常的液体潴留为患。一般来说，水饮停留于体内某一局部所引起的病变，叫作痰饮；水饮泛滥于全身而引起的病变，叫作水气。

(5) 痰饮与咳嗽上气的关系：咳嗽上气虽也有因饮邪所引起，但它的病变部位多在肺，而痰饮的病变部位多在胃肠及胸胁。二者虽然都有咳嗽，但其病机不尽相同，咳嗽上气的咳嗽是水饮直接造成；痰饮的咳嗽是由于水饮间接的影响。

(6) 痰饮病的发病部位及其主证、主方和治法：如表12-2。

表12-2　痰饮病的发病部位及其主证主方和治法

病名	发病部位	主　证	主　方	治法
痰饮	胃肠	胸胁支满，目眩，心下悸，身瞤动，小便不利	苓桂术甘汤，肾气丸	温阳化水
悬饮	胁下	胁下痛，上引胸中而咳，脉沉弦，甚则心下痞硬	十枣汤	逐水
溢饮	泛滥全身	四肢浮肿，身体沉重疼痛	小青龙汤	发汗
支饮	胸膈	心下支满，咳逆倚息不得卧，其形如肿	木防己去石膏加茯苓芒硝汤	利水

消渴小便利淋病脉证并治第十三

本篇是论述消渴、小便不利和淋病三种疾患。消渴的范围，包括热性病过程中的消渴和杂病中消渴两种类型。

根据历代注家的见解，这里的小便利应作小便不利，是指小便不正常，或多或少。至于淋病，只有论而无方。就这几方面看，本篇内容似有脱简之处，而且大部分条文与《伤寒论》互见。因此，在学习本篇时，可与《伤寒论》有关条文结合研究。

消　　渴

本篇对消渴的概念，凡是渴而消水的，皆称为消渴。所以本篇在论述杂病消渴的同时，还附带提出热性病的口渴引饮之证作为比较。本篇首先讨论杂病中的消渴，然后再讨论热性病过程中的消渴，但以前者为主。

一、证治

(一) 中消证

趺阳脉浮而数，浮即为气，数即消谷而大坚[①]；气盛则溲数，溲数即坚，坚数相搏，即为消渴。(3)

趺阳脉数，胃中有热，即消谷引食，大便必坚，小便则数。(9)

［校勘］“大坚”，《医宗金鉴》、魏念庭等均认为应作“大便坚”。

［提示］以上两节指出中消的脉证。

［讨论］趺阳脉本候胃，浮而数为胃热气盛。《素问·阴阳别论》说：“二阳结谓之消。”二阳指手足阳明，两者多从燥化。由于胃热气盛，故多食善饥，火盛消谷，水饮并入三焦，肠中津液缺乏，所以小便多而大便坚硬。胃中热盛，耗竭津液，故口渴引饮，于是形成消渴。

原文第9节是进一步说明小便数和大便坚的道理，如图13-1。

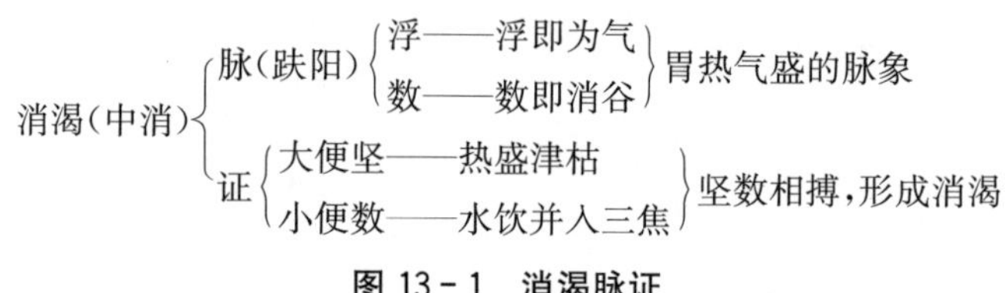

图13-1 消渴脉证

（二）下消证

男子消渴，小便反多，以饮一斗，小便一斗，肾气丸主之(方见虚劳中)。(4)

［提示］指出下消证属于肾阳虚而引起的证候及治法。

［讨论］一般来说，上消、中消多属热证，下消则有寒有热。因为肾是水火之脏，是真阴真阳所寄托。肾阴虚损，固然可以导致本病的发生；相反地，如肾阳不足，也同样可以形成渴饮多尿的下消证。本节所论即属于后者。

由于肾阳不足，不能蒸化水液，所以“饮一斗，小便一斗”。据《外台》记载，消渴亦有小便不利证，今小便多，故云“反”，用以别于其他原因的消渴。

本节冠以“男子”二字，可能是因为房劳过度，导致肾虚而发生疾病。其实本证男女都有，不过男性较多而已。

肾气丸对下消证的作用，主要是振奋下焦阳气，使阳盛能蒸化水气，上升而为津液，则消渴止而小便亦恢复正常。

［参考资料］《外台·第十一卷》引近效祠部李郎中论云：“消渴者，原其发动，此则肾虚所致。每发即小便至甜，医者多不知其疾，所以古方论亦阙而不言，今略陈其要。按：《洪范》，稼穑作甘，以物理推之，淋饧醋酒作脯法，须臾即皆能甜也。是以人食之后，滋味皆甜，流在膀胱，若腰肾气盛，则上蒸精气，气则下入骨髓，其次以为脂膏，其次为血肉也，其余别为小便，故小便色黄，血之余也。骚气者五脏之气，感润者则下味也。腰肾既虚冷，则不能蒸于上，谷气则尽下为小

便者也；故甘味不变，其色清冷，则肌肤枯槁也。犹如乳母，谷气上泄，皆为乳汁，消渴疾者，下泄为小便，此皆精气不实于内，则便羸瘦也。又肺为五脏之华盖，若下有暖气，蒸即肺润，若下冷极，即阳气不能升，故肺干则热。故周易有否卦，乾上坤下，阳阻阴而不降，阴无阳而不升，上下不交，故成否也。譬如釜中有水，以火煖之，其釜若以板盖之，则暖气上腾，故板能润也。若无火力，水气则不上，此板终不可得润也。火力者，则为腰肾强盛也……是故张仲景云，宜服此八味肾气丸，并不食冷物及饮冷水，今亦不复渴，此颇得效……"

王世懋《二酉委谭》："闽参政王懋德自延平归，忽瘦甚，须发皆枯，云乃消渴证，百药罔效。先是延平一乡官潜谓人曰，王公病，曾有尝其溺否，有此病人，其溺甚甜，此不治验也。王后闻之，初试微甜，已而渐浓，愈益甜。王亦自知不起，乃曰，消渴病闻之，溺甜则未之闻也。"（丹波元简《医賸》引）

《严氏济生方》："加减肾气丸（本方去附子，加五味子、鹿茸、沉香）治劳伤肾经，肾水不足，心火自炎，口舌焦干，多渴而引饮，精神恍惚，面赤心烦，腰痛脚弱，肢体羸瘦，不能起止。"

小结

以上是讨论杂病范围的消渴病，下面是讨论热性病过程中口渴引饮之证。一般来说，热性病过程中的消渴，如治疗恰当，热解则不渴；杂病中的消渴是一个独立疾病，形成的原因颇多，即使治疗合法，也不能很快地恢复健康。这两者是截然不同的。

二、辨证

渴欲饮水，口干舌燥者，白虎加人参汤主之（方见中暍中）。（13）

渴欲饮水不止者，文蛤散主之。（7）

厥阴之为病，消渴，气上冲心，心中疼热，饥而不欲食，食即吐，下之不肯止。（1）

［**校勘**］《伤寒论》"食即吐"下有"蛔"字，"不肯止"作"利不止"。

［**提示**］ 以上三节指出热性病消渴的证治。

［**讨论**］ 原文第13节口舌干燥，渴欲引水，是阳明热盛伤津之候，故用白虎加人参汤清热生津。

原文第7节只有“渴欲饮水”的症状，没有呕吐与小便不利，可知不是停水，亦非真正消渴，而是里热不盛之候，故用文蛤散生津止渴。

一般来说，厥阴病多表现为两种类型，一为厥和热相互胜复，一为寒热交错、上热下寒之证，原文第1节即属于后者。“消渴”为厥阴有热，肝气上逆，所以“气上冲心”；热邪在上，故“心中疼热”。“饥而不欲食”，是阴寒在胃；胃寒不能消谷，故食后即吐；病情属于上热下寒。如因上热而误下，则上热未已而下寒转甚，因而引起严重的下利。

厥阴消渴，在证候的表现上多为厥冷、脉微、渴甚。因为此证是寒热交错，不是纯阳亢热之证，如用黄连、白虎之剂，多致不救。注家有主张可用乌梅丸者，颇足参考。

小结

以上三节都见于《伤寒论》太阳篇、阳明篇和厥阴篇，皆属于热性病的一种症状。唯白虎加人参汤，可用于杂病消渴范围内的上消。

文蛤散方

文蛤五两

上一味，杵为散，以沸汤五合和服方寸匕。

方义：文蛤即海蛤，不寒不温，不清不利，功专生津止渴。惟本方在《伤寒论》中治“意欲饮水，反不渴”，与本证不同，可参考《伤寒论》太阳篇。

寸口脉浮而迟，浮即为虚，迟即为劳，虚则卫气不足，劳则荣气竭。（2）

［**讨论**］ 《巢氏病源》以此节收入虚劳候中。《医宗金鉴》认为此节当在虚劳篇中，错简在此。因此，这里不作解释，但仍附于此，留待今后继续研究。

小便不利

本篇所论的小便不利,与消渴病同样,包括杂病和伤寒两个不同范围的疾患,因此,这里的条文多与《伤寒论》互见。

一、水热互结

脉浮,小便不利,微热消渴者,宜利小便、发汗,五苓散主之(方见痰饮中)。(5)

渴欲饮水,水入则吐者,名曰水逆①,五苓散主之(方同上)。(6)

[**词解**] ① 水逆:水入则吐,格拒上逆的意思。

[**提示**] 以上两节指出水与热结、小便不利的证治。

[**讨论**] 原文第 5 节:脉浮微热为病在表。水与热结,膀胱气化受阻,故小便不利。内有停水,津液不化,故口渴。用五苓散的目的,在于从表里分消其水,水去则热无所依据,消渴自会停止(图 13－2)。

证治:
- 表——脉浮发热——表证未净
- 里:
  - 小便不利——膀胱气化受阻,水气不能输布
  - 口渴——气化失职,津不上输

（以上）表里分消

图 13－2　水热互结的证治

原文第 6 节的病理情况是胃中停水,水入不能消化,因而上逆而吐,故亦宜五苓散去其停水。因为呕吐之因由于水,所以称为水逆。

水逆病机:气化失职,引起停水⟶水气内停,津不上输⟶渴饮⟶拒而不纳⟶水入则吐。

以上两节虽均由停水所引起,但在病理情况上略有不同。第 5 节是因表邪未解,热不得泄,引起膀胱气化失职,以致口渴饮水,小便不利。第 6 节是先因膀胱气化失职,水停于胃,津不上输而渴,饮则拒而不纳,故水入则吐。两者在病机上虽有不同,但停水则一,故皆用五苓散利小便以泄水,水去则渴与呕吐自愈。

脉浮发热,渴欲饮水,小便不利者,猪苓汤主之。(14)

[**提示**] 指出热伤阴分、小便不利的证治。

[**讨论**] 本证与五苓散证候相同，只是症状出现的先后不同。五苓散证是先小便不利而引起热与渴；猪苓汤证是先热渴而引起小便不利，小便不利乃因热渴而引起。所以，前者用五苓散从表里分消其水；后者由于热甚伤阴，故用猪苓汤清热滋阴以利水(图 13－3)。

五苓散证	脉浮发热	表气郁遏，小便不利	治法	表里分消
猪苓汤证		热伤阴分，小便不利		滋阴利水

图 13－3 五苓散证和猪苓汤证

猪苓汤方

猪苓(去皮) 茯苓 泽泻 滑石 阿胶各一两

上五味，以水四升，先煮四味，取二升，去滓，内胶烊消，温服七合，日三服。

方义：方中阿胶滋阴润燥，滑石去热利水，佐以二苓、泽泻利水。因此，本方具有滋阴利水的作用，这是利水而不伤阴的方剂。

小结

以上三节均见于《伤寒论》太阳篇或阳明篇，都是热性病过程中的一种症状，下面是讨论杂病范围内的小便不利证。

二、水气内停

小便不利者，有水气，其人苦渴①，栝蒌瞿麦丸主之。(11)

[**词解**] ① 苦渴：口渴很厉害。

[**提示**] 指出阳虚而小便不利的证治。

[**讨论**] 因小便不利而有水气，可知病因在下焦。其人又苦口渴，这是因为下焦阳气衰微，不能蒸化水气，因而上焦转现燥渴症状。同时又因阳虚不化，水滞不行，可能腰以下有水肿现象。治以栝蒌瞿麦丸为主。

栝蒌瞿麦丸方

栝蒌根二两　茯苓三两　薯蓣三两　附子一枚(炮)　瞿麦一两

上五味，末之，炼蜜丸如梧子大，饮服三丸，日三服；不知，增至七八丸，以小便利、腹中温为知。

方义：如图 13－4。

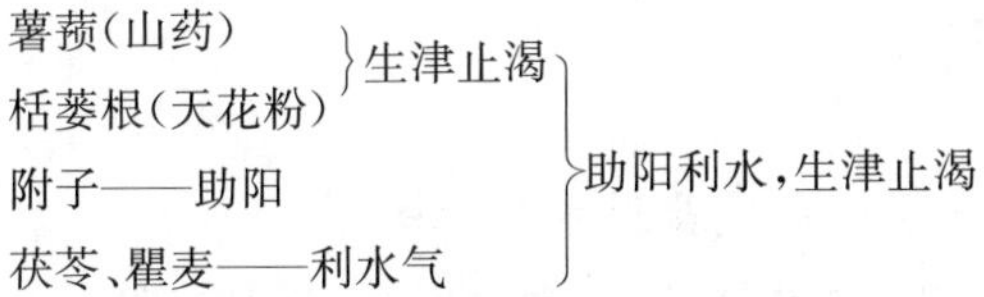

薯蓣(山药)、栝蒌根(天花粉)——生津止渴
附子——助阳
茯苓、瞿麦——利水气
以上合为：助阳利水，生津止渴

图 13－4　栝蒌瞿麦丸方义

方后云“小便利、腹中温为知”，可知本方是治水肿腹冷、小便不利之证(据沈明宗)。

［**参考资料**］　尤在泾：“此下焦阳衰气冷而水气不行之证，故以附子益阳气，茯苓、瞿麦行水气。观方后云，腹中温为知，可以推矣。”

程云来：“薯蓣、栝蒌润剂也，用以止渴生津；茯苓、瞿麦利剂也，用以渗利水气。膀胱者州都之官，津液藏焉，气化则能出矣。佐附子之纯阳，则水气宣行，而小便自利，亦肾气丸之复制也。”

小便不利，蒲灰散主之。滑石白鱼散、茯苓戎盐汤并主之。(12)

［**提示**］　指出小便不利的三种不同方剂。

［**讨论**］　本节只说“小便不利”，并无其他症状，所以举出三方，以便临床选用，如图 13－5。

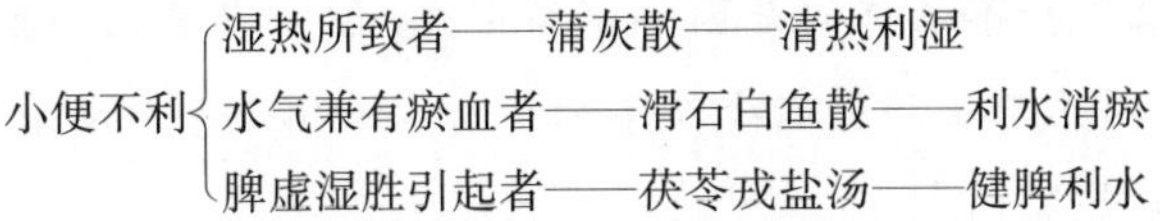

小便不利：
- 湿热所致者——蒲灰散——清热利湿
- 水气兼有瘀血者——滑石白鱼散——利水消瘀
- 脾虚湿胜引起者——茯苓戎盐汤——健脾利水

图 13－5　小便不利证治

蒲灰散方

蒲灰七分　滑石三分

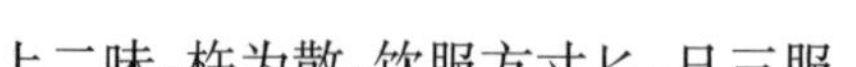

上二味，杵为散，饮服方寸匕，日三服。

滑石白鱼散方

滑石二分　乱发二分（烧）　白鱼二分

上三味，杵为散，饮服半钱匕，日三服。

茯苓戎盐汤方

茯苓半斤　白术二两　戎盐弹丸大一枚

上三味，先将茯苓、白术煎成，入戎盐再煎，分温三服。

方义：蒲灰散由蒲灰、滑石两味组成。蒲灰即蒲席烧灰，能去湿热，利小便；滑石能通九窍，去湿热。《金匮要略》水气篇云："厥而皮水者，蒲灰散主之。"可知本方当有浮肿证候。

滑石白鱼散中的白鱼，即《本经》所载的衣鱼，能利小便；乱发消瘀。两味合用，共奏消瘀、利小便的功效。

茯苓戎盐汤中的戎盐即青盐，有活血、通利小便的作用；茯苓甘淡渗湿；白术甘温健脾。三味配合，有利小便兼能补虚的功效。

小结

上面论述小便不利证，属于伤寒范围的有五苓散证、猪苓汤证；属于杂病范围的有栝蒌瞿麦丸证、蒲灰散证、滑石白鱼散证、茯苓戎盐汤证。

五苓散证与猪苓汤证同是因停水所引起，但前者是因小便不利而引起停水，后者是因热与渴而引起小便不利。所以一用五苓散从表里分消其水，一用猪苓汤清热滋阴利水。

栝蒌瞿麦丸证是由下焦阳虚，不能化水，而引起小便不利与口渴，所以在治法上是温阳化水，生津止渴。

滑石白鱼散证、蒲灰散证、茯苓戎盐汤证均是治小便不利的方剂，临床上可以根据不同证候而选择应用。

淋 病

淋病是临床常见的一种疾病，发病原因也很多。但这里只有两节，概括地指出淋病的一般证候和治疗禁忌，至于具体治法，应参考后世内科专著。

淋之为病，小便如粟状[①]，小腹弦急，痛引脐中。(8)

淋家不可发汗，发汗必便血[②]。(10)

［**词解**］ ① 如粟状：小便中有血色像米屑状的颗粒。

② 便血：这里指尿血。

［**提示**］ 上节指出淋病的一般证候，下节指出淋病的治疗禁忌。

［**讨论**］ 淋病的病变是在肾与膀胱。因为膀胱有湿热蕴结，灼烁津液，凝结成块，致尿液中排出粟粒大的砂石，并且小便困难，淋沥不通，小腹挛急疼痛，甚者疼痛牵引到脐中部位，这是说明淋病总的症状。

淋病多由膀胱蓄热所引起，故虽有恶寒发热的外感证候，不可轻易发汗。如用辛温药发汗，可能引起血热，以致血不循经，就会发生尿血的后果。

［**参考资料**］ 《巢氏病源》："诸淋者，由肾虚而膀胱热故也……膀胱为津液之府，热则津液内溢而流于睾，水道不通，水不上不下，停积于胞，肾虚则小便数，膀胱热则水下涩，数而且涩，则淋沥不宣，故谓之淋。其状小便出少起数，小腹弦急，痛引于脐。又有石淋、劳淋、血淋、气淋、膏淋，诸淋形证各随名。"

结 语

本篇所论的消渴，根据许多注家见解，认为一部分属于热性病过程中的消渴，一部分属于杂病的消渴。如厥阴病消渴以及五苓散证、猪苓汤证、文蛤散证、白虎加人参汤证等，皆属于前者；如趺阳脉浮而数两节以及肾气丸证，则属于后者。虽然如此，但本论的特点是一方可以治数病，而一病又可以用数方，只要在证候相同的原则下，对于方剂的使用，是不受限制的。如白虎加人参汤既可用于热盛伤津的伤寒阳明病，亦可用于同样证候的杂病消渴；又如栝蒌瞿麦丸，在本篇用以治疗小便不利，但也可用治肾消病小便不多之候。此外，猪苓汤既可用于口渴、小便不利，但亦可用于淋病。不过本篇内容的脱简也是事实，参考后世医家的实践经验，来充实诸病的治疗内容，是十分必要的。

水气病脉证并治第十四

本篇主要是论述水气病，在水气病的范围内又分风水、皮水、正水和石水四种证候。又因为黄汗和水气在症状上有相似之处，故附带讨论。此外，本篇还提到气分病和血分病。因为这两者的形成有时可由水气的影响，但有时也可以转化为水气，所以一并附及。

《巢氏病源》对风水、皮水、石水等证都列入水肿候，可知古人所称水气，实际上是包括水肿病在内。

这里所说的水气与痰饮篇所说的水饮，本质上同是水之为病；但痰饮之水是停留于局部，而水气之水则是泛滥于全身。由于两者病机不同，所以在证候的表现上也就有一定的区别。

关于水气病的成因，《素问·水热穴论》说："其本在肾，其末在肺。"又说："肾者，胃之关也，关门不利，故聚水而从其类也。"意思是说：肾主水，位于人体下部，肺主全身气化，位于人体上部；肾水所化之气，又必借助于肺的输布，才能遍及全身。同时，少阴肾脉又上行贯膈入肺，如肾阳衰微，不能化水，水气上逆，影响肺脏通调的功能，就可能发生水肿病。所以说其本在肾，其末在肺，这是一个方面。另一个方面是肾主二阴，肾病则二便不利，二便不利则胃不和，这样，水就不能通畅，于是水气停留而病水。又《素问·阴阳别论》里说："三阴结谓之水。"三阴指脾肺，脾肺寒结则水气不化，亦可形成水病。总之，水病的成因，多属阳气虚寒、水气不化所致；而且与脾肺肾有着密切关系，其中尤以肾脏关系最大。如脾虚不能制水，肺病不能通调水道，肾阳不足不能化水，皆足以形成水肿。

一、辨证

师曰：病有风水，有皮水，有正水，有石水，有黄汗。风水其脉自浮，外证骨节疼痛，恶风；皮水其脉亦浮，外证胕肿[①]，按之没指，不恶风，其腹如鼓，不渴，当发其汗；正水其脉沉迟，外证自喘；石水其脉自沉，外证腹满不喘；黄汗其脉沉迟，身发热，胸满，四肢头面肿，久不愈，必致痈脓。(1)

［**词解**］ ① 胕肿：即浮肿。《素问·水热穴论》："上下溢于皮肤，故为胕肿。胕肿者，聚水而成病也。"

［**提示**］ 总论水气病的证候，并指出风水和皮水的治法以及黄汗的转归。

［**讨论**］ 风水由表邪引起，所以脉象浮，外证骨节疼痛，恶风。皮水与风水相类，属表，由于水气滞留于皮肤，故其脉亦浮，外证浮肿，不渴。风水、皮水皆由外邪引起，而且脉象又皆浮，所以皆"当发其汗"。

正水、石水｝脉沉，腹满身肿｛喘、不喘

图 14-1 石水和正水

正水为肾阳不足，水气停蓄，所以脉象沉迟。肾阳不能化水，水气上逆于肺，故"外证自喘"。石水乃阴寒凝结下焦，故其脉亦沉，外证腹满不喘。如图14-1。

黄汗是水与热互相郁结，所以发热胸满，四肢头面肿，脉象沉迟。如湿和热相持日久，使营气不通，必致发生"痈脓"。

本节对风水外证不言胕肿，正水外证不言腹满，这是省文。其实风水外证也有胕肿，正水外证也有腹满。

黄汗虽身体肿，但汗出色黄而身目不黄，以此为异。

本节皮水的"其腹如鼓，不渴"，《巢氏病源》及《脉经》注均作"其腹如故而不满，又不渴"，可作临床参考。

［**参考资料**］ 《素问·水热穴论》："上下溢于皮肤，故为胕肿。胕肿者，聚水而生病也。"

《素问·阴阳别论》："阴阳结斜，多阴少阳，曰石水，少腹肿。"

《素问·大奇论》："肾肝并沉为石水，并浮为风水。"

《灵枢·邪气脏腑病形》："肾脉微大为石水，起脐已下至小腹腄腄然，上至胃脘，死不治。"

《医宗金鉴》："正水，水之在上病也。石水，水之在下病也……其邪俱在内，故脉均沉迟，皆当从下从温解也。”

太阳病，脉浮而紧，法当骨节疼痛，反不疼，身体反重而酸，其人不渴，汗出即愈，此为风水。恶寒者，此为极虚发汗得之。渴而不恶寒者，此为皮水，身肿而冷，状如周痹①。胸中窒，不能食，反聚痛，暮躁不得眠，此为黄汗，痛在骨节。咳而喘，不渴者，此为脾胀，其状如肿，发汗即愈。然诸病此者，渴而下利，小便数者，皆不可发汗。（4）

［**校勘**］“脾胀”，诸注均作“肺胀”为是。

［**词解**］① 周痹：病名。病在血中，上下游行，周身都痛。

［**提示**］再论水气病的脉证，并概括地指出黄汗、风水、皮水和肺胀的治法和相类之证的辨别。

［**讨论**］太阳病有寒则脉紧身痛，有湿则脉濡身重，有风则脉浮体酸；现在脉浮紧而骨节不痛，身体反重而酸，可知不是伤寒，乃风水之候。风水在表不在里，所以不渴。风固当汗，水在表者亦当汗，故曰“汗出即愈”。然必气盛而体实者，才可发汗而愈；不然则其表益虚，风水虽解而恶寒转增，故曰“恶寒者，此为极虚发汗得之”。这是将太阳病与风水对比，同时又指出治法，并说明风水表虚的不宜发汗。

皮水比风水较深，故渴而不恶寒，身肿而冷，状如周痹。周痹为寒湿痹其阳，皮水为水气淫于肤也。这是指出皮水的证候。

“胸中窒，不能食”，是寒湿停于膈上，胃气不振所致。“聚痛”，指疼痛趋于关节，即下文“痛在骨节”之义。“暮躁不得眠”，是热为寒郁而寒甚于暮的缘故。寒湿外淫，流于关节，湿热互结，因而形成黄汗，故曰：“此为黄汗，痛在骨节。”此段是说明黄汗的证候。

“咳而喘，不渴”，为水寒在肺，此属肺胀。证如水肿，而又属新感，故曰“发汗即愈”。此段指出肺胀的证候和治法。

虽然水气诸病，应该发汗，假如其人渴而下利，小便频数，是津液已伤，故不可发汗。

前条说风水“骨节疼痛”，本条骨节“反不疼，身体反重而酸”，前条说皮水不渴，本条又言渴，前后似乎矛盾。原因在于前者是风与水合而为病，湿流关节，则骨节疼痛；后者是水气浸润于肌肤，所以身体酸重。皮水前云不渴，是病势在外而未入里，故“当发其汗”；此是水气入里，所以口渴，此时治疗就不当发汗而当利水(表 14-1)。

表 14-1　风水、皮水证候和病情的比较

病　名	相同证候	不同证候	病　情
风　水	浮肿,脉浮	恶风,有汗,不渴,骨节疼痛	水气较轻,表证较重
皮　水		不恶风,无汗,或有口渴	水气较重,表证较轻

脉浮而洪,浮则为风,洪则为气,风气相搏,风强则为隐疹[①],身体为痒,痒为泄风[②],久为痂癞[③];气强则为水,难以俯仰。风气相击,身体洪肿,汗出乃愈,恶风则虚,此为风水;不恶风者,小便通利,上焦有寒,其口多涎,此为黄汗。(2)

[词解]　① 隐疹:即风疹之类。

② 泄风:身体痒,是风邪外出的现象,所以称为泄风。《医宗金鉴》说:"泄风即今之风燥疮是也。"可作参考。

③ 痂癞:是结痂的癞疾。隐疹长久不愈,疹子相互融合,状如痂癞。

[提示]　从脉象上辨别风水的原因,从风强气强谈到隐疹和里水。

[讨论]　本节说脉浮为风邪,脉洪为气盛,"风气相搏",是风与气不相上下。如风比气强,则风侵入血分而为隐疹,"身体为痒",是风邪向外的现象,所以称为"泄风";久久不愈则成痂癞,那就不属于水病了。如果气比风强,则风为气所束缚,不得泄于皮肤,两相搏击,因而形成水病,以致身体洪肿,难以俯仰。如汗出则风与气俱去,所以说:"汗出乃愈。"(图 14-2)

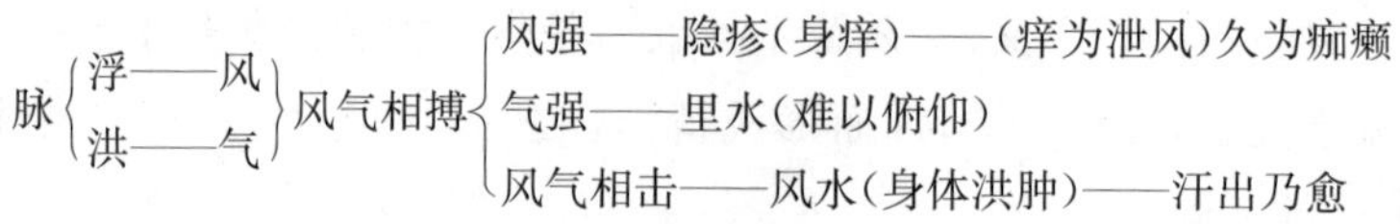

脉{浮——风；洪——气}风气相搏{风强——隐疹(身痒)——(痒为泄风)久为痂癞；气强——里水(难以俯仰)；风气相击——风水(身体洪肿)——汗出乃愈}

图 14-2　风水的脉象

"恶风"是风家本证,既汗而仍恶风,是阳虚征象,所以下文说:"恶风则虚。"若"不恶风,小便通利",既不是阳虚,也不是风水证候,由于上焦有寒,不能约束津液,所以其口多涎。"此为黄汗"四字,《医宗金鉴》认为是衍文,当删为是。

寸口脉沉滑者,中有水气,面目肿大,有热,名曰风水。视人之目裹[①]上微拥[②],如蚕新卧起状[③],其颈脉[④]动,时时咳,按其手足上,陷而不起者,风水。(3)

[校勘]　"如蚕新卧起状",《脉经》《千金方》《外台》均无"蚕"字,据《灵枢·论疾诊尺》及《灵枢·水胀》,以无"蚕"字为是。

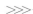

［**词解**］ ① 目裹：《灵枢》作“目窠”，即眼胞。

② 微拥：即微肿。

③ 新卧起状：病人眼眶上微微隆起，像睡眠后刚起来的样子。

④ 颈脉：即人迎脉。

［**提示**］ 指出风水病发展到最严重阶段的脉证。

［**讨论**］ 风水脉象，首节言脉浮，次节言脉洪，本节言脉沉滑，这是风水病逐步发展的不同脉象。风水初起，因有外邪，脉必自浮；如进一步发展，水与热相搏，则脉变浮洪；更重则肿势渐剧，脉转沉滑。作者恐后人见脉沉而误诊为正水，所以提出“有热”两字，说明这是阳证，“名曰风水”。

更要事先注意：如见到病人眼胞微肿，“颈脉动，时时咳”，这是水气上壅和水渍入肺的表现；并重按病人手足，凹陷不起，这便是风水病正在发展阶段，应该早期治疗。

寸口脉弦而紧，弦则卫气不行，即恶寒，水不沾流，走于肠间。(9)

少阴脉紧而沉，紧则为痛，沉则为水，小便即难……(10 上段)

［**提示**］ 从脉证上说明水气的形成与卫气和肾阳有关。

［**讨论**］ 寸口以候表，弦紧为寒。寸口脉弦而紧，则为水寒外束，卫气不行，所以恶寒。卫气不行，则水饮也不能宣化，停留肠间，形成水气。“水不沾流”，喻嘉言作“水不活流”，就是水气停留之意。

少阴属肾，紧脉主寒主痛，沉脉主里主水。少阴脉紧而沉，则为寒自内生而气化不速，其病在肾，故外有身痛，内现小便难，因而病水。

这两节皆阳衰阴胜之证，亦即尤在泾所说“阳气竭者，水与寒结而不行”的水气病。从寸口、少阴的脉证，说明了水气的形成与卫气、肾阳有关。这是作者在《内经》“其本在肾，其末在肺”的理论基础上进一步的发挥。

趺阳脉当伏，今反紧，本自有寒，疝瘕，腹中痛，医反下之，下之即胸满短气。(6)

趺阳脉当伏，今反数，本自有热，消谷，小便数，今反不利，此欲作水。(7)

［**提示**］ 说明水气病的形成，有时与宿疾有关。

［**讨论**］ 趺阳是胃脉，水气病由于脾胃阳虚引起，所以其脉当伏；今反紧，是因为腹中有寒疝、癥瘕、腹中痛等寒疾的缘故。依理寒疾当温而医反下之，阳气重伤，所以发生胸满短气的证候。(图 14-3)

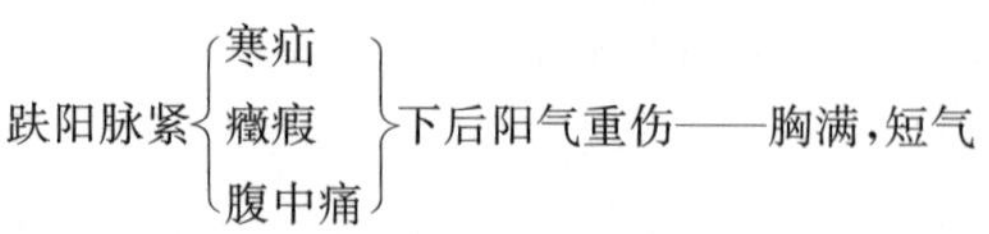
趺阳脉紧
寒疝
癥瘕
腹中痛
下后阳气重伤——胸满，短气

图 14-3　趺阳脉紧

趺阳脉应伏而反数，说明胃中本来有热，有热就应当消谷而小便次数多；现在小便反不利，则水液日积，所以欲作水气。

以上说明水气病的发生，有时与宿疾有关。而且宿疾也有寒有热，寒则伤阳，热则伤阴。但不论阴伤、阳伤，皆可以导致水气病的形成，在临床上应加以审辨。

寸口脉浮而迟，浮脉则热，迟脉则潜，热潜相搏，名曰沉。趺阳脉浮而数，浮脉即热，数脉即止，热止相搏，名曰伏。沉伏相搏，名曰水；沉则络脉虚，伏则小便难，虚难相搏，水走皮肤，即为水矣。(8)

［**提示**］　从脉象变化说明水热互结可以形成水气病。

［**讨论**］　寸口为阳位，浮脉属阳，热为阳邪，故寸口脉浮则为热。如寸口见迟脉，迟脉属阴，阴主潜藏，故寸口脉迟则为潜。“热潜相搏”，则热有内伏之势，而无外发之机，故曰沉。沉是沉而不举，不是指沉脉的沉。

趺阳出于阴部，浮而数的脉象见于趺阳，是热伏止于下。“热止相搏”，则热有停滞之象，而无运行之势，故曰伏。伏是沉伏之意，不是伏脉之伏。

热留于内，与水气相搏，则水亦因之而停留，所以说：“沉伏相搏，名曰水。”同时又因热留于内，则气不外行，因而络脉空虚；热止于中，则阳不下化，因而小便难。如此则不运行的水和气惟有浸润皮肤而已，故曰：“虚难相搏，水走皮肤，即为水矣。”此即尤在泾所谓“阴气伤者，水为热蓄不下”的水气病。

此节文字颇难理解，今参徐忠可之说解释如上，以供参考。

心水者，其身重而少气，不得卧，烦而躁，其人阴肿。(13)

肝水者，其腹大，不能自转侧，胁下腹痛，时时津液微生，小便续通。(14)

肺水者，其身肿，小便难，时时鸭溏。(15)

脾水者，其腹大，四肢苦重，津液不生，但苦少气，小便难。(16)

肾水者，其腹大，脐肿腰痛，不得溺，阴下湿如牛鼻上汗，其足逆冷，面反瘦。(17)

［**提示**］　指出水气波及五脏所反映的不同证候。

［**讨论**］　水气凌心，心阳被困，所以身重少气，烦躁不得卧；阳虚不能下交于

阴，则阴气不化，所以前阴浮肿。

肝的部位在胁下，水气凌肝，不但在胁的下部，同时也波及脾的部位，所以“腹大，不能自转侧，胁下腹痛”。肝主疏泄，水液随之上下，所以“时时津液微生，小便续通”。

肺主气，治节一身，病水则失其统御之权，故身肿；无气以化水，则小便难，常常水粪夹杂而下，形如鸭子的大便。

脾主腹，行气于四肢，病水则腹大，四肢苦重。脾虚不能为胃行其津液，所以津液不生，而且感到气短和小便困难。

身半以下，肾气主之，水在肾，则腰痛，脐肿，腹大，不得溺，阴下湿如牛鼻上汗。下焦阴盛而阳气不治，故手足逆冷。阴盛于下，阳衰于上，故面反瘦。

以上所论五脏水肿，综合多数注家意见，大致认为是五脏受到水气的影响而反映出各种不同的证候；又因水去则证候消失，所以不举治法。魏念庭说：“是五水又以分附于五脏而得名矣，治之者亦异其处而不易其法也。”这就是说，临床上应根据证候，以治水方法进行治疗，不必从五脏字面上去追求。

二、治疗原则

师曰：诸有水者，腰以下肿，当利小便；腰以上肿，当发汗乃愈。(18)

［**提示**］ 概括性地指出水气病治疗的两大法则。

［**讨论**］ 如图 14－4。

水气病 { 腰以下肿——病势在下在里——利小便
腰以上肿——病势在上在表——发汗

图 14－4 水气病的治疗原则

“诸有水”，指一切因水气而致的疾病。腰以下属阴，病势在下在里，当以利小便法，使停留在身半以下的水从小便排泄；腰以上属阳，其病在上在表，当用发汗法，使停留在身半以上的水从汗液排泄。

本节治法，即上下表里分消之法，实质上也就是因势利导的方法。但这仅是一般常规，并不能代表水气病的具体治法，主要还应分别病情的寒热虚实；而且发汗和利小便，只能用于阳证、实证，不能用于阴证、虚证。同时人体上下表里是相互联系的，有许多当利小便的证候中，须先行发汗而后小便始通。因为肺主全身气化，又是水的上源，假使肺气不宣，则肾气不降。所以有屡进利尿药而小便终不通利者，又有当用汗法的证候，必须兼利小便而后始愈。原因是单纯发汗，表气虽疏而在里的水气未能尽去，故又须兼利小便以排泄未尽之水。

夫水病人，目下有卧蚕，面目鲜泽，脉伏，其人消渴。病水腹大，小便不利，其脉沉绝者，有水，可下之。(11)

［**提示**］ 指出水病可下的脉证。

［**讨论**］ 目下有卧蚕，面目鲜泽，是水停皮下。“脉伏”较沉为更甚，说明里水已成。“消渴”即口渴，是水饮内盛，津液不能上润所致。“沉绝”即伏脉。

以上两节是水气病的治疗原则，即《素问·汤液醪醴论》所说的“开鬼门”“洁净府”“去菀陈莝”之法。所谓“开鬼门”即是发汗，“洁净府”即是利小便，“去菀陈莝”即是攻下。但《内经》只提出这三条原则，至于如何运用，却没有明确说明。仲景在《内经》的基础上，指出身半以上肿宜汗，身半以下肿宜利小便，脉沉绝而属于实证的宜攻下，因而规定了治疗水气病的原则。

［**参考资料**］ 唐容川：“可下之，谓水不去则温补无益，如十枣汤之类急夺去之，然后再议温补也。”

《何氏医碥》：“病水腹大，小便不利，脉沉甚，可下之，十枣汤、浚川散、神佑丸、禹功散、舟车丸之类。盖水可从小便利，亦可从大便泄也。”

问曰：病者苦水，面目身体四肢皆肿，小便不利，脉之，不言水，反言胸中痛，气上冲咽，状如炙肉①，当微咳喘，审如师言，其脉何类？师曰：寸口脉沉而紧，沉为水，紧为寒，沉紧相搏，结在关元②，始时尚微，年盛不觉，阳衰之后，荣卫相干，阳损阴盛，结寒微动，肾气上冲，喉咽塞噎，胁下急痛。医以为留饮而大下之，气击不去，其病不除；后重吐之，胃家虚烦，咽燥欲饮水，小便不利，水谷不化，面目手足浮肿；又与葶苈丸下水，当时如小差，食饮过度，肿复如前，胸胁苦痛，象若奔豚，其水扬溢，则浮咳喘逆。当先攻击冲气，令止，乃治咳，咳止，其喘自差。先治新病，病当在后。(20)

［**词解**］ ① 状如炙肉：形容喉咽部如有烤过的肉块梗塞一样。

② 关元：这里泛指下焦。

［**提示**］ 举例说明治疗水气病必须根据先后缓急的原则。

［**讨论**］ 本节以问答形式进行阐述，全节可分三部分讨论。

本证的形成过程：从“寸口脉沉而紧，沉为水，紧为寒，沉紧相搏，结在关元”来看，说明本证在年盛时候水寒之气已结聚在于下焦。当时没有发病的原因：

①病邪尚轻;②由于年盛阳气未衰,虽有水寒之邪,但不致发病。到了中年以后,阳气逐渐衰弱,营卫的运行也就不畅,此时,潜伏在下焦的水气逐渐扩展,挟肾气上冲,因而形成喉咽寒噎,胁下急痛等证。

此时宜用温肾祛寒的方法治疗,假使误用吐下之法,则会造成变证。下面就是误治之后的变证情况。

误治后的演变情况:首先误认胁下急痛为悬饮而用攻下之法,如十枣汤等,由于药不对证,正气伤而病邪未除,所以说"其病不除"。其后又误认为病变在于上焦而用吐法,这时不仅冲气不去,反而使胃部受到损害,既伤胃阳,又耗胃阴,所以发生虚烦和咽中干燥,渴欲饮水等证。小便不利,为阳气不能化水。既经误下,又复误吐,脾胃阳气更虚,以致饮多不能消化,水气泛滥,面目手足浮肿。

最后见到浮肿,又用葶苈丸下水,但葶苈丸只能治标,不能治本,所以"当时如小差"。由于脾胃阳气未复,饮食不节,故肿复如前;并且冲气上冲,胸胁疼痛,好像奔㹠病的样子;由于水气犯肺,而现咳嗽气喘等证。

总的来说,此病是先有积水,继而冲气,复因吐下而浮肿咳喘。因此,处理方法必须辨别先后缓急,由于冲气为急,故先治其冲气;持冲气平后,再治其咳,咳止,喘息自减;最后治疗腹水本病。此即第一篇先治新病、后治痼疾之意。

三、证治分类

(一) 风水证治

风水,脉浮,身重,汗出恶风者,防己黄芪汤主之。腹痛加芍药。(21)

[**提示**] 指出风水表虚的证治。

[**讨论**] 脉浮为风,身重为水,汗出恶风为表虚卫气不固之证,故用防己黄芪汤以益气行水。如见腹痛,则于本方中加芍药以止痛。

本节与痉湿暍篇第22节防己黄芪汤证症状相同,只是风水作风湿。可以体会水湿本是同类,不过程度的轻重及由于流注的部位不同,因而表现的证候也就有些区别,但治疗总以辨证论治为主,所以本节亦用防己黄芪汤。

防己黄芪汤方

防己一两　黄芪一两一分　白术三分　甘草半两(炙)

上锉，每服五钱匕，生姜四片，枣一枚，水盏半，煎取八分，去滓，温服，良久再服。

方义：参痉湿暍篇防己黄芪汤条。

风水恶风，一身悉肿，脉浮不渴，续自汗出，无大热，越婢汤主之。(22)

［**提示**］ 指出风水内热的证治。

［**讨论**］ 证候、病机与治法，如图 14－5。

恶风，脉浮不渴——感受风邪
一身悉肿——水溢皮肤
续自汗出——内热壅盛
无大热——因续自汗出而表无大热
}风水内热证

图 14－5 风水的证候、病机与治法

治疗以越婢汤发越水气，兼清内热。

与防己黄芪汤证的比较：越婢汤与防己黄芪汤同样治疗风水，但在症状、病机和治法方面有其相同和不同的地方。脉浮汗出恶风，是两者相同的，所不同的是：

(1) 越婢汤证是一身悉肿，防己黄芪汤证是腰以下肿，身重。

(2) 越婢汤证的汗出由于内热熏蒸，防己黄芪汤证的汗出由于表虚。

(3) 越婢汤意在发越水气，防己黄芪汤意在益气扶表利水。

关于本证渴与不渴的讨论：风水病的口渴问题，《素问·评热论》载风水有口干苦渴之证。本篇第 4 节云："其人不渴，汗出即愈，此为风水。"可见风水是有渴或不渴的。尤在泾谓：口渴是越婢汤证应有的症状，不过越婢汤用石膏，伍麻黄、生姜，目的在于发越水气而不在渴与不渴。因此，风水病口不渴者亦可用越婢汤。据病情推测，越婢汤证可能有口渴，但不是说口不渴的就不可用越婢汤。

越婢汤方

麻黄六两　石膏半斤　生姜三两　甘草二两　大枣十五枚

上五味，以水六升，先煮麻黄，去上沫，内诸药，煮取三升，分温三服。恶风者，加附子一枚(炮)。风水，加术四两(《古今录验》)。

方义：本方麻黄与石膏同用，目的在于发越水气，甘草、姜、枣，调和营卫。本

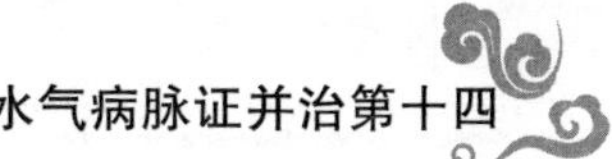

方应用于全身浮肿，咳逆喘息，或渴或不渴，有汗或无汗，脉象浮滑等证。

水之为病，其脉沉小，属少阴。浮者为风；无水虚胀者为气。水发其汗即已，脉沉者宜麻黄附子汤，浮者宜杏子汤。（25）

［**提示**］ 以脉之浮沉辨别风水和少阴证，并指出水肿与虚胀亦宜分别。

［**讨论**］ 水气脉沉小是少阴虚寒证，亦即所谓肾水。脉浮为风，即指风水；如小便自利无水肿外证的，则为虚气浮胀，治疗时不能和水气一样看待。因为水病可以发汗，而气病则不可发汗，并且水病发汗的方法亦有不同，如图14－6。

水病——发汗 { 脉沉——麻黄附子汤——温经发汗
脉浮——杏 子 汤——宣肺利气

图14－6 水病发汗的方法

本节的脉沉，与越婢加术汤证的脉沉亦自不同。前者是脉沉细而无力，故属少阴；而后者则为沉而有力。

麻黄附子汤方

麻黄三两　甘草二两　附子一枚（炮）

上三味，以水七升，先煮麻黄，去上沫，内诸药，煮取二升半，温服八分，日三服。

杏子汤方未见，恐是麻黄杏仁甘草石膏汤。

方义：麻黄附子汤本为少阴伤寒温经发汗之剂，今用以治少阴水气，目的在于用甘草麻黄汤发汗消肿，加附子以助阳温经。关于杏子汤的药物组成已脱漏，林亿等认为是麻杏甘石汤。但本证脉浮不一定为有内热，所以石膏并不是肯定使用的。《医宗金鉴》主张用麻黄杏仁甘草汤，是比较中肯的。

［**参考资料**］ 魏念庭："杏子汤之方，内水湿而外风寒，其挟热者可以用麻杏甘石也。如不挟热者，莫妙于前言甘草麻黄汤加杏子，今谓之三拗矣。"

（二）皮水证治

皮水为病，四肢肿，水气在皮肤中，四肢聂聂[①]动者，防己茯苓汤主之。（23）

［**词解**］ ① 聂聂：动貌，"聂聂动"与瞤动略同。《素问·平人气象论》云："厌厌聂聂如落榆荚。"

［**提示**］ 指出皮水，水在肌表的证治。

［**讨论**］ 证候、病机与治法：本节皮水是水在肌表，不一定夹有外邪。防己

茯苓汤中的桂枝是合茯苓以驱肌表之水，并非解表。尤在泾说“桂枝得茯苓则不发表而反利水”，此言最切实际。“四肢肿”“聂聂动”，是水气浸淫于肌腠所致。

防己茯苓汤与防己黄芪汤的比较：本方即防己黄芪汤去白术加桂枝、茯苓，可见本方专主肌表有水气，而防己黄芪汤则主表里均有水气。再从两方中药物分量来看，防己黄芪汤中防己一两，黄芪一两一分；防己茯苓汤中防己三两，黄芪三两，而且用桂枝。这更显然可见防己茯苓汤证表分之水特重，而且水气遍于全身；防己黄芪汤证里分之水较重，而且水气偏重于下部。

防己茯苓汤方

防己三两　黄芪三两　桂枝三两　茯苓六两　甘草二两

上五味，以水六升，煮取二升，分温三服。

方义：防己、茯苓善驱水气，桂枝、茯苓行水，黄芪、甘草补中气，并增强防己、茯苓利水的作用。

［**参考资料**］《巢氏病源·水分候》：“水分者，言肾气虚弱不能制水，令水气分散流布四肢，故云水分。但四肢皮肤虚肿聂聂而动者，名水分也。”

徐忠可：“按前皮水所注证皆不列，谓挈皮水二字即概之也。又特揭言四肢肿，聂聂动，以申明水气在皮肤中之状，而后皮字义晓然矣。”

里水者，一身面目黄肿，其脉沉，小便不利，故令病水。假如小便自利，此亡津液，故令渴也。越婢加术汤主之。(5)

［**校勘**］“里水”，《脉经》《外台》俱作“皮水”。“黄肿”，《脉经》作“洪肿”。

［**提示**］指出皮水有内热的证治。

［**讨论**］一身面目洪肿而又脉沉，知为水气内盛，泛溢于皮肤所致。小便不利，口渴，是水病本证；假使因小便自利而口渴，是由于亡津液，非越婢汤所主。“越婢加术汤主之”一句，许多注家认为应在“故令病水”句之下，为是。

这里的“脉沉”，是沉而有力，乃水气内盛，壅遏皮肤所致，在越婢汤中加术，是为着加强逐湿作用。如理解脉沉为里水，或疑为少阴，越婢汤就难于使用了。

里水，越婢加术汤主之，甘草麻黄汤亦主之。(24)

［**校勘**］“里水”，《外台》引范汪作“皮水”。又说：“皮水一身面目悉肿，甘草麻黄汤主之。”

［**提示**］ 指出皮水两种不同的治法。

［**讨论**］ 本节越婢加术汤与甘草麻黄汤同治皮水，但据中风篇附方《千金》越婢加术汤主治中有谓："腠理开，汗大泄。"本节甘草麻黄汤服法上说："温服一升，重复汗出，不汗再服。"可知越婢加术汤证是有汗的，而且汗比较多，汗多的原因由于内热所迫。甘草麻黄汤证是无汗的，无汗的原因由于表实。此外，越婢汤证多口渴，而甘草麻黄汤证则不渴。二方的鉴别如图 14－7。

越婢加术汤｝皮水｛有汗，口渴（内热盛）
甘草麻黄汤｝　　　｛无汗，不渴（表实，内无热）

图 14－7　越婢加术汤和甘草麻黄汤的鉴别

不过越婢汤证由于多汗，就容易造成表阳虚的恶风证，所以在方后提到恶风加附子。至于使用甘草麻黄汤时，如脉浮而涩或沉小，应考虑是否阳虚，如此，则甘草麻黄汤必须慎用。

越婢加术汤方

即于越婢汤内加白术四两。

甘草麻黄汤方

甘草二两　麻黄四两

上二味，以水五升，先煮麻黄，去上沫，内甘草，煮取三升，温服一升，重复汗出；不汗再服，慎风寒。（表 14－2）

表 14－2　风水、皮水证治归纳表

病名	病机	主要证候	方剂	方剂作用
风水	风水表虚 风水内热	脉浮身重，汗出恶风 一身悉肿，脉浮不渴（或渴），续自汗出，无大热	防已黄芪汤 越婢汤	益气行水 发越水气，兼清里热
皮水	水在皮肤 皮水挟热 水气郁表 水阻阳气	四肢肿，聂聂动 一身面目洪肿，脉沉，小便不利 同越婢加术汤证而无汗，口不渴 通体浮肿，四肢厥冷	防已茯苓汤 越婢加术汤 甘草麻黄汤 蒲灰散	扶表通阳利水发越水气，兼以逐湿 发汗行水 利水

方义:甘草麻黄汤即甘草、麻黄二味组成。功能发汗,消水肿,用于皮水内无热而表实的证候。

厥而皮水者,蒲灰散主之(方见消渴中)。(26)

[**提示**] 皮水而有四肢厥冷的证治。

[**讨论**] 水气郁滞,阳气不能畅达于四肢,于是身肿而四肢厥冷,故用蒲灰散利小便,去其水则厥与浮肿自愈。本证与阳气虚寒的厥冷必须用桂、附者不同,这也是属于原因疗法。

四、预后

……脉得诸沉,当责有水,身体肿重。水病脉出者死。(10 下段)

[**提示**] 从脉候上判断水气病的预后。

[**讨论**] 水病脉多沉,若诊得沉脉而又兼有身体肿重,应当肯定有水气。如果脉不沉反而盛大无根,这是正气外脱的现象,故主死。

脉 { 浮——外鼓有力,按之有根
　　出——浮而躁盛,按之无根

图 14-8　水病的预后

脉出谓脉盛大无根,即轻按有脉,重按无脉,它与风水病脉象浮而有力完全不同(图 14-8)。一般来说,脉出主死,不但水气病如此,凡病势深沉脉转躁盛者,多属不治之证;如病势深而脉象微弱的,虽难治尚可救。此外,如阴证服药后而脉暴出者,亦死。伤寒少阴病服白通加猪胆汁汤后,脉暴出者死,微续者生,与此同一理由。

问曰:病下利后,渴饮水,小便不利,腹满因肿者,何也?答曰:此法当病水,若小便自利及汗出者,自当愈。(12)

[**提示**] 指出水气病的自愈机制。

[**讨论**] 下利后津虚则渴,渴则引饮,阳虚者水饮不化,小便不利,致水气无由排泄,故腹部胀满,因而渐成水肿,这是水气病的预兆。若小便自利,则水从下泄,汗出则水从外泄,虽多饮亦不病水。

附　血分

师曰:寸口脉沉而迟,沉则为水,迟则为寒,寒水相搏,趺阳脉伏,水谷不化,脾气衰则鹜溏,胃气衰则身肿。少阳脉卑[1],少阴脉细,男子则小便不利,妇人则经水不通,经为血,血不利则为水,名曰血分。(19)

［词解］ ① 脉卑：沉弱或低弱的意思。

［提示］ 论述因血分病而引起水气病的病理和脉证。

［讨论］ 寸口属阳，如寸口脉沉则为水，寸口脉迟则为寒，寒与水相互搏结，以致脾胃阳微，趺阳脉便现沉伏。因脾衰则水谷不化，于是水粪杂下，好像鸭子的稀薄大便；胃衰则不能分消水液，于是水气外溢肌表而成身体浮肿。少阳脉主三焦，少阳脉衰，则决渎失职，在男子则小便不利。少阴主肾与胞宫，少阴脉细，则下焦虚寒，在女子可以引起经水不通。由于月经不通，障碍了水气的运行，于是水液积聚而成为水肿。这种水肿，虽然是水病，实际上则是由于月经障碍而引起，所以名曰"血分"。

少阳脉诊于何处，古今注家尚无定论。假使从三焦和肾脏功能方面来讲，三焦为决渎之官，如三焦功能低弱，可以影响小便不通，因而形成水病；肾主下焦，如下焦真阳衰微，寒气凝聚，在女子可以影响经水不通，因经水不通，可以引起水气病。

本节主要精神，是在于说明妇人病水，也有因血分病而引起的；那么在治疗时就不能单纯治水，而是应该考虑先治血病，后治水病。

此外，还有先病水而后影响经水不磕的，如《脉经》里说："经水前断后病水，名曰血分，此病难治；先病水，后经水断，名曰水分，其病易治。"因为血分深而难通，血不通则水不行，故云难治；水分浅而易行，水去则经自下，故云易治。从这里也可以理解因水气病而引起经水不通的，应考虑到以治水为主。

对血分病的治疗，本篇未曾出方，《医宗说约》云："有血分证，妇人先经水断绝，而后四肢肿满，小便不通，此血瘀水道，以通经为主，宜小调经散。"（琥珀、没药、当归、桂心、白芍、细辛、麝香为末，生姜汁、黄酒调服）可供参考。

气分

师曰：寸口脉迟而涩，迟则为寒，涩为血不足；趺阳脉微而迟，微则为气，迟则为寒。寒气不足，则手足逆冷；手足逆冷，则荣卫不利；荣卫不利，则腹满胁鸣相逐，气转膀胱，荣卫俱劳。阳气不通即身冷，阴气不通即骨疼；阳前通则恶寒，阴前通则痹不仁。阴阳相得，其气乃行，大气一转，其气乃散；实则失气，虚则遗溺，名曰气分。(29)

［提示］ 用寸口、趺阳合诊法，说明气分的病机。

［讨论］ 水与气的关系很密切，水得阳则化为气，气得阴则化为水，水不运行则停留而为水肿；故阳气衰微不能蒸化，是水肿病发生的一大原因。

寸口脉迟而涩，趺阳脉微而迟，迟与微是阳气虚寒，涩为血不足，气血不足而有寒，则营卫运行不畅，因而手足逆冷。由于脾胃阳微，阴气独胜而寒从内生，于是发生腹满和胁鸣，矢气和遗尿，是阴阳相失的现象。

阴和阳本来是相互依存的。阳气温于表，故不通则身冷；阴气濡于里，故不通则骨节疼痛。所谓不通是虚极而不行，与有余而壅的不同。

如果阳气先通而阴气未通，则阴失阳而恶寒；如阴气先通而阳气未行，则阳气独滞而发生麻痹不仁。此乃阴阳失去维系之故。

阴阳本来是相得而不可相失的，必须阴阳相得，然后上下内外之气才能畅通无阻，所以说："阴阳相得，其气乃行，大气一转，其气乃散。"

"大气"即指正气，也可以说是阳气或宗气，必须大气能够振奋，然后水寒凝结之气自会消散。矢气和遗溺，皆阴阳相失的现象。所谓"气分"，是水寒之气乘阳气之虚而病在气分的意思。

气分，心下坚，大如盘①，边如旋杯，水饮所作，桂枝去芍药加麻辛附子汤主之。(30)

心下坚，大如盘，边如旋盘，水饮所作，枳术汤主之。(31)

［**校勘**］"旋杯""旋盘"，《灵枢·邪气脏腑病形》《难经·五十八难》都作"复杯"。

［**词解**］① 心下坚，大如盘：谓心下坚如盘子那样大。按之虽外坚而中空无物，故名复杯。

［**提示**］此承上节而补叙气分的症状，并出方治。

［**讨论**］《巢氏病源》："夫气分者，由水饮搏于气，结聚所成。"《肘后》和《外台》的记载亦是如此。可知本节所谓气分证候，正是水饮所作。也就是上节所说，气分病而大气不转之候。这里所应注意的是：两节证候相同而方治迥异。《医宗金鉴》认为第29节"名曰气分"之下，当有第30节"桂枝去芍药加麻辛附子汤主之"一句。由此可以理解，气分证而有手足逆冷，腹满胁鸣相逐，或骨疼，或恶寒，或痹不仁等证，当用桂枝去芍药加麻辛附子汤；如没有此等兼证，宜用枳术汤。

桂枝去芍药加麻辛附子汤方

桂枝三两　生姜三两　甘草二两　大枣十二枚　附子一枚(炮)　麻黄　细辛各二两

上七味，以水七升，煮麻黄，去上沫，内诸药，煮取二升，分温三服，当汗出如虫行皮中，即愈。

枳术汤方

枳实七枚　白术二两

上二味，以水五升，煮取三升，分温三服，腹中软，即当散也。

气分，心下坚而有恶寒逆冷、腹满、胁鸣等证——桂枝去芍药加麻辛附子汤。心下坚而无上述证候——枳术汤。

气分和水分，是可以相互影响的，也正如前面所说水得阳则化为气，气得阴则化为水。可知胀病日久，亦可变成水肿。

桂枝去芍药加麻辛附子汤，即桂枝汤去酸寒的芍药，加温经散寒的麻黄、附子、细辛，目的是用调和营卫、温经散寒的方法以治水饮虚寒。方后云“汗出如虫行皮中，即愈”，这是阳气通于营卫，生理功能开始恢复的现象。

枳术汤是用枳实、白术两味组成，用枳实消痞逐水，白术健脾去湿。服后“腹中软”，是水湿阴寒“当散”的征象。

以上三节是论气分病的病机和证治。其中“大气一转，其气乃散”，是本病的治疗注意点。所谓“心下坚，大如盘……”就是大气不转的证候。

黄汗

问曰：黄汗之为病，身体肿（一作重），发热，汗出而渴，状如风水，汗沾衣，色正黄如柏汁，脉自沉，何从得之？师曰：以汗出入水中浴，水从汗孔入得之，宜芪芍桂酒汤主之。（27）

黄汗之病，两胫自冷；假令发热，此属历节。食已汗出，又身常暮盗汗出者，此劳气也。若汗出已反发热者，久久其身必甲错，发热不止者，必生恶疮。若身重，汗出已辄轻者，久久必身瞤，瞤即胸中痛，又从腰以上必汗出，下无汗，腰髋[①]弛痛，如有物在皮中状，剧者不能食，身疼重，烦躁，小便不利，此为黄汗，桂枝加黄芪汤主之。（28）

［**词解**］　① 腰髋：髋音宽，指髋骨部分。

［**提示**］　指出黄汗的成因、证治和鉴别。

［**讨论**］ 黄汗的成因：第 27 节指出“以汗出入水中浴，水从汗孔入得之”，说明本病的形成是由于劳动后汗出入水中，水与热互郁于肌表所致。但黄汗的形成，不必局限于汗出入水。《何氏医碥》说：“寒水遏郁汗液于肌肉，为热所蒸而成黄汗。然汗出入水中浴亦举隅之论耳，当推广之。”此说颇有见地。

证候与病机：本病以身肿、发热、汗出色黄如柏汁为主证，是由于湿热互郁于肌肤所致；其他如口渴、胸满、烦躁等都是本病的或有证，属于湿热交蒸所引起。

鉴别诊断：“身体肿，发热，汗出而渴”，是黄汗与风水共有之证；惟“汗沾衣，色正黄如柏汁”，是黄汗独有的见证。在病因方面，风水因内有水气，外挟风邪，所以脉浮；黄汗是湿热郁滞，阳气不能宣达，所以“脉自沉”。

“两胫自冷”，是阳气被郁而不能下达的现象。黄汗本发热，此谓“假令发热，此属历节”，这里应注意的是：黄汗和历节皆有发热症状，惟历节是一身发热，而黄汗则身热胫冷。此外，在各方面应加以区别，可参看历节病篇。

本文除将黄汗、历节作出区别外，还将黄汗和劳气（虚劳）作出鉴别，如图 14－9。

黄汗、劳气 → 汗出：
- 随时汗出，汗多色黄（黄汗）
- 食后汗出或盗汗（汗色不黄）（劳气）

图 14－9　黄汗和劳气

预后：一般发热，汗出即解。如汗出仍然发热，而且热久不退，必然要伤及血分，所以肌肤干燥如鳞甲；甚则因长期发热，以致营卫不通，因而发生“恶疮”。

黄汗初起，大都身重，这是湿盛所致。在黄汗初起未到严重阶段，汗出之后，便觉轻快；但这种情况如果时间久了，由于出汗损伤阳气，身上的肌肉常有无意识的跳动感。由于上焦阳虚，水气上犯，就可发生胸部疼痛等证。

治法与方剂：本病由于表虚水湿侵入肌腠引起，所以治疗宜扶表祛湿，调和营卫为主。如有身肿、汗多色黄如柏汁、胸满、胫冷等证，可用芪芍桂酒汤。假使只腰以上有汗、下无汗、腰髋弛痛、如有物在皮中状、身疼重等，则为湿郁于内，汗出不彻的现象，宜用桂枝加黄芪汤治疗。

黄芪芍药桂枝苦酒汤方

黄芪五两　芍药三两　桂枝三两

上三味，以苦酒一升，水七升，相和，煮取三升，温服一升，当心烦，服至六七

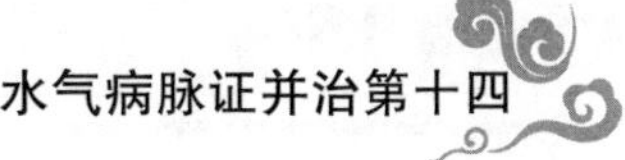

日乃解。若心烦不止者，以苦酒阻故也。一方用美酒醯代苦酒。

桂枝加黄芪汤方

桂枝　芍药各三两　甘草二两　生姜三两　大枣十二枚　黄芪二两

上六味，以水八升，煮取三升，温服一升，须臾饮热稀粥一升余，以助药力，温复取微汗；若不汗，更服。

方义：芪芍桂酒汤用黄芪、桂枝解肌固表，芍药、苦酒和营，同时引桂枝入营分以驱逐水湿。本方主要作用是助阳散邪，以发郁阻之湿。（图 14-10）

芪芍桂酒汤{证候：身体浮肿，汗多色黄沾衣
作用：扶表和营，祛逐水湿

桂枝加黄芪汤{证候：身体疼重，汗少，色淡
作用：助阳散邪，以发郁阻之湿

图 14-10　芪芍桂酒汤和桂枝加黄芪汤

上两方目的皆在于宣达阳气，排泄水湿，但使用标准应掌握：①汗的多少；②汗的透与不透。芪芍桂酒汤证是周身汗出，表气已虚，所以重用黄芪固表。桂枝加黄芪汤证是汗出不透，腰以上有汗，腰以下无汗，所以用桂枝汤解肌和营卫，轻用黄芪助表达邪。

结语

本篇范围相当广泛，内容计有水气、黄汗、气分和血分等，但着重在于论述水气。

本篇将水气分为风水、皮水、正水、石水四种，归纳起来，不外表里两个范围，即风水与皮水属表，正水与石水属里。

水气病的治疗原则，是发汗利小便。但水气病多因阳气衰微，水气停留所引起，因此，对于温运阳气的方法是临床上值得重视的，也可以说温运是水气病的治本方法。如当邪盛证实的时候，又不妨针对病情采用逐水之剂，使病邪从大小便排泄，但这是治标的措施。

气分病主要是阳虚气滞、水饮停留于局部所形成的疾患，因此，治疗原则是以振奋阳气或疏通气机为主。原文所指出的“大气一转，其气乃散”，确是治疗气分病的扼要之论。

正因如此，气分病经久不愈，亦可以转化为水肿，这是临床值得注意的事情。

黄汗和水气在症状上有相似之处，所以附带讨论。

本篇对于水气病的治疗，只侧重在风水和皮水。对于正水和石水的治法固然没有提到，而且对于水气病如原文所提出“可下之”的证候也没有举出方剂；假使同前痰饮篇结合研究，就可以体会该篇里的十枣汤、己椒苈黄丸等，就可以适应于水气病的“可下”证。由此可以理解，痰饮、水气既然是同源异流的疾患，而且在治疗方法的运用上是可以相互通融的，则本篇没有提出里水治法，是有着一定意义的。

黄疸病脉证并治第十五

本篇是专论黄疸病的证治。其中虽将黄疸分为谷疸、酒疸、女劳疸，但其实际范围相当广泛，凡是由各种不同病因所引起的发黄证候，皆包括在内，如湿热发黄、寒湿发黄、外感发黄、火劫发黄、燥结发黄以及虚黄等，但其中以湿热发黄为重点。

《灵枢·经脉》谓："脾足太阴之脉，是主脾所生病者，溏瘕泄，黄疸。"又载："肾足少阴之脉，是主肾所生病者，口热，舌干，烦心，黄疸。"可见黄疸病的形成，总是与脾肾两经有着密切关系。

一、成因

寸口脉浮而缓，浮则为风，缓则为痹[①]，痹非中风，四肢苦烦，脾色必黄，瘀热以行。（1）

趺阳脉紧而数，数则为热，热则消谷；紧则为寒，食即为满。尺脉浮为伤肾，趺阳脉紧为伤脾，风寒相搏，食谷即眩，谷气不消，胃中苦浊，浊气下流，小便不通，阴被其寒，热流膀胱，身体尽黄，名曰谷疸……（2上段）

［**词解**］ ① 痹：在这里有闭的意思，指风热闭藏于脾。

［**提示**］ 说明谷疸的成因与病机。

［**讨论**］ 原文第1节所论寸口脉浮为风，风非外来的风，它的含义是热，热气外熏故脉浮。寸口脉缓为湿，《伤寒论》里说："伤寒脉浮而缓，手足自温者，系在太阴，太阴身当发黄。"这是从脉候上以推测发黄之因是由于湿和热。

“缓则为痹”的“痹”字，是意味着湿和热闭藏于脾，不是风痹疼痛之证，所以说“痹非中风”。

胃为阳土主热，脾为阴土主湿，脾主四肢，为四运之轴，湿热闭藏于脾，故四肢苦烦；如脾脏将它所闭藏的湿热借四运之力转输于外，因而发生黄疸。

原文第 2 节所论，趺阳所以候脾胃，趺阳脉数是胃有热，胃热所以能消谷；趺阳脉紧主脾有寒，脾寒则失去健运功能，所以食后感觉胀满；满则湿生，于是脾湿胃热交互郁结而形成谷疸。

尺脉所以候肾，脉当沉，今反浮，浮则为风伤肾；这里风的含义是热，肾热脾寒是形成黄疸病的又一原因。

胃热脾湿固然是形成谷疸的主因，至于肾热脾寒又如何能形成黄疸，这又联系膀胱气化问题。因为肾与膀胱为表里，下焦有寒，阳气不化，既然可以引起小便不利，如下焦有热，同样可以影响小便不利，原因是“浊气下流”所致。因为浊气下流则伤肾，肾伤则水道不行，如此则湿热无由排泄，因而形成谷疸。不过，胃热脾湿是病之初，肾热脾寒是病之渐，两者是相互因果的。由于“谷气不消”则“胃中苦浊”，“浊气下降”则影响小便不利，小便不利则湿热无由排泄，更能促进谷疸的形成。“阴被其寒，热流膀胱”，即肾热脾寒的互辞。（图 15－1）

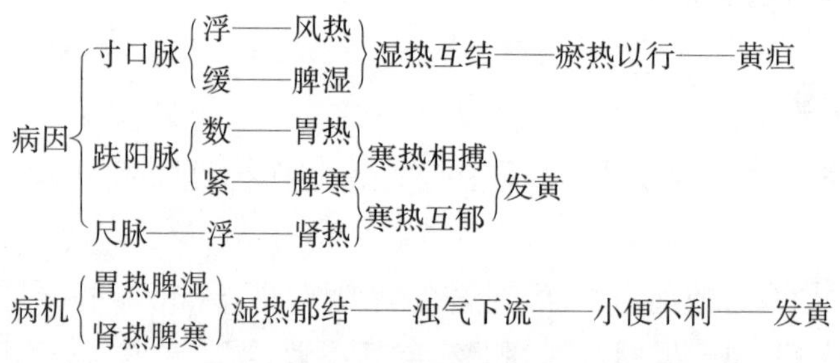

图 15－1　黄疸的病因病机

［**参考资料**］　尤在泾：“趺阳脉数为热者，其热在胃故消谷，脉紧为寒者，其寒在脾故满，满者必生湿；胃热而脾湿，乃黄病之源也。尺脉浮为伤肾者，风伤肾也，趺阳脉紧为伤脾者，寒伤脾也；肾得风而生热，脾得寒而生湿，又黄病之源也。”

陈修园：“此言趺阳脉，以明胃热脾寒，郁而成疸；又言肾脉浮，趺阳脉紧，为

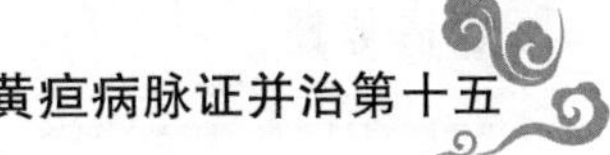

肾热脾寒,亦能郁而成疸。"

二、辨证

脉沉,渴欲饮水,小便不利者,皆发黄。(9)

腹满,舌痿黄①,燥不得睡,属黄家。(10)

[**校勘**] 原注"舌痿",疑作"身痿"为是。

"燥",徐镕及程、魏、尤、《医宗金鉴》诸本并作"躁"。

[**词解**] ① 痿黄:即萎黄,谓身黄而不润泽。

[**提示**] 上面两节是指出湿热发黄和寒湿发黄的不同证候。

[**讨论**] 脉沉为病在里,亦为湿热郁滞的现象。热瘀于里故口渴,饮水而小便不利,则湿热无由排泄,因而发生黄疸。

腹满是太阴寒湿证,是脾不运化所致;但这里的腹满,是腹满而软,它和实热证腹满拒按者不同。"躁不得睡",是湿郁脾胃的现象。腹满而又黄色晦暗,这是属于阴黄。一般来说,阴黄多属转归证候,所以说"属黄家"。

湿热发黄即所谓阳黄,寒湿发黄即所谓阴黄,两者在证候表现上必须加以区别(图 15-2)。

阳黄:心烦,口渴,舌苔黄,脉数,小便短赤,黄色鲜明
阴黄:舌苔淡白,口不渴,手足冷,脉象沉迅,黄色晦暗

图 15-2 阴黄和阳黄

三、证治

(一) 谷疸

谷疸之为病,寒热不食,食即头眩,心胸不安,久久发黄为谷疸,茵陈蒿汤主之。(13)

[**提示**] 指出谷疸的证候及其治疗。

[**讨论**] 本节说明谷疸在没有形成之前,就有一段时间的病理过程,形成这种过程主要是脾湿胃热交互郁结所致。因为脾胃为营卫之源,营卫之源壅塞不利,所以发生寒热;同时也影响了脾胃健运功能,因而食欲不振,即使勉强进食,也足以助长湿热,所以有头眩和心胸不安、腹满、小便不利等一系列症状的产生。由于湿热郁滞之邪既不能从大小便排泄,持续过久,就必然要发生谷疸,所以用

茵陈蒿汤清除湿热，使之从大小便排泄。

茵陈蒿汤方

茵陈蒿六两　栀子十四枚　大黄二两

上三味，以水一斗，先煮茵陈减六升，内二味，煮取三升，去滓，分温三服。小便当利，尿如皂角汁状，色正赤。一宿腹减，黄从小便去也。

方义：茵陈、栀子导湿热，大黄下积滞，使脾胃郁滞之湿热，从大小便排泄。

［**参考资料**］　魏念庭："谷疸之为病，寒热不食，此寒热由内发外，与表邪无涉也；故食即头眩，心胸不安，知为内伤非外感也。久久内蕴酿而热与湿相搏，面目身体发黄，又不同于风寒外袭内溷，因变热之速而发黄之捷也。主之以茵陈蒿汤，湿盛则除，热盛则清之义也。"

徐忠可："头眩为谷疸第一的据也……观方下注云，一宿腹减，此亦必小便不快而腹微胀可知……按：心胸不安与酒疸之心中懊憹亦不同，彼因心中热至有无可奈何之象，此言不安，仅微烦也，即阳明脉迟证所谓发烦头眩耳。"

黄疸腹满，小便不利而赤，自汗出，此为表和里实，当下之，宜大黄硝石汤主之。(19)

［**提示**］　指出黄疸病热盛里实的证候及治法。

［**讨论**］　黄疸病而至腹部胀满，小便不利而赤，是里热极盛的现象。因为里热熏蒸，所以更见自汗，这和阳明病发热汗出须急下之例相同。因为里有实热而表和无病，所以"当下之"以大黄硝石汤。

以上两节虽都是湿热发黄，但在病理情况上都有所不同，大黄硝石汤证是热胜于湿，茵陈蒿汤证是湿热两盛。一般来说，临床上对于黄疸病除首先区别阴黄、阳黄外，还须进一步在湿热发黄的范畴内分别湿胜、热胜，或湿热两盛(图 15－3)。

湿胜于热	证候	舌苔白腻，倦怠少食，恶心呕吐
热胜于湿		舌苔黄燥，小便短赤，口渴，心烦
湿热两盛		舌苔黄腻，小便短赤，心胸烦闷

图 15－3　黄疸病热盛里实的证候

大黄硝石汤方

大黄　黄柏　硝石各四两　栀子十五枚

上四味，以水六升，煮取二升，去滓，内硝，更煮取一升，顿服。

方义：方中用栀子、黄柏苦寒清热，大黄攻下里热，硝石于苦寒泻热中兼有燥湿作用，共奏清热通便、利湿除黄之效。

本方是攻下实热的峻剂，必须具有腹部和胁下胀满拒按、二便不利、脉滑数有力等证，才可使用。

（二）酒疸

……心中懊侬而热①，不能食，时欲吐，名曰酒疸。（2下段）

夫病酒黄疸，必小便不利，其候心中热，足下热，是其证也。（4）

酒黄疸，心中懊侬，或热痛②，栀子大黄汤主之。（15）

［**词解**］　① 心中懊侬而热：心中郁闷而感到烦热。

② 热痛：疼痛而有烦热感。

［**提示**］　以上三节是指出酒疸病的证候和治法。

［**讨论**］　所谓酒疸是因饮酒过多所致。因为酒性湿而热，如本体虚寒的则热从寒化而为寒湿，如真阳素旺的则湿从热化而为湿热，上面三节都是湿从热化，所以“心中懊侬而热”。

酒疸本来是湿热内积的证候，如“小便不利”，则湿热无由排泄，因而形成黄疸。“心中热，足下热”，都是内热的表现，而且也是酒疸必具的症状。“热痛”即“心中懊侬而热”进一步加重的结果，这些都是里热太盛的征象。

栀子大黄汤方

栀子十四枚　大黄一两　枳实五枚　豉一升

上四味，以水六升，煮取二升，分温三服。

方义：本方用栀子、豆豉清上焦之热，大黄、枳实除中下焦之实。酒疸偏于热胜的，可用此方清除实热。

以上三节是论酒疸的证候和治法。从方剂来看，栀子大黄汤是栀子、大黄、枳实、豆豉所组成，作用在于清除实热；它和茵陈蒿汤相类似，但在适应证方面，却有显著的不同。如茵陈蒿汤用大黄二两，栀子大黄汤用大黄一两，而且又有枳实、豆豉，可知栀子大黄汤利湿通便的作用不如茵陈蒿汤强，但和胃除烦的作用，则优于茵陈蒿汤。同时，在证候方面，茵陈蒿汤证腹满较显著，病的重点在腹部（肠）；栀子大黄汤证心中懊侬较显著，病的重点在心下（胃）；这是两者不同之点。（表 15－1）

表 15－1　栀子大黄汤与茵陈蒿汤的功用比较

方剂	药物组成	功用	显著症状	病位
栀子大黄汤	栀子、大黄（一两）、枳实、豆豉	和胃除烦	心中懊侬	心下（胃）
茵陈蒿汤	茵陈、大黄（二两）、栀子	利湿通便	腹满	腹部（肠）

酒黄疸者，或无热，靖言了了①，腹满欲吐，鼻燥；其脉浮者，先吐之，沉弦者，先下之。（5）

［**词解**］ ① 靖言了了：说话安静，言语不乱。靖，同静。

［**提示**］ 从脉象的浮沉判断病势趋向，确定治疗方法。

［**讨论**］ 本节“靖言了了”，谓说话安静，言语不乱，原因在于“无热”。所谓“无热”，不是说内无湿热，是指无前节“心中热”的症状。

鼻燥、欲吐，是湿热上冲的表现；腹满是湿热下积。在治法上一般来说，欲吐当吐之，腹满当下之。现在病者既腹满，又欲吐，是成为又可吐、又可下的局势，形成病理上的矛盾情况，这样就不能不取决于脉象。根据病势趋向方面来说，表里上下是有一定联系的，如见脉浮，是病近于上，可以先用吐法；若脉见沉弦，是病近于里，可以先用下法。这是从脉象上指出治疗标准，以解决病势的矛盾。

腹满、欲吐：脉浮——病近于上——先用吐法；脉沉弦——病近于下——先用下法。

前面“心中懊侬”一节是酒疸的正证，本节可以说是变例。因为酒疸的主证是“心中懊侬”或“热痛”，这皆是内热的征象。本节首先指出“或无热，靖言了了”，可知本节无“心中懊侬”或“热痛”等证，说明热不在中焦而在腹部，中焦无热，所以“靖言了了”；相反的，如有热，可知必不“了了”。所以说前节是其常，本节是其变。

［**参考资料**］ 尤在泾：“酒黄疸者，心中必热，或亦有不热者，则其热不聚于

心中，而或从下积为腹满，或从上冲为欲吐、鼻燥也。腹满者，可下之；欲吐者，可因其势而越之；既腹满且欲吐，则可下，亦可吐。然必审其脉浮者，则邪转上，宜先吐；脉沉弦者，则邪近下，宜先下也。”

沈明宗：“详先字，要知吐下之后，再以清解余热，不待言矣。”

酒疸，心中热欲吐者，吐之愈。（6）

［**提示**］ 指出用因势利导的方法以治疗酒疸。

［**讨论**］ “酒疸，心中热欲吐”，是病势有向上的趋势。《素问·阴阳应象大论》上说“在上者因而越之”，所以采用因势利导之法，吐之即愈。

酒疸下之，久久为黑疸，目青面黑，心中如啖蒜虀状[①]，大便正黑，皮肤爪之不仁[②]，其脉浮弱，虽黑微黄，故知之。（7）

［**词解**］ ① 心中如啖蒜虀状：心中有灼热的感觉，亦即心中懊侬之证。

② 爪之不仁：搔爬皮肤没有感觉。

［**提示**］ 酒疸误下，经久转化为黑疸的脉证。

［**讨论**］ 酒疸欲吐的就应该用吐法，如误用下法，不仅损伤胃气，反而导致湿热瘀于血分，时间久了，就会变成黑疸。目青面黑，皮肤爪之不仁，大便色黑，皆是瘀血的征象。此时虽经误下而转变为黑疸，但是致病之因由于酒，所以“心中懊侬”的症状，仍然存在；同时，病由酒疸误治而来，所以皮肤虽黑而带有黄色。

据《巢氏病源》记载：一切黄疸，久久皆变为黑疸。此说颇切实际。

［**参考资料**］ 《巢氏病源》：“黑疸之状，苦心腹满，身体尽黄，额上反黑，足下热，大便黑是也。夫黄疸、酒疸、女劳疸，久久多变为黑疸。”

黄疸病，茵陈五苓散主之。（18）

［**提示**］ 指出湿重于热的黄疸的治法。

［**讨论**］ 本节是黄疸病的轻证，以药测证，当是湿重于热的证候，故用茵陈五苓散清热利湿。

茵陈五苓散方

茵陈蒿末十分　五苓散五分（方见痰饮中）

上二味和，先食饮方寸匕，日三服。

方义：本方即五苓散加茵陈，用五苓散利湿，茵陈清热除黄，适用于小便不

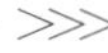

利、内热不甚的黄疸。

［**参考资料**］ 尤在泾："此正治湿热成疸者之法，茵陈散结热，五苓利水去湿也。"

（三）寒湿发黄

阳明病，脉迟者，食难用饱，饱则发烦，头眩，小便必难，此欲作谷疸。虽下之，腹满如故；所以然者，脉迟故也。（3）

［**提示**］ 指出寒湿发黄的证候和治忌。

［**讨论**］ 证候与病机：一般来说，谷疸的脉象应该是数，现在反迟，这显然是属于太阴虚寒证。寒则不能消化水谷，所以不能饱食；饱食则停滞不化而为烦闷，浊气上升则头眩，浊气下流膀胱则小便难。此时一般症状虽和茵陈蒿汤证相似，但疾病本质已经改变，已不是湿热发黄而是寒湿发黄。病既属于虚寒，就应该温而不当下；下之不仅会增加胀满，甚至促使病情恶化。（表 15－2）

表 15－2 寒湿发黄与湿热谷疸的鉴别

证别 \ 项目		症状		治法
		相同点	不同点	
谷疸	湿热	腹满，小便不利，头眩，心烦	身热，脉数有力，色黄鲜明	清热利湿
	寒湿		畏寒不发热，脉迟，色黄黯晦	助阳化湿

［**参考资料**］《医宗金鉴》："谷疸属胃热，脉当数；今脉迟，脾脏寒也。寒不化谷，所以虽饥欲食，食难用饱，饱则烦闷，胃中填塞，健运失常也。清者阻于上升，故头眩；浊者阻于下降，故小便难也。此皆欲作谷疸之征。其证原从太阴寒湿郁黩而生，若误以为阳明热湿发黄下之，虽腹满暂减，顷复如故，所以然者，脉迟寒故也。此发明欲作谷疸，属脾阴寒化而不可下者也。"

黄疸病，小便色不变，欲自利，腹满而喘，不可除热，热除必哕；哕者，小半夏汤主之(方见痰饮中)。（20）

［**讨论**］ 凡黄疸之属于实热的，小便必现赤色。现在小便颜色不变，同时又因脾胃虚寒，而有泄泻的倾向和虚满气喘的症状，这些皆是虚寒现象。如误认为实热证而用栀子、大黄等以除热，必定会损伤胃气而发生呃逆，此时应用小半夏汤温胃以止呃逆，等到呃逆停止，再来治疗黄疸。

（四）外感发黄

诸病黄家，但利其小便；假令脉浮，当以汗解之，宜桂枝加黄芪汤主之(方见

水气中)。(16)

[**提示**] 指出黄疸病表虚挟邪的治法。

[**讨论**] “诸病黄家”指一切由外感或内伤而引起的黄疸。既云“诸病黄家,但利其小便”,又云“假令脉浮,当以汗解之”,可知利小便是黄疸病的正治法。但如有发热恶风、脉浮自汗的表证,仍当解表,若利小便,徒伤津液。故用桂枝汤调营卫以解表,加黄芪扶正托邪,使风邪与湿邪都从微汗而解,这是黄疸病中表虚挟邪的治法。

本节是黄疸表虚而内热不重的证候。如表实证而内热不重的,可参考本篇附方《千金》麻黄醇酒汤;如表实证而内热重的,可参考《外台》许仁则疗急黄麻黄等五味汤(麻黄、葛根、石膏、茵陈、生姜),《外台》谓用此方目的在于“发汗以泄黄势”。

诸黄,腹痛而呕者,宜柴胡汤(方见呕吐中)。(21)

[**提示**] 指出黄疸兼有少阳证的证治。

[**讨论**] 本证是由少阳病所引起的黄疸。临床所见,一般都有往来寒热、胁下痞硬、腹痛,呕吐非必具症状。治疗方法是用小柴胡汤加白芍、茵陈;如兼见潮热便硬,可用大柴胡汤加茵陈,热甚加栀子。

[**参考资料**] 《医宗金鉴》:“呕而腹痛,胃实热也,然必有潮热便硬,始宜大柴胡汤两解之;若无潮热便硬,则当用小柴胡汤去黄芩加芍药和之可也。”

(五) 火劫发黄

师曰:黄疸病,发热,烦喘,胸满,口燥者,以病发时火劫其汗,两热相得;然黄家所得,从湿得之,一身尽发热而黄,肚热,热在里,当下之。(8)

[**提示**] 指出火劫发黄的证治。

[**讨论**] 病在太阳,应该发汗,如用火劫法强迫出汗,则火与热相互搏结,瘀于血分,因而发生黄疸。《伤寒论》太阳篇“太阳中风,以火劫发汗……两阳相熏灼,其身发黄”,所述与本证相同。

原文中提到“黄家所得,从湿得之”,这是意味着黄疸病多得之于湿。惟本节则是火劫发汗后“两热相得”的里热证,特别是“一身尽发热”“肚热”,更是里热的证候无疑;病既属于里热,所以必须下之。

这里的辨证关键在于“一身尽发热”而腹热尤重,则知为热在里。一身尽热是意味着热度很高,毫无恶寒现象;同时,腹热尤重,更证明里热无疑。

本节证候,沈明宗主张用栀子大黄汤,曹颖甫主张用大黄硝石汤,可作参考。

［**参考资料**］ 曹颖甫："黄疸所由成，胃热与脾湿相掺杂者为多，独发热、烦渴、胸满、口燥之证，为亢热而无湿。推原其故，则以方遘他病时，证属阳热，复以火劫发汗，两热相得，便与湿热掺杂之证判若天渊，概云从湿得之可乎？一身尽发热而黄，肚热，仲师既明示人以瘀热在里，直可决为独阳无阴之大黄硝石汤证。"

（六）虚劳发黄

……额上黑，微汗出，手足中热，薄暮即发①，膀胱急②，小便自利，名曰女劳疸；腹如水状不治……（2 中段）

黄家，日晡所发热，而反恶寒，此为女劳得之。膀胱急，少腹满，身尽黄，额上黑③，足下热，因作黑疸，其腹胀如水状，大便必黑，时溏，此女劳之病，非水也，腹满者难治。硝石矾石散主之。（14）

［**词解**］ ① 薄暮即发：意即午后潮热。

② 膀胱急：谓膀胱急，小腹胀满。

③ 额上黑：《灵枢》云，"肾病者，颧与颜黑。"

［**提示**］ 这两节是指出女劳疸的不同类型、证治和预后。

［**讨论**］ 上节是论述女劳疸的本证，下节是论述有瘀血的女劳疸。女劳疸多因房劳伤肾而起，所以叫作女劳疸。正因如此，在证候表现上多是虚损见证。"微汗出，手足中热，薄暮即发"，即相当于虚劳病的骨蒸盗汗；"膀胱急"，即属于虚劳病的"里急"。本证唯一特点是"小便自利"和"额上黑"，因为发病之因非由于湿，所以"小便自利"，这是下焦虚损不能固摄所致。女劳疸本是肾病，如再加上"腹如水状"，是脾肾两败，所以不治。

女劳疸本证治法，这里没有指出，据文献记载，一般是以八味肾气丸为主。此外，《圣惠方》中的鹿茸散（鹿茸、熟地、萸肉、五味、黄芪、牡蛎），亦可对证采用。

下节的"日晡所发热"，即相当于上节的"薄暮即发"。一般来说，日晡发热多见于阳明证；但阳明不恶寒，此则薄暮发热而反恶寒，可知不是阳明热证的发热，而是肾虚有热的发热。"少腹满""大便必黑，时溏"，这是女劳疸而有瘀血的证候。

硝石矾石散方

硝石　矾石（烧）等分

上二味，为散，以大麦粥汁和服方寸匕，日三服，病随大小便去，小便正黄，大便正黑，是候也。

方义：本方由硝石、矾石二味组成。据《本草纲目》载：硝石即火硝，味苦咸，入血分以消坚；矾石入血分以胜湿。两味合用，有消瘀逐浊的作用。又本散是以大麦粥汁和服，目的是取其宽胸益脾。

男子黄，小便自利，当与虚劳小建中汤（方见虚劳中）。（22）

［**提示**］ 指出虚劳发黄的证治。

［**讨论**］ 本节是属于虚劳范畴的萎黄证。由于小便自利，证明证属里虚；由于用小建中汤，证明营卫失调；它与湿性黄疸大有区别。

这里所应注意的问题是小便自利。因为本篇所载黄疸大多有小便不利的证候，最突出的例子，如第 9 节“小便不利者，皆发黄”，又如第 16 节“诸病黄家，但利其小便”；唯本节以及前面所说的女劳疸，皆小便自利。可知凡黄疸属于湿热或寒湿的，大多小便不利；非由湿热或寒湿而引起的如本证和女劳疸，皆小便自利，这是可以肯定的。

本节既云虚劳，毫无疑问的就应该用补药。至于小建中汤不过举例而言，此外如黄芪建中汤、人参养营汤、十全大补汤等，皆可随证选用。

［**参考资料**］ 《金匮要略方论集注》引《阴证略例》：“内感伤寒，劳役形体，饮食失节，中州变寒之病生黄，非伤寒坏之而得，只用建中、理中、大建中足矣，不必用茵陈也。《何氏医碥》云，阴黄小便清白，大便不实，喜静能卧，脉迟弱无力，身冷自汗，当以虚寒治之。仲景所谓男子黄，小便自利，与小建中汤。王海藏谓中州寒生黄，用大小建中，不必茵陈，皆气虚之阴黄也。气虚则脾不运，久瘀于里则脾败而色外见，故黄，其黄色必淡。戴复庵谓失血后多令面黄，或遍身黄，血不荣也，如竹木春夏叶润则绿，至秋则干黄，宜养营汤、十全大补汤，此血虚之阴黄也；此为干黄，小便利，四肢不沉重也。”

《医宗金鉴》：“妇人产后经崩发黄色者，乃脱血之黄色，非黄疸也。今男子劳而小便自利，则知非湿热发黄也。询知其人必有失血亡血之故，以致虚黄之色外现，斯时汗、下、渗、利之法俱不可施，惟当与虚劳失血同治，故以小建中汤调养荣卫，黄自愈矣。”

（七）燥结发黄

诸黄，猪膏发煎主之。（17）

［提示］ 指出黄疸病胃肠燥结的治法。

［讨论］ 术证是湿去燥存，胃肠燥结的萎黄证，惟叙证不详。据《千金方》《外台》的记载，本证应有少腹急满、大便秘结的症状，它和女劳疸的日晡发热或大便黑、时溏有所区别。

猪膏发煎方

猪膏半斤　乱发如鸡子大三枚

上二味，和膏中煎之，发消药成，分再服，病从小便出。

方义：本方用猪膏润燥，乱发消瘀。从药效而论，本方主要作用为润燥通便，促使胃肠功能恢复，则萎黄自退。

［参考资料］《千金方》："太医校尉史脱家婢黄病，服此胃中燥粪下，便差。"

《外台》："近效疗男子女人黄疸病，医疗不愈，身目悉黄，食饮不消，胃中胀热生黄衣，在胃中有干屎使病尔。方以成煎猪脂一小升，温热顿尽服之，日三，燥屎下去乃愈。"

徐忠可："予友骆天游黄疸，腹大如鼓，百药不效，用猪膏四两，发灰四两，一剂而愈。仲景岂欺我哉！"

四、预后

黄疸之病，当以十八日为期，治之十日以上瘥，反剧为难治。（11）

疸而渴者，其疸难治；疸而不渴者，其疸可治。发于阴部①，其人必呕；阳部①，其人振寒②而发热也。（12）

［词解］ ① 阴部，阳部：阴，指里；阳，指表。

② 振寒：即寒战。

［讨论］ 黄疸大多数为湿郁脾经的疾患，黄是脾土之色。以五行合四时来说，土无定位，寄旺于四季之末各十八日。"当以十八日为期"，谓十八日土旺而脾气至，虚者当复，实者当通。如治疗适当，十日以上即可痊愈；不然的话，病势就会加重，所以说"难治"。朱光被说："然非不治也，当临证消息矣。"此说有实践意义，值得参考。

黄疸为湿热外蒸所致，口渴是疸虽成而湿热之内留者仍多，故难治；不渴是湿热尽越于外，里无余邪，故可治。阴部指里，阳部指表；以呕为里证，振寒发热为表证。这里的“渴”与“不渴”，以及“难治”“可治”，仅是一个概念，必须结合全面情况进行研究，未可仅据此以决预后。

结语

本篇所讨论的和痰饮病同样是相当广泛，凡是由外感或内伤所引起的发黄证候，皆属于本篇范畴。但是，黄疸病的成因，毕竟以湿热较多，所以本篇列为重点。

通过本篇研究，可以理解谷疸、酒疸大多属于脾，女劳疸大多属于肾；在《灵枢·经脉》里足太阴、足少阴所生病皆有病黄疸的记载，可知本篇这样的分类是有理论根据的。至于胃肠燥结的发黄，虽是黄疸病的变证，究其实际，它与脾脏也有密切的联系。

又须注意的，本篇虽有谷疸和酒疸之分，其实应该和痰饮分类一样看法，只要在证候相同的原则下，对于方剂的使用是不受限制的。总的来说，还是以辨证为主。

黄疸的辨证方法，首先要分阴黄、阳黄，在阳黄范畴内又当分别湿胜、热胜和湿热两盛。在治法上一般来说，湿胜于热的，宜渗湿利尿，茵陈五苓散为代表方剂；热胜于湿的，宜清热除黄，栀子大黄汤为代表方剂；湿热两盛的，茵陈蒿汤为代表方剂。

由于阳黄病势虽较浅而疗法繁复，阴黄则病势重而疗法比较单纯，所以本篇对黄疸治法是略于阴黄而详于阳黄。

女劳疸应属于阴黄，但这里又分为肾虚和有瘀血的两种；前者属于虚劳范畴的疾患，后者则是女劳疸而有瘀血之候。虚黄多由气血两虚所引起，尤其是在大失血之后更易导致本病的发生，实际上也应属于阴黄。但是女劳疸和虚黄都不是由湿热或寒湿所引起，所以它们发病特征是小便自利，这是两者的辨证关键。

惊悸吐衄下血胸满瘀血病脉证治第十六

本篇是论述惊悸、吐血、衄血、瘀血、下血等的证候及其治法。至于胸满则是瘀血证候中的一个兼证，不是独立疾患。

惊与悸后世每多连称，但所感受的病因以及临床证候却有不同。《素问·举痛论》云："惊则心无所倚，神无所归，虑无所定，故气乱矣。"沈明宗云："惊自外入，悸是内发。悸者，心神恍惚，跳动不能自主之貌也。"可知悸是自觉证，多由气血虚弱，心失其养所致；惊是受到外界惊恐的刺激而引起。

本篇虽将惊悸与血证并论，但重点则在于论述血证。因为肝藏血，惊属肝病，心主血，悸属心病，同时，胸满又为瘀血证中的一种症状，所以合为一篇。

惊　悸

一、成因

寸口脉动而弱，动即为惊，弱则为悸。(1)

［**提示**］ 从脉象上辨别惊悸的成因。

［**讨论**］ 所谓惊悸，即是突然受到外界的刺激所引起的心跳和惊恐证。《资生篇》说："有所触而动曰惊，无所触而动曰悸；惊之证发于外，悸之证在于内。"惊自外来，惊则必气乱，所以脉动而不宁；悸因血虚，所以脉弱而无力。

二、治法

火邪[①]者，桂枝去芍药加蜀漆牡蛎龙骨救逆汤主之。（12）

［**词解**］ ① 火邪：是因使用熏、熨、烧针等方法所引起的病变。

［**提示**］ 指出火邪致惊及其治疗。

［**讨论**］ 关于火邪致惊的症状，这里没有指出。《伤寒论》里说："太阳伤寒者，加温针必惊也。"又说："伤寒脉浮，医以火迫劫之，亡阳，必惊狂，卧起不安者，桂枝去芍药加蜀漆牡蛎龙骨救逆汤主之。"据此，可以理解这里的"火邪"两字，即包括惊狂、卧起不安等症状在内。

本证是病在太阳因误用火劫法，以致热迫神明，因而发生惊狂、卧起不安等证候。

一般来说，过汗亡阳，可以发生两种变证：一种是亡肾阳，可致四肢厥冷；一种是亡心阳，可致心神不安，惊狂恐怖。前者应用四逆汤，后者应用救逆汤。

桂枝去芍药加蜀漆牡蛎龙骨救逆汤方

桂枝三两（去皮）　甘草二两（炙）　生姜三两　大枣十二枚　蜀漆三两（洗去腥）　牡蛎五两（熬）　龙骨四两

上为末，以水一斗二升，先煮蜀漆，减二升，内诸药，煮取三升，去滓，温服一升。

方义：本证是由于表证火劫而引起的病变，故仍在桂枝汤中去芍药加龙骨、牡蛎以收敛耗散的心神。

《本经》谓蜀漆主胸中痰结吐逆，以药测证，本节可能是因过汗引起冲气和痰饮上逆，故用桂枝以平冲，加蜀漆以逐饮，饮去冲平，惊狂可止。又因为芍药酸收，不利于痰饮，所以减去。

本证除惊狂、卧起不安外，可能有胸脘满闷、气冲、脐下悸、舌有黏腻苔、脉象浮滑等证。

心下悸者，半夏麻黄丸主之。（13）

［**提示**］ 指出水饮致悸的治法。

［**讨论**］ 本证是因胃寒不能温化水饮，由于水气上凌，因而发生心悸，它与血虚的心悸不同（图 16－1）。

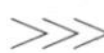

心悸 { 血虚——脉弱，心跳不经常，闻响声则跳，有心悸病史
水饮——脉弦滑，心跳经常，多饮更跳，心下痞，头眩，呕吐 }

图 16-1　辨心悸证候

半夏麻黄丸方

半夏　麻黄各等分

上二味，末之，炼蜜和丸，小豆大，饮服三丸，日三服。

方义：本方用半夏逐饮降逆，麻黄发散水饮，水饮去则心悸自止，这是属于原因疗法。《方极》云"半夏麻黄丸治喘而呕者"，可作临床参考。

［**参考资料**］　张聿青医案："钟左，心下虚悸，脉细濡而右关滑，此由痰水积聚于胸中，阴湿弥漫于下，则心阳浮越于上。长沙独得其旨，故《玉函经》中，一则曰心下悸者为水气，再则曰水停心下，则心下悸。近医每以心营不足目之，未知圣训耳。"

制半夏一钱五分　炒杏仁三钱　云茯苓四钱　橘皮一钱五分　薤白头三钱　瓜蒌仁炒研三钱　生姜汁二匙冲

小结

以上主要是讨论惊悸证，但仅提出火邪与痰饮所引起的惊悸，殆亦详于特殊，略于一般之意。这里所应注意的，救逆汤的治惊，半夏麻黄丸的治悸，都是属于原因疗法；如因虚证所引起的惊悸，亦当以治其原因为主，这是可以理解的。

吐血、衄血

一、成因

夫酒客①咳者，必致吐血，此因极饮过度所致也。（7）

［**词解**］　① 酒客：指素常嗜酒的人。

［提示］ 指出嗜酒是吐血原因之一。

［讨论］ 吐血的原因很多，大体上不外：①热伤血脉，如外感风火暑热，或伤于酒食等。②劳伤血脉，如过度疲劳及房事不节等。③怒伤血脉，如大怒而气火上逆等。这些原因皆能导致血液不循常轨，因而发生吐血。

一般来说，吐血病之由于阴虚火盛者比较多见，但亦有由于过度饮酒而发生。因为酒客热积于胃，如热势上熏于肺则咳，咳久则肺络伤，必致吐血。这是由于饮酒过度所致，在治疗时就不能专治其血，而应该重视病因。

又曰：从春至夏衄者太阳，从秋至冬衄者阳明。（3）

［提示］ 指出衄血与季节和经络的关系。

［讨论］ 太阳包括手太阳小肠，足太阳膀胱；阳明包括手阳明大肠，足阳明胃。这四经的经脉循行部位都经过鼻的区域，所以鼻衄与这些经络有关。

太阳行一身之表，《素问·阴阳离合论》云“太阳为开”，是春生夏长、阳气旺盛的意思，故春夏衄者属太阳；阳明行一身之里，《素问·阴阳离合论》云“阳明为阖”，是秋敛冬藏、阳气内藏的意思，故秋冬衄者属阳明。

本节是说明人体阳气的升降浮沉，与四时气候的变化有关，所以说春夏之衄属太阳，秋冬之衄属阳明。其实鼻衄的原因很多，外感内伤皆有，又何能肯定春夏之衄属太阳，秋冬之衄属阳明？这不过作为归纳疾病的一种方法而已。

二、证治

吐血不止者，柏叶汤主之。（14）

心气不足，吐血、衄血，泻心汤主之。（17）

［校勘］ “不足”二字，《千金方·心虚实门》作“不定”。

［提示］ 指出两种寒热不同的血证论治。

［讨论］ 一般来说，凡吐血证由于热伤血脉的，应当清热；劳伤血脉的，应当治理虚损；怒伤血脉的，应当疏肝理血；皆不能一味止血。但这皆是指一般的或出血量不多的而言。上节所谓“吐血不止”，乃是指大量出血的证候；因为出血过多就容易发生虚寒证候，所以用柏叶汤治疗。

与此相反的，因阳气亢盛，以致引起吐血或衄血，治以泻心汤为主。

下节所谓“心气不足”，即指心中的阴气不足；阴气不足则阳独盛，于是逼血妄行，因而发生吐血或衄血。

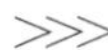

柏叶汤与泻心汤虽同样可以治疗吐血、衄血，但致病之机则显有区别，一温一寒，成为治疗上部血证的两大法则。兹将两者的临床脉证，比较如下(表16-1)。

表16-1　柏叶汤证和泻心汤证的比较

诊法＼证别	柏叶汤证	泻心汤证
望	面色苍白，精神萎靡，舌淡而润，表情安静	面色正常或微赤，神气充实，舌边尖微红，表情烦躁
闻	呼吸均匀	呼吸粗壮
问	口润，便调	口干，便秘
切	微弱无力	弦数有力

柏叶汤方

柏叶　干姜各三两　艾三把

上三味，以水五升，取马通汁一升，合煮，取一升，分温再服。

泻心汤方　亦治霍乱。

大黄二两　黄连　黄芩各一两

上三味，以水三升，煮取一升，顿服之。

方义：柏叶汤中用干姜、艾叶温经，柏叶止血，马通汁引血下行(马通汁即马粪绞汁，后世多用童便代替)，四味相合，共奏温经止血之效。

泻心汤用芩、连、大黄苦寒降泻。本方虽不是直接止血剂，但清热降火，却能起诱导作用；因为血随气行，气火下降，血行亦渐趋宁静，可间接达到止血效果。所以说，泻心即是泻火，泻火即是止血。

三、治疗时的注意点

衄家[①]不可汗，汗出必额上陷，脉紧急，直视不能眴[②]，不得眠。(4)

亡血[③]不可发其表，汗出则寒慄而振[④]。(9)

［**词解**］ ① 衄家：指经常有鼻衄的人。

② 不能眴：指目睛不能转动，亦即直视。

③ 亡血：泛指一切出血证，如吐、衄、崩漏、便血，以及外伤等的出血。

④ 寒慄而振：怕冷作抖。

［**提示**］ 指出失血病人误汗的后果。

［**讨论**］ 这两节见于《伤寒论》太阳篇第 86 条及第 87 条，本篇再次提出，示人对失血病人不可误汗的重要性。

以上两节都是亡血误汗的坏证。但上节是误汗伤阴，下节是误汗伤阳。

血与汗皆为阴，衄家再发汗则重伤其阴。脉为血之府，汗后伤阴，营血亏损，以致额上两旁的动脉，因血脱于上而陷下不起。血不能濡润筋脉，故脉现紧急，目睛不能转动。阴液消亡，则阳气外越而上扰，所以不能睡眠。

亡血相等于亡阴，更发其汗则伤阳，阳伤则卫气虚极，故寒慄而振(图 16－2)。

亡血——误汗 { 伤阴——脉紧急，直视，不得眠
伤阳——寒慄而振 }

图 16－2　误汗伤阴或伤阳

同是误汗，为什么有伤阴或伤阳的不同？这主要决定于内在因素。因为人的体质本来有偏阴或偏阳的不同，如阴虚误汗则伤阴，就会出现脉紧急，目直视，不得眠的阴虚证；如阳虚误汗则伤阳，就会出现寒慄而振的阳虚证。此外，与发汗的方法也有一定的关系。

四、鉴别诊断

病人面无血色，无寒热，脉沉弦者，衄；浮弱手按之绝者，下血；烦咳者，必吐血。(5)

［**提示**］ 指出衄血、下血和吐血的鉴别方法。

［**讨论**］ “病人面无血色，无寒热”一句是总冒，包括了以下衄血、下血、吐血三个方面。面无血色是脱血现象，无寒热指没有外感病的恶寒发热症状。

一般来说，脉沉以候阴，脉浮以候阳，现在衄血而见沉弦，是阴盛阳微的表现。下血脉浮弱，按之绝无，是阴虚阳浮。烦是阴虚现象，烦而且咳，就有吐血的可能。

这里主要指出：病人面色苍白，又没有外感病的恶寒发热，这是由于衄血、下

血或吐血所造成的亡血现象。然后再诊察脉象，如衄血之后而见沉弦的，是阳虚所致；下血而见浮弱的，是阴虚所致；吐血而见烦咳的，是阴虚阳亢而引起的重笃证候。

必须说明，上面的脉象皆是出现于既病之后，不是出现于未病之前，这点应予注意。

［**参考资料**］ 尤在泾："无寒热，病非外感也。衄因内伤者，其脉当沉弦，阴气厉也。脉浮弱，按之绝者，血下过多，而阴脉不充也。烦咳者，血从上溢而心肺焦燥也。此皆病成而后见之诊也。"

五、预后

师曰：尺脉浮，目睛晕黄，衄未止；晕黄去，目睛慧了，知衄今止。（2）

［**提示**］ 指出吐血证从脉证上以决预后。

［**讨论**］ 尺脉主下焦，脉应沉而不虚浮；今反浮，是肝肾虚而有热。由于阴虚阳亢，血郁于上，故目睛呈现晕黄。衄血有此现象，病势有发展的趋势，故知衄未止。

"慧了"是清爽的意思，如晕黄去，目睛清爽，是说明肝肾虚热已退，故知衄血将要停止。同时在目睛慧了之前，首先应是尺脉不浮，这是可以理解的。

夫吐血咳逆上气，其脉数而有热，不得卧者，死。（6）

［**提示**］ 指出吐血预后不良的情况。

［**讨论**］ "有热"谓身有热。吐血后"咳逆上气"，身热"不得卧"，"其脉数"，这是阴液耗损，阴虚阳亢的反应。如此，则阴愈亏而阳愈亢，形成阳盛而阴气衰竭的局势，所以称为"死证"。

关于本节的病理情况，唐容川认为："血随气为运行，气以血为依归。但病血而不病气，则气足以资血源，为可治；但病气而不病血，则血足以招气归，亦为可治……若两无根蒂，不死何为！"此语最为精辟。

为着进一步理解气病、血病的问题，首先要对于气与血的关系加以探讨。《灵枢·决气》里说："上焦开发，宣五谷味，熏肤，充身，泽毛，若雾露之溉，是谓气。"又说："中焦受气取汁，变化而赤是为血。"

所谓血病，即指阴液亏损。如血病气不病，则水谷入胃后自能消化吸收而为血，故谓"气足以资血源"。气病谓阳独胜。如气病血不病，则血犹能供给病理

(阳盛)的需要,因而阳盛自平,故谓“血足以招气归”。

简单来说:血病气不病,则气犹足以化血(资血源);气病血不病,则血犹足以济阳(招气归)。如气血交病,则两无根蒂,故不可治,本节即属此候。

吐血:血病(阴液亏)气不病,则气犹足以生血(资血源);气病(阳独盛)血不病,则血犹足以济阳(招气归)。气血交病,两无根蒂(死证)。

下　血

下血,先便后血,此远血[①]也,黄土汤主之。(15)

下血,先血后便,此近血[①]也,赤小豆当归散主之(方见狐惑中)。(16)

［**词解**］ ① 远血、近血:粪便在先,血液在后,为远血。血液在先,粪便在后,为近血。

［**提示**］ 指出虚寒下血和湿热下血的证治。

［**讨论**］ 远血病在脾,因脾气虚寒,不能统血;脾土居中,自下焦而言,则为远,故先便后血为远血。近血病在大肠,是大肠为湿热所伤,因而下血;大肠与肛门近,故先血后便为近血。

以上两证一由虚寒,一由湿热,临床不必局限于远近,主要是以证候为主。如大便下血量多,腹部冷痛,肢冷,面色苍白,脉沉弱而迟,不论远血、近血,或吐血、衄血,皆可适用黄土汤。反之,如大便下血量不多,或如赤豆汁,或兼脓液,腹痛,脉数者,皆可适用赤小豆当归散。

黄土汤方　亦主吐血、衄血。

甘草　干地黄　白术　附子(炮)　阿胶　黄芩各三两　灶中黄土半斤

上七味,以水八升,煮取三升,分温二服。

方义:远血是虚寒证候,治法必兼温补。方中黄土温燥入脾,合白术以健脾胃,附子以补阳,阿胶、地黄、甘草以益血,黄芩苦寒坚阴。本方主要作用是温养脾肾以止血。因脾肾为先后天之本,脾肾无病则营卫调和,血液也不致妄行,故原注:“亦主吐血、衄血。”

赤小豆当归散用赤小豆清利湿热，当归活血止血。本方主要作用是清热、利湿、止血。

［**参考资料**］《类聚方广义》："黄土汤治吐血、下血经久不止，心中痞，身热恶寒，面青体瘦，脉弱，舌色滑白，或腹痛下利，或微肿者。"

《成绩录》："一男子久咳数月，胸中痛，少时吐血，虚里动甚，微盗汗出，且下血亦二三次，面无血色，羸瘦骨立，先生投黄土汤兼赤石脂散（赤石脂一味为末）而愈。"

《橘窗书影》："一妇人伤寒数日不解，一日下血数升，或如豚肝，或如漆血数块脱下，四肢厥冷，汗出喘鸣不绝，余与黄土汤，下血止。"

附　亡血虚寒的脉象

寸口脉弦而大，弦则为减，大则为芤，减则为寒，芤则为虚，寒虚相击，此名曰革，妇人则半产漏下，男子则亡血。（8）

本节见于血痹虚劳篇，因为亡血证亦有从虚而得的，所以这里又重出以引起注意。解释见虚劳篇。

瘀　血

病人胸满唇痿[①]，舌青口燥，但欲漱水不欲咽，无寒热，脉微大来迟，腹不满，其人言我满，为有瘀血。（10）

病者如热状，烦满，口干燥而渴，其脉反无热，此为阴伏[②]，是瘀血也，当下之。（11）

［**词解**］ ① 痿：应作"萎"，谓枯萎不华。

② 阴伏：血为阴，所谓阴伏，指热伏于阴。

［**提示**］ 指出瘀血的部位、证候和治法。

［**讨论**］ 本篇所论瘀血证候，综合起来，约有下列几点：本篇首先以胸满和腹满辨别瘀血的部位。如身半以上有瘀血停滞的，病人常自觉胸满；由于血液不能营养于口唇，口唇就枯萎不华，同时舌下显现出青紫的颜色；由于津液不足，故咽干口燥，但因气分无热，所以"但欲漱水不欲咽"；"无寒热"谓无发热恶寒的外

感证;这是身半以上有瘀血的证候。如下焦局部有瘀血的存在,阻碍血行,所以脉象微大兼迟。因为瘀血在腹部深处,病人常自觉腹满而旁人却看不出他的腹满,这是身半以下有瘀血的证候。

一般来说,瘀血证多无热象,严重的可能有"烦满,口干燥而渴"的证候;但通过详细诊察,又非阳明实热之证,脉象反而沉伏,这是瘀血的征象。

至于瘀血的治法,本文只提出"当下之"。也就是说,可以根据病情的轻重缓急,适当地采用逐瘀的方法进行治疗。

[**参考资料**] 王海藏:"漱水不欲咽,胸满,心下手不可近者,桃仁承气汤主之。"

《医宗金鉴》:"血瘀者,当下之,宜桃核承气汤、抵当汤丸之类也。"

《皇汉医学》:"但欲漱水不欲咽者,虽屡见于瘀血家,尚难为其确证;惟舌青者于舌征有瘀血,则为瘀血之左证审矣。又腹满或不满而病者自言满时,亦其确证也;但此腹满,当知为下腹满耳。"

《药征》:"按诊血证也其法有三焉。一曰,少腹硬满而小便利者此为有血,而不利者为无血也;二曰,病人不腹满而言腹满也;三曰,病人喜妄,屎虽硬大便反易,其色必黑,此为有血也。仲景诊血证之法,不外于兹矣。"

结 语

本篇主要是论述惊悸、吐衄、下血、胸满、瘀血等疾病,但重点则在于血证。由于惊是肝病,悸是心病,肝藏血,心主血,胸满又是瘀血证中的兼证,这些皆与血证有关,所以合为一篇。

对于惊悸的治疗,本篇只提出了桂枝去芍药加蜀漆牡蛎龙骨救逆汤证和半夏麻黄丸证。这两者皆是惊悸范畴内的特殊证候,所以本篇首先提出讨论。

吐血和衄血虽然在病变都位和症状表现上不同,但治疗法则基本上是一致的。如中虚气寒的以柏叶汤温经止血,心火亢盛的以泻心汤清热降火,这是治血证的两大法则。

下血有远血、近血之别，远血多因脾气虚寒，治以黄土汤温经止血；近血多因大肠湿热，治以赤小豆当归散清热利湿。两者功用各异，亦为治下血的两大方法。

对瘀血治法虽没有提出方剂，但已指出了治疗的法则是“当下之”。至于具体治法，可参考《伤寒论》及本书有关各篇。

呕吐哕下利病脉证治第十七

本篇是论述呕吐、哕和下利三种疾患,其中以呕吐与下利所占比重较大。因为这三者都与胃肠有关,所以合为一篇。

本篇论述呕吐的原因,主要分为:①虚寒性呕吐。②热性呕吐。③停饮呕吐三类。前人以吐为有物无声,呕为有声有物,哕为无物有声。

哕,即呃逆,是气逆的病变。它和呕吐、下利同样是由胃肠疾患所引起。本篇大体上可分为气滞、虚热以及实热和水气上逆等各种类型。

本篇对呕吐和哕的治法,大多采用原因疗法。因为除去病因,则呕吐与呃逆自愈,这是本篇突出论点。

至于下利,在本篇是包括泄泻和痢疾,内容多与《伤寒论》重复,因此,必须结合研究。

呕　吐

一、证治

(一) 虚寒性呕吐

问曰:病人脉数,数为热,当消谷引食,而反吐者,何也?师曰:以发其汗,令阳微,膈气虚,脉乃数,数为客热,不能消谷,胃中虚冷故也。脉弦者,虚也,胃气无余,朝食暮吐,变为胃反;寒在于上,医反下之,令脉反弦,故名曰虚。(3)

［提示］ 指出胃反呕吐的脉证及其病因。

［讨论］ 本节可分为两段："胃中虚冷故也"以上为一段，以下为另一段。

一般来说，脉象是阳盛则数，阴盛则迟；数为热，应当"消谷引食"，现在反呕吐，原因是由于发汗太过，以致心阳衰微，膈气虚馁，所以脉象变数。这种数是数而无力，由于胃中虚所致，是一时性的假热，所以称它为"客热"，假热不能消谷，反而发生呕吐。

脉弦为寒，现在不曰寒而曰虚，是由于寒在上而反下之，如此，则这种弦脉既不主水饮，也不是阴寒，而是胃虚生寒的弦。胃虚且寒，则阳气所存无多，所以"朝食暮吐，变为胃反"。

通过本节研究，可知脉数、脉弦皆有虚候，不能局限于数脉为热、弦脉为饮或阴寒，这正是本书脉学的特点。

寸口脉微而数，微则无气，无气则荣虚，荣虚则血不足，血不足则胸中冷。(4)

［提示］ 说明胃中虚冷的原因。

［讨论］ "脉微而数"的"数"字，是承上节"阳微膈气虚，脉乃数"而言。此数非有热，而是由于气虚营血少所致；所以说："微则无气。"人体的卫气营血本来是相互资生的，气以营为主，如气虚则营亦虚；营为血之源，营虚则血不足；营卫俱虚，则积于胸中的"宗气"，自然虚少。《灵枢・邪客》云："五谷入于胃也，其糟粕、津液、宗气分为三隧，故宗气积于胸中，出于喉咙，以贯心肺，而行呼吸焉。"由于营卫俱虚，宗气不足，则胸中寒冷而呕吐。《医宗金鉴》认为本节文义不属，必有脱简。后世医家谓本证治法当以温养真气为主，"温之则浮焰自收，养之则虚况自化。"

趺阳脉浮而涩，浮则为虚，涩则伤脾，脾伤则不磨，朝食暮吐，暮食朝吐，宿谷不化，名曰胃反。脉紧而涩，其病难治。(5)

［提示］ 指出胃反呕吐的脉象及其病机。

［讨论］ 以上三节都是论述胃反呕吐的病因、病机、脉证和预后。从证候方面来看，上面所论述的胃反，当亦属于虚寒性呕吐范围之内的疾患。本来趺阳脉以候脾胃，但胃为阳土，脾为阴土，胃以降则和，故趺阳脉不应浮，浮则为胃阳虚而不降，所以说"浮则为虚"。脾以升则健，故趺阳脉不当涩，涩则为脾气伤，所以说"涩则伤脾"。脾胃两虚，不能消化谷食，势必上出而吐，于是形成

胃反(图 17－1)。

跌阳脉{浮——胃阳虚；涩——脾气伤}朝食暮吐，暮食朝吐——胃反

图 17－1　趺阳脉浮或涩

脉紧为寒盛，涩为津亏，见到这种脉象，表示胃中因虚而寒，因寒而燥。《难经》谓“气主呴之，血主濡之”，血不足而有寒，则津液不生，因而致燥，这是正不足而邪有余的现象，所以说“难治”(图 17－2)。

脉{紧——寒盛；涩——津亏}邪盛正衰——难治

图 17－2　脉紧或涩

胃反呕吐者，大半夏汤主之。(16)

[**提示**]　指出胃反属于虚寒性的证治。

[**讨论**]　本节是依据上述证候而举出治法。从脾胃功能来讲，脾以升则健，胃以降则和；现在胃虚不和，故上逆而为呕吐，所以用大半夏汤降逆润燥，和胃补虚。

大半夏汤方

半夏二升(洗完用)　人参三两　白蜜一升

上三味，以水一斗二升，和蜜扬之二百四十遍，煮取二升半，温服一升，余分再服。

方义：大半夏汤是治胃反的专剂，对胃虚吐食有效，以半夏降逆止呕，人参、白蜜润燥。本方主要作用是和胃降逆，润燥补虚。

[**参考资料**]　《千金方》：“治胃反不受食，食已即呕吐。大半夏汤方：半夏三升，人参二两，白蜜一升，白术一升，生姜三两。”

《圣惠方》：“夫反胃者，为食物呕吐，胃不受食，言胃口翻也。则有因饮酒过伤所致；则有因忧悒不快蓄怒，肠结胃翻所致；则有宿滞痼癖，积聚冷痰久不全除，致成斯疾。其中有才食便吐，有食久乃翻，不可一概用方，切在仔细体认也。”

《三因方·痰吐门》：“大半夏汤治心气不行，郁生涎饮，聚结不散，心下痞硬，肠中沥沥有声，食入即吐。”

《建殊录》：“某人年二十余，请治曰：膈噎二年所，十日、五日必发，顷着胸腹满，举体愈不安，众医皆以为不治，无一处方者。先生为大半夏汤饮之，饮辄遂

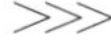

吐，每吐必杂黏痰。居八九日药始得下，饮食不复吐。出入二月所，痊愈。”

《麻疹一哈》：“桥忠本介，年六十余，疹子既去，发热犹未减，疹欲收未收，卒尔吐饮食，汤药亦从而吐出，如斯二三月，前医既不能治，更请诊治于余。按其腹状，心下痞硬，胸腹漉漉有水声（参看《三因方》之主疗），因与大半夏汤饮之。尽二帖，欲吐不吐，胸中愦愦不安；尽三帖后，少间就睡，寤后下二三行，吐全已……”

呕而胸满者，茱萸汤主之。（8）

干呕，吐涎沫，头痛者，茱萸汤主之。（9）

［**提示**］ 指出寒凝胸膈而呕吐的证治。

［**讨论**］ 呕而胸满，是胸中阳虚，寒气上逆所致。

《金匮要略》水气篇云“上焦有寒，其口多涎”，上焦即指胸膈，胸膈有寒，不能约束津液，故“吐涎沫”；胸中寒气上逆，故“头痛”。

茱萸汤方

吴茱萸一升　人参三两　生姜六两　大枣十二放

上四味，以水五升，煮取三升，温服七合，日三服。

方义：吴茱萸、生姜散寒降逆，人参、大枣补中益气，主要作用为驱寒、降逆、补虚。

［**参考资料**］《外台》：“延年疗食讫醋咽多噫，吴茱萸汤方：吴茱萸五合，生姜三两，人参二两，大枣十二枚。上四味切，以水六升，煮取二升，绞去滓，分为三服，每服相去十里久。”

《三因方》：“病者心膈胀满，气逆于胸间，食入即呕，呕尽却快，名曰气呕。胃者足阳明，合荣于足，今随气上逆，结于胃口，故生呕病。茱萸人参汤（即本方），治气呕，胸满，不纳食，呕吐涎沫，头痛。”

《续建殊录》：“一客某尝患头痛，既痛且呕，其发语言不出，但以手自打其头，家人不知其头痛，皆以为狂。先生诊之，腹大挛恰如线引傀儡之状。盖头痛之甚，有如狂状也。急与吴茱萸汤二帖，尽之，疾愈。”

干呕，吐逆，吐涎沫，半夏干姜散主之。（20）

［**提示**］ 指出胃虚挟寒涎的证治。

［**讨论**］ 干呕，吐逆，吐涎沫，可以交互出见，即有时干呕，有时呕吐，有时吐

涎沫，但也可合并出现。胃中有寒，津液变为痰涎，随胃气上逆，因而干呕，吐涎沫。

半夏干姜散方

半夏　干姜各等分

上二味，杵为散，取方寸匕，浆水一升半，煎取七合，顿服之。

方义：本方即小半夏汤以生姜换干姜。因为小半夏汤目的在于止呕散饮，故用生姜；本方证的主因是胃气虚寒，故用干姜专力温胃。本方主要作用是温胃止呕。

半夏干姜散证和茱萸汤证有相同和不同的地方，干呕、吐涎沫，是相同的，惟半夏干姜散证没有胸满、头痛，其实茱萸汤的主证除头痛外，心下痞塞也属主要症状。兹将两方证比较如下（表 17－1）。

表 17－1　吴茱萸汤证和半夏干姜散证的比较

方　证	主　因	主　证
吴茱萸汤证	寒凝胸膈	呕吐，头痛，心下痞塞
半夏干姜散证	胃虚有寒	干呕，吐涎沫

呕而脉弱，小便复利，身有微热，见厥者，难治，四逆汤主之。（14）

［**提示**］　指出虚寒性呕吐中阴盛格阳的证治。

［**讨论**］　“呕而脉弱”，是胃气已虚。一般来说，呕吐应该小便少，现在“小便复利”，是阳虚不能摄阴所致。阴寒内盛，故四肢不温；虚阳外越，故“身有微热”。此时宜用四逆汤急救回阳。由于病势危急，所以说“难治”。

本节是呕吐而见全身虚寒的格阳证，它和上述呕吐仅见局部寒证者，完全不同。因此，上面几节的呕吐，是以呕吐为主；本节则以阴盛阳衰为主，呕吐还是次要的。方后云“强人可大附子一枚”，目的是在急于挽回阳亡的局势。

以上所论都属于虚寒性范畴的呕吐证，其中“胃反”是因脾胃阳衰，胃气上逆；吴茱萸汤证是寒凝胸膈；半夏干姜散证是胃虚挟寒涎上逆；至于四逆汤证是因呕吐而引起全身虚寒、阴盛格阳之证。以上几节以四逆汤证为最重，所以本文提出“难治”两字，以引起注意。

四逆汤方

附子一枚(生用)　干姜一两半　甘草二两(炙)

上三味,以水三升,煮取一升二合,去滓,分温再服。强人可大附子一枚,干姜三两。

方义:本方的方义和用途可参考《伤寒论》。必须注意,此证用四逆汤,目的在于回阳,不只在于制止呕吐,这是可以理解的。

[**参考资料**] 《三因方》:“四逆汤治寒厥,或表热里寒,下利清谷,食入则吐,或干呕,或大汗、大吐、大下之后,四肢冰冷,五内拘急,举体疼痛,不渴,脉沉伏者。”

(二) **热性呕吐**

食已即吐者,大黄甘草汤主之。(17)

[**提示**] 指出胃热上冲呕吐的证治。

[**讨论**] 本证是因胃肠实热、大便秘结所引起的呕吐证。因为人体的表之与里、上之与下,皆是相互联系的,下既不通,势必上逆而呕;故古人治小便不通用吐法以开肺气,可以使小便畅通,本节用大黄甘草汤通大便以止呕,理由是一致的。

大黄甘草汤方

大黄四两　甘草二两

上二味,以水三升,煮取一升,分温再服。

方义:呕吐用本方的目的,在于通利大便;大便通利后,胃气下降,呕吐自会停止,这是属于原因疗法。因无腹满,所以不用枳、朴,它和小承气汤泻实除满者不同。本方与大半夏汤均治因食呕吐,惟彼属虚,而此属实。应据全面情况,决定处理方法。

[**参考资料**] 王肯堂:“病人欲吐者,不可下之,又用大黄、甘草治食已即吐,何也?曰,欲吐者,其病在上因而越之可也,而逐之使下,则必抑塞愤乱而益甚,故禁之。若既已吐,吐而不已,有升无降,则当逐而折之,引令下行无速于大黄,

故取之也。”

呕而发热者，小柴胡汤主之。(15)

［讨论］“呕而发热”，是指外感病邪在少阳的呕；欲止其呕，必先解少阳之邪，故用小柴胡汤以和解少阳。

必须注意：本证应有寒热往来、胸胁苦满的证候，否则仅见呕而发热，不能就用小柴胡汤。

小柴胡汤方

柴胡半斤　黄芩三两　人参三两　甘草三两　半夏半升　生姜三两　大枣十二枚

上七味，以水一斗二升，煮取六升，去滓，再煎取三升，温服一升，日三服。

方义：本方以柴胡、黄芩和解少阳，半夏、生姜降逆止呕，人参、甘草、大枣助正以达邪。

吐后，渴欲得水而贪饮者，文蛤汤主之。兼主微风，脉紧，头痛。(19)

［提示］指出内有热结、外有表邪的呕吐证治。

［讨论］本证是内有结热而外有表邪，故见“吐后渴欲得水而贪饮”以及“脉紧，头痛”等证。用文蛤汤解表兼清里热，表解热清，不治呕而呕自止。

文蛤汤方

文蛤五两　麻黄　甘草　生姜各三两　石膏五两　杏仁五十枚　大枣十二枚

上七味，以水六升，煮取二升，温服一升，汗出即愈。

方义：这里的文蛤汤，柯韵伯主张应与《伤寒论》文蛤散对调，其理由为文蛤汤是一种发汗解热剂，作用相等于大青龙汤，《伤寒论》太阳病下篇有“病在阳应以汗解之，反以冷水潠之，若灌之，其热被劫不得去，弥更益烦，肉上粟起，意欲得水，反不渴者”，这正是文蛤汤证。这里只是“吐后渴欲得水而真饮”，又别无他证，应该用文蛤散生津止渴。此说颇切实际。又本节与消渴篇“渴欲饮水不止”用文蛤散意义相同，可结合研究。

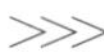

呕而肠鸣,心下痞者,半夏泻心汤主之。(10)

[**提示**] 指出寒热错杂性呕吐的证治。

[**讨论**] 本节的主证是"心下痞",中气既痞,升降失常,于是上为呕吐,下为肠鸣。心下痞是病在胃,肠鸣是病在肠,因此,是上热下寒、寒热交错的证候。

半夏泻心汤方

半夏半升(洗) 黄芩 干姜 人参各三两 黄连一两 大枣十二枚 甘草三两(炙)

上七味,以水一斗,煮取六升,去滓,再煮取三升,温服一升,日三服。

方义:本方是寒热并用,苦降辛升的方剂。上下皆病,但治其中,所以用本方治疗。

干呕而利者,黄芩加半夏生姜汤主之。(11)

[**提示**] 指出挟热呕利的证治。

[**讨论**] 本节的干呕是胃中浊气上逆,利是挟热下利。原因是邪既入里而下利,又复上逆而为干呕。其实本方是以下利为主,现列入呕吐中,便于与上方比较(表17-2)。

表17-2 半夏泻心汤证和黄芩加半夏生姜汤证的比较

方 证	半夏泻心汤证	黄芩加半夏生姜汤证
病 情	胃热肠寒	肠热兼胃不和
证 候	呕而心下痞为主,肠鸣次之	下利腹痛为主,干呕次之
作 用	主治胃,兼治肠	主治肠,兼和胃

黄芩加半夏生姜汤方

黄芩三两 甘草二两(炙) 芍药一两 半夏半升 生姜三两 大枣十二枚

上六味,以水一斗,煮取三升,去滓,温服一升,日再,夜一服。

方义:本方主以黄芩汤清热和中,加半夏、生姜以降逆止呕。但本方证与半夏泻心汤证似是而实不同。半夏泻心汤证的主证是心下痞,故主治胃而兼治肠;

本方证的主证是下利，故专治肠而兼治胃。

(三) 停饮呕吐

先呕却[①]渴者，此为欲解；先渴却呕者，为水停心下，此属饮家。呕家本渴，今反不渴者，以心下有支饮故也，此属支饮。(2)

［词解］ ① 却：作“后”字解。

［提示］ 辨明停饮呕吐和其他原因的呕吐不同。

［讨论］ 先呕吐口渴，是水饮已去，胃阳将复的征象，故曰“此为欲解”。

“先渴却呕”，是呕吐之因，由于胃有停水，故曰“此属饮家”。

一般来说，呕吐必伤津液，例多口渴，口渴是表示停水已去，病愈之征；现在反不渴，是表示仍有水饮内停，故曰“此属支饮”。(图 17－3)

辨呕吐欲解与未解
- 欲解——先呕后渴——水饮已去，胃阳将复
- 未解
  - 先渴后呕——水停心下
  - 呕后不渴——心下有支饮

图 17－3 辨呕吐欲解与未解

这里主要是从渴与呕的先后，以测知饮邪的去留。本节又见于痰饮篇。

诸呕吐，谷不得下者，小半夏汤主之(方见痰饮中)。(12)

［提示］ 指出中焦停饮呕吐的证治。

［讨论］ “呕吐谷不得下”，是表明呕吐颇剧，原因是胃中停水所致；故用小半夏汤逐饮止呕，饮消呕止，水谷自然“得下”。

一般来说，胃有停饮，每易引起呕吐，小半夏汤对此功效颇著。但必以呕吐、口不渴、心下痞为主证；如兼见头眩、心下悸，可加茯苓，即小半夏加茯苓汤。(图 17－4)

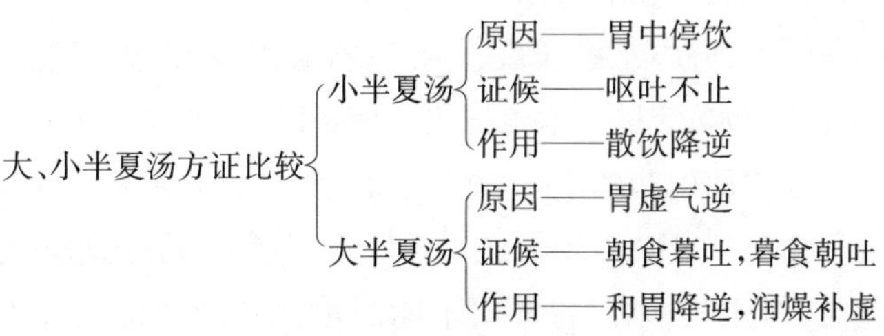

图 17－4 大、小半夏汤方证比较

病人胸中似喘不喘，似呕不呕，似哕不哕，彻[①]心中愦愦[②]然无奈者，生姜半夏汤主之。(21)

［**词解**］ ① 彻：通的意思。

② 愦愦：烦乱的意思。

［**提示**］ 指出寒饮与正气相搏的证治。

［**讨论**］ 寒饮内停与正气相搏，因而发生“似喘不喘，似呕不呕，似哕不哕”，病人自觉整个心胸中有无可奈何之感，故用生姜半夏汤辛散水饮，以舒展胸中的阳气。

生姜半夏汤方

半夏半升　生姜汁一升

上二味，以水三升，煮半夏，取二升，内生姜汁，煮取一升半，小冷，分四服，日三夜一服；止，停后服。

方义：生姜半夏汤主要作用是辛散水饮以舒展胸中的阳气。方后云“小冷，分四服”，这是因为寒饮内停，对热药可能起抗拒作用，反而引起呕吐。分四服有两种含义：①可以避免因多服引起呕吐；②使胸中寒饮缓缓消散。

本方和前半夏干姜散相较，只是干姜与生姜汁的不同而已。因为半夏干姜散的目的在于温中，故用干姜；本方以散饮为主，故用生姜汁。半夏干姜散证因吐剧，故“顿服”，才有足够力量以制止呕吐；本方证因饮邪内结，难以骤消，而且是“似呕不呕”，故分四服，目的在于缓解胸中的寒饮。

［**参考资料**］ 尤在泾：“生姜半夏汤即小半夏汤而用生姜汁，则降逆之力少而散结之力多，乃正治饮气相搏、欲出不出者之良法。”

呕吐而病在膈上，后思水者，解，急与之；思水者，猪苓散主之。(13)

［**提示**］ 吐后思水，应防止水饮的再停留，并指出处理方法。

［**讨论**］ 因停饮而引起的呕吐，呕吐后思水，是饮去阳复的现象，所以说“思水者解”；在这种情况下，应“少少与饮，令胃气和则愈”(见《伤寒论》太阳篇)。如因思水而尽量与饮，如此，则因胃弱而不能消水，就有旧饮方去、新饮复停的可能，所以用猪苓散健脾利水，以防止水饮再停留。

猪苓散方

猪苓　茯苓　白术各等分

上三味，杵为散，饮服方寸匕，日三服。

方义：本方用白术健脾，茯苓、猪苓利水，总的作用是健脾胃以利水，以防止水饮再停留。

［**参考资料**］　尤在泾："呕吐之余，中气未复，不能胜水，设过与之，则旧饮方去，新饮复生，故宜猪苓散以崇土而逐水也。"

胃反吐而渴欲饮水者，茯苓泽泻汤主之。(18)

［**提示**］　指出胃有停水，呕吐与口渴并见的证治。

［**讨论**］　本证是因胃有停水而呕吐，同时又因停水而妨碍了脾气的运输，津液不能上达，故渴欲饮水；如此则停水愈多，呕吐愈甚，渴亦终不能止。此时正确治法应利水止呕，水去呕止，不治渴而渴自愈。

茯苓泽泻汤方

茯苓半斤　泽泻四两　甘草二两　桂枝二两　白术三两　生姜四两

上六味，以水一斗，煮取三升，内泽泻，再煮取二升半，温服八合，日三服。

方义：本方用白术、茯苓、泽泻健脾利水，桂枝、生姜、甘草和胃降逆。本证既胃有停水，而且吐势方剧，所以在健脾利水方中加生姜止呕，加桂枝降冲逆，且又能振奋膀胱气化功能，促使饮邪从小便排泄，这样就可以达到水去呕止之效。它和猪苓散之专以防水者有所区别。

二、治疗时的注意点

夫呕家有痈脓，不可治呕，脓尽自愈。(1)

病人欲吐者，不可下之。(6)

［**提示**］　指出呕吐证不可止呕和不可攻下的原因。

［**讨论**］　上节呕家有痈脓，是说明因胃脘有痈脓而呕，这种呕吐是排脓外出的现象。因此，不能硬性止呕，当帮它消痈排脓，使其脓尽则呕自愈。

下节"欲吐"是想吐未吐的情况，这是正气有驱邪外出之势。如下之，那就和正气相逆，反会使病势加重。

总之，此二节指出对呕吐的治疗，宜找出致病的原因及根据病变的趋向而决定治疗方针，不可单纯使用降逆止呕药物，以免贻误病机。至于原文所说"呕家有痈脓"与"病人欲吐"，是举例而言。它如伤食或服中毒药品等而致呕者，皆不能止呕，相反地需用吐法以催吐，这些都宜注意。

［**参考资料**］ 张石顽论胃脓痈云："……轻则《金匮》排脓汤，重则射干汤，或犀角地黄汤加忍冬、连翘，皆因势利导之法也。"

小结

以上都是论述呕吐证候，就其性质来说，可分为：①虚寒性呕吐；②热性呕吐；③停饮呕吐。

在虚寒性呕吐范围内有大半夏汤证、吴茱萸汤证、半夏干姜散证、四逆汤证等。从证候方面来说，又可分局部虚寒和全身虚寒。属于局部虚寒的，治疗应以呕吐为主；属于全身虚寒的，治疗应以回阳为主。前者如大半夏汤证，后者如四逆汤证。

热性呕吐主要有大黄甘草汤证、小柴胡汤证。前者由于胃肠有实热积滞引起；后者为邪在少阳所致。寒热错杂性呕吐，如半夏泻心汤证，属于胃热肠寒的寒热不一致证候，故治疗亦采取寒热兼用的方法。

停饮呕吐在呕吐范围内所占比重较大，但多由"水停心下"所致。在治疗方面不外逐饮、利水、止呕和健脾等法。

哕证（呃逆）

一、寒性呃逆

干呕哕[①]，若手足厥者，橘皮汤主之。（22）

［词解］ ① 干呕哕：谓干呕或哕。

［提示］ 指出胃寒呃逆的证治。

［讨论］ 本证多由胃气虚寒而发，甚则手足有轻度的寒冷感，这是胃阳不能伸展所致，它和阴盛阳微的手足厥冷者不同。

橘皮汤方

橘皮四两　生姜半斤

上二味，以水七升，煮取三升，温服一升，下咽即愈。

方义：本方以橘皮降气，生姜止呕，主要作用是宣通胃阳。阳气振奋，则呕哕与厥冷自愈。

二、虚热呃逆

哕逆者，橘皮竹茹汤主之。（23）

［提示］ 指出胃中虚热呃逆的证治。

［讨论］ 本节是胃中虚热而作哕的证候，它和橘皮汤证不同。橘皮汤证是胃气郁结，阳气不能伸展，所以除干呕哕逆外，兼见手足厥冷。本节是胃气未郁，故无手足厥冷现象；乃因胃有虚热，胃气上逆所致，故用橘皮竹茹汤和胃降逆。

橘皮竹茹汤方

橘皮二斤　竹茹二升　大枣三十枚　生姜半斤　甘草五两　人参一两

上六味，以水一斗，煮取三升，温服一升，日三服。

方义：本方用橘皮、生姜散逆，竹茹甘寒清胃热，人参、甘草、大枣以补虚，共奏清热补虚、降逆止哕之效。

［参考资料］ 《活人书》："大橘皮汤，动气在下，不可发汗，发汗则无汗，心中大烦，骨节疼痛，头运恶寒，食则反吐，谷不得入，先服大橘皮汤（即本方），吐止后服小建中汤。"

《古方便览》："一贾人七十余岁，患呃逆三十日，口不通勺饮，诸医治之不效。东洞先生往诊之，咽喉肉脱，吃吃之声已出尽，唯腹中有响，乃作橘皮竹茹汤一帖

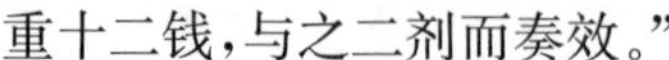

重十二钱，与之二剂而奏效。”

三、实热呃逆

哕而腹满，视其前后知何部不利，利之即愈。(7)

[**提示**] 指出实热哕证的辨治。

[**讨论**] 腹满是实证，实则气上逆而发生呃逆。但必须进一步询问大小便情况。如小便不利的乃属于水邪上逆，当利其小便，则哕可愈；如大便不利的乃属于胃肠实热，当通其大便，则哕亦可愈。

一般来说，属于实证的呃逆而腹部胀满的，可以通利小便或大便，这是属于原因疗法；如虚证濒死之哕，纵有腹满，也不是通利所可胜任的。《伤寒论》说“若不尿，腹满加哕者不治”，就是这种证候。

小结

关于哕证，这里只有三节，也就是三个不同的类型。属于虚寒的宜用橘皮汤宣通胃阳；属于虚热的宜用橘皮竹茹汤和胃降逆；假使哕与腹满并见而又属于实证的，宜分别利小便或通大便。

下　利

本篇所论的下利，实质上包括泄泻与痢疾。而其中泄泻又分虚寒、实滞、气利三种类型，痢疾又分热性与虚寒性两种类型。其次对下利的兼证治法以及预后诊断，在最后分别讨论。

一、泄泻

(一) 虚寒性泄泻

下利清谷[①]，不可攻[②]其表，汗出必胀满。(33)

下利腹胀满，身体疼痛者，先温其里，乃攻其表。温里宜四逆汤，攻表宜桂枝

汤(四逆汤方见上虚寒呕吐)。(36)

［词解］ ① 下利清谷:即完谷不化的泄泻。

② 攻:即治的意思。

［提示］ 指出下利里虚兼有表证的治疗原则和方法。

［讨论］ 如图 17－5。

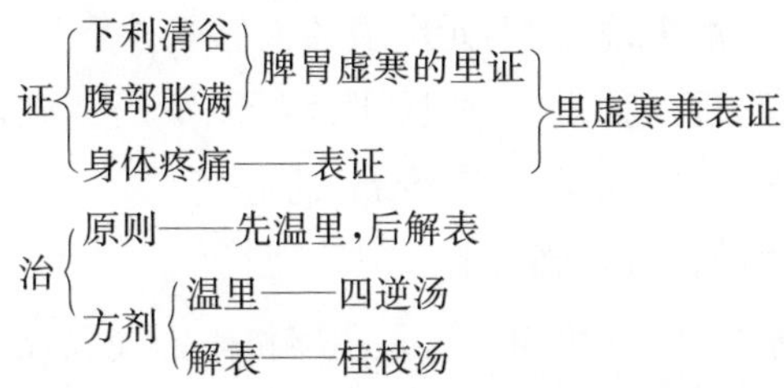

图 17－5 下利里虚兼有表证的治疗原则和方法

一般来说,治外感病如表里证同时存在时,其正气不虚的,应先解表,后攻里;如正气虚的,应先温里,后解表。因为抗病之力全赖正气,温里就是助正气;等到正气恢复,泄泻停止,如有表证存在时,再用桂枝汤治表。假如先解其表,则可因发汗而导致胃阳更虚,胃寒更甚;阳虚则气不化,所以能使腹部更加胀满。

桂枝汤方

桂枝三两(去皮) 芍药三两 甘草二两(炙) 生姜三两 大枣十二枚

上五味,㕮咀,以水七升,微火煮取三升,去滓,适寒温服一升,服已,须臾,啜稀粥一升,以助药力,温复令一时许,遍身漐漐微似有汗者益佳,不可令如水淋漓;若一服汗出病差,停后服。

下利脉沉而迟,其人面少赤,身有微热;下利清谷者,必郁冒[①]汗出而解,病人必微厥,所以然者,其面戴阳,下虚故也。(34)

下利清谷,里寒外热,汗出而厥者,通脉四逆汤主之。(45)

［词解］ ① 郁冒:此处指头目眩晕。

［提示］ 指出寒泻虚阳上越的病机及其治法。

［讨论］ 下利清谷,身有微热而戴阳,是里气虚寒,阳浮于上,与在表之邪相合所致。此时如正气尚能振奋,还可以通过郁冒汗出而解,解后手足当温,但郁

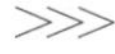

冒汗出之前，可能手足有轻微的寒冷(图 17－6)。

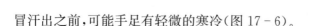

真寒假热证
- 下利清谷，脉沉迟，汗出而厥——阴盛阳衰(真寒)
- 其人面少赤，身有微热——虚阳外越(假热)

图 17－6　真寒假热证

“戴阳”是里真寒而外假热，在证候表现上多为头面热，两足冷，烦躁，脉沉细无力，或沉数无力。一般来说，凡下元虚损的人感受外邪后，如阳气上浮与在表之邪相结合，往往会出现这种现象；如误认为表邪而发汗，则孤阳飞越，有暴死的可能。条文最后两句，是补充说明“面少赤”的道理。

又本证在未解之前，可用通脉四逆汤。

“下利清谷，里寒外热，汗出而厥”，是阴盛格阳的现象，故用通脉四逆汤温经回阳。

通脉四逆汤方

附子大者一枚(生用)　干姜三两(强人可四两)　甘草二两(炙)

上三味，以水三升，煮取一升二合，去滓，分温再服。

方义：本方即四逆汤倍干姜而增附子组成。功能祛寒回阳，使阴寒去而真阳复，外越的阳气自然内返而愈。

小结

以上所论都是属于全身虚寒的泄泻证候，治疗方法均以回阳复脉为主。如里虚寒而兼有表证者，当先温里后解表，这是虚寒证表里同病在治法上的重要规律，所以本书对这个问题曾反复说明，以引起注意。

如病势更进一步，除了“下利清谷”之外，而又“汗出而厥”，这是阳气将要衰竭之象；此时虽有身热，也是虚阳外越的假热，宜急用通脉四逆汤温经回阳。

(二) 实滞性泄泻

下利，三部脉皆平，按之心下坚者，急下之，宜大承气汤。(37)

下利，脉迟而滑者，实也，利未欲止，急下之，宜大承气汤。(38)

下利，脉反滑者，当有所去，下乃愈，宜大承气汤。(39)

下利谵语者，有燥屎也，小承气汤主之。(41)

［**提示**］ 以上四节都是实滞性泄泻的证候。

［**讨论**］ 如图 17－7。

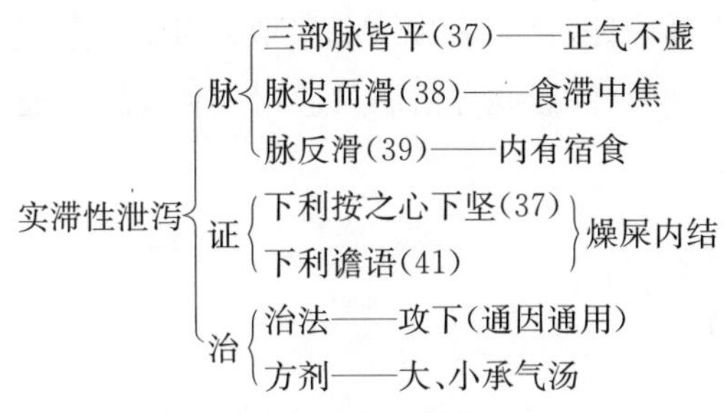

图 17－7　实滞性泄泻的证候

下利心下坚(心腹部坚硬而满)是实证，三部脉又皆平而不弱，是纯实无虚可知，故宜急下。

一般来说，脉迟为寒，但迟与滑并见，则不寒而实，由于食滞于胃，气行不畅，故脉来迟。下利既由于实邪，实不去则下利不止，而且下利最易伤阴，故宜急下。

脉滑主水谷气盛，是表示内有宿食。《脉经》云："脉滑者为病食也。"既有宿食，就应该攻去，所以说"当有所去"。

下利谵语不一定是实证当攻，必须脉来滑数，而且排泄物黏秽，或腹部有坚硬按痛，舌苔黄厚干燥等，方可用小承气汤。但必须注意，下利谵语，亦有虚证的郑声；一般实证谵语属阳明，虚证属少阴，临床上必须结合脉证，加以分析。

小承气汤方

大黄四两　厚朴三两(炙)　枳实大者三枚(炙)

上三味，以水四升，煮取一升二合，去滓，分温二服，得利则止。

方义：本方以枳实、厚朴破气泄泻，大黄下积，达到通便攻下燥屎以除热的目的。

(三) 气利

下利气[①]者，当利其小便。(31)

气利，诃黎勒散主之。(47)

［词解］ ① 下利气：下利滑脱不禁，大便随矢气而出。

［提示］ 指出气利的不同治法。

［讨论］ 从上两节经文来看，本病可分为两种类型：①气滞不宣，是泄泻而少腹作胀，可能由小便不通畅而引起，宜利小便。但这种治法只适宜于初期，如久利而小便不利，则属虚证，又当适应情况采取升补方法。②气虚不固，宜用诃黎勒散温涩固肠。但必须注意此种治法只适用久利气陷之证，如在实证初期，又当禁用。

诃黎勒散方

诃黎勒十枚(煨)

上一味，为散，粥饮和，顿服。

方义：本方能温涩固肠，适用于气虚不固的下利。(图 17-8)

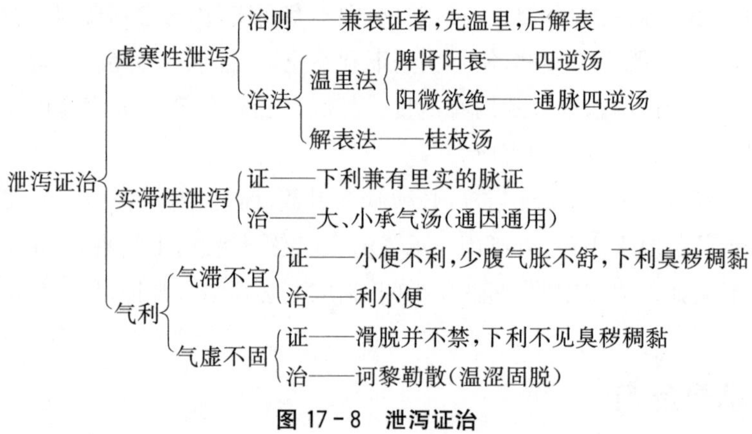

图 17-8 泄泻证治

二、下利后遗证

下利后更烦，按之心下濡者，为虚烦也，栀子豉汤主之。(44)

［讨论］ "更烦"，指病人未下利前本有烦闷，因下利后热邪遗于胸中而更甚。但这种虚烦按心下必不坚，非痞满、痞结可比，故虽热而非实热，烦亦属虚烦。用栀子豉汤正是解其余热，除其虚烦。

栀子豉汤方

栀子十四枚　香豉四合(绵裹)

上二味,以水四升,先煮栀子,得二升半,内豉,煮取一升半,去滓,分二服,温进一服,得吐则止。

方义:本方用栀子清胃中邪热,以治疗心中烦闷,香豉能发散,化浊,开郁;两药合用,共奏清热除烦之效。

三、痢疾

(一) 热痢

热利下重者,白头翁汤主之。(43)

[**提示**] 指出热性痢疾的证治。

[**讨论**] "热利"是说明本病的性质,不必指身有热,凡舌脉有热象者均是;"下重"即里急后重,是本病的主证。

白头翁汤方

白头翁　黄连　黄柏　秦皮各三两

上四味,以水七升,煮取二升,去滓,温服一升,不愈更服。

方义:本方以白头翁清热凉血为主,佐以黄连苦寒燥湿,黄柏清下焦之热,秦皮泻热除湿,兼有收涩作用。因此,本方适用于热虽盛而不需用下剂的痢疾。

[**参考资料**] 黄伟康、巢亚丰合著白头翁汤治疗急性菌痢40例初步观察。方用白头翁一两,黄连二钱,黄柏三钱,秦皮三钱,每日服1剂。治疗40例,平均每例服7.2剂。40例中痊愈者37例,治愈率占92.5%。40例中大多数有腹痛、腹泻、里急后重、大便带红白冻、发热等典型症状。(《新中医药》1957年9月号)

下利已差,至其年月日时复发者,以病不尽故也,当下之,宜大承气汤(方见痉病中)。(40)

[**提示**] 指出下利实证不论时间久暂,皆当攻下。

[**讨论**] "下利已差",谓下利已愈;以后到曾经患病的时期又复发作,这是

前次病邪未能尽去的原因,仍当用攻下法以排除未尽之邪。此种情况多见于痢疾,而泄泻则少见。一般来说,这种复发性的痢疾多适用温下法,如温脾汤等。至于这里所举出的大承气汤,不过是原则性的指示而已,临床时应根据全面情况适当选用方剂。

下利,寸脉反浮数,尺中自涩者,必清脓血。(32)

[**提示**] 指出热痢脉与证的相互关系。

[**讨论**] 寸脉浮数为热有余,尺中自涩是血不足。因为热有余,故挟热而便脓血;因便脓血,故血不足而尺中自涩。

(二) 虚寒痢

下利便脓血者,桃花汤主之。(42)

[**提示**] 指出虚寒痢的治法。

[**讨论**] 此为久痢而致虚寒滑脱,必为久痢失治或治疗不当所致。其所下脓血,色必暗而不鲜;其脉必微细而弱。此外,定有舌苔淡白,精神萎靡,四肢酸软,腹喜就温、喜按等一系列虚寒现象,方可与桃花汤治疗。

桃花汤方

赤石脂一斤(一半剉一半筛末) 干姜一两 粳米一升

上三味,以水七升,煮米令熟,去滓,温七合,内赤石脂末方寸匕,日三服;若一服愈,余勿服。

方义:本方用赤石脂固脱,干姜温中,粳米补虚,以治虚寒性的痢疾。

小结

一般来说,痢疾初期多因湿热,如病久亦可转变为虚寒证候。以上所举两证,前者属于湿热痢,后者属于脾胃虚寒不能固摄之证,区别如图 17-9。

痢疾{
湿热——下利便脓血,色鲜或紫晦,腹痛,里急后重,肛门灼热,脉数——白头翁汤
虚寒——下利便脓血,色淡,腹痛,喜暖,不里急,甚则滑脱不禁,脉微细——桃花汤

图 17-9 痢疾证治

四、下利预后的诊断

有关下利的预后问题，根据条文精神是包括泄泻与痢疾。因为泄泻与痢疾虽属两种不同的证候，但在病机上总以脉象微弱的为邪轻，脉大紧涩的为邪重，其中主要关键在于邪正消长和阳气盛衰的两个方面。至于治疗方法，痢疾之属于虚寒的自以回阳为主；但泄泻之属于实热的仍须疏荡。正因如此，我们对于下利的预后问题，应灵活对待，主要还是以辨证为主。

下利，脉沉弦者下重，脉大者为未止，脉微弱数者为欲自止，虽发热不死。(25)

下利，有微热而渴，脉弱者，今自愈。(27)

下利，脉数，有微热汗出，今自愈；设脉紧为未解。(28)

下利，脉数而渴者，今自愈；设不差，必清[①]脓血，以有热故也。(29)

下利，脉反弦，发热身汗者，自愈。(30)

夫六府气绝于外者，手足寒，上气脚缩；五脏气绝干内者，利不禁，下甚者手足不仁。(24)

［**词解**］ ① 清：同"圊"，上厕所的意思。

［**提示**］ 以上是论述下利病势进退情况，作为诊断预后的标志。

［**讨论**］ 如图 17－10。

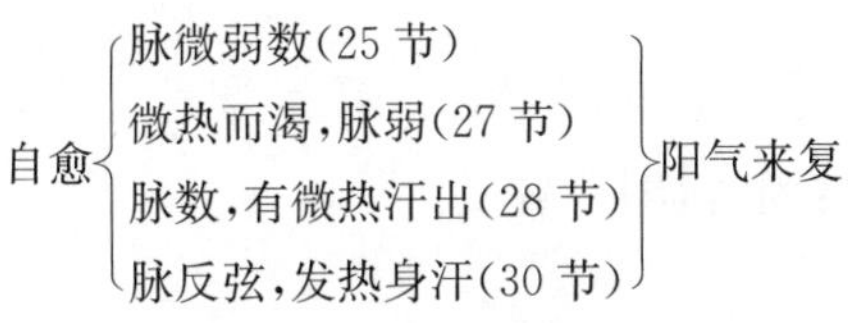

图 17－10　下利的预后

下利脉弱为正衰邪亦衰，数为阳脉，现于微弱中见数，则为阳气将复，故知利欲自止。虽有身热，不久自退，所以"虽发热不死"。

下利有微热而渴，是胃阳将复，脉弱为邪衰，正复邪衰，故"今自愈"。

下利脉数，有微热，是阳已复而里寒去，汗出则表和，表里皆和，故"今自愈"。

脉初不弦，后乃弦，故曰"反弦"。脉弦为寒，如兼发热身汗，是寒去阳复之象，故"自愈"。此与上节"脉数，有微热汗出"之理同。(图 17－11)

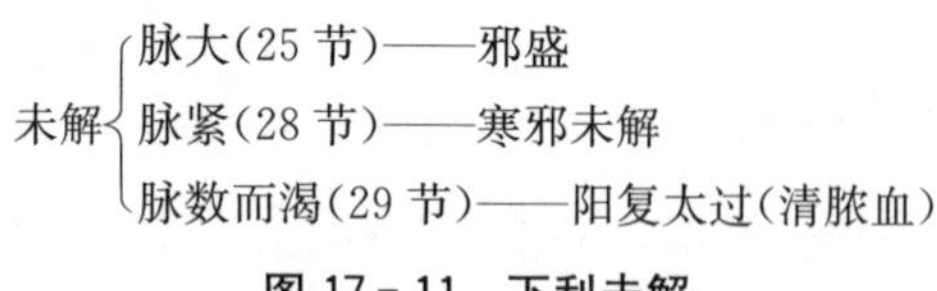

图 17-11 下利未解

下利脉大为邪盛,大则病进,故"为未止"。脉紧为寒邪尚在,故知"未解"。脉微弱而渴,为阳气已复;现在脉不弱而数,又有口渴现象,是阳气恢复太过,阴寒虽解,而内热转增,如此则更伤其阴,因而"清脓血"。

六腑在表为阳,五脏在里为阴。阳气虚绝不能卫外,故手足冷。胸中无阳以捍御下焦之阴,故上气。少阴阳虚,故踡卧脚缩。阴气虚绝不能内守,故下利不止;如下利太甚,由阴虚而到阳虚,手足失去了阳气的温煦,故手足麻痹不仁。(图 17-12)

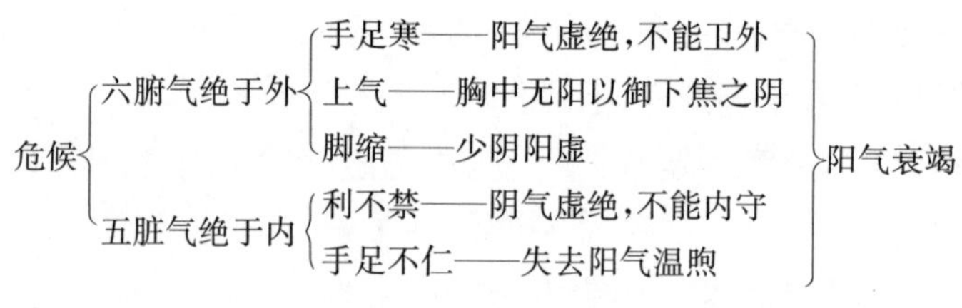

图 17-12 下利危候

下利,手足厥冷,无脉者,灸之不温;若脉不还,反微喘者死。少阴负趺阳者为顺也。(26)

下利后脉绝,手足厥冷,晬时[①]脉还[②],手足温者生,脉不还者死。(35)

[**词解**] ① 晬时:周时,即一昼夜。

② 脉还:脉绝复出。

[**提示**] 从脉证上辨别下利的生死。

[**讨论**] 下利厥冷无脉,是阳气衰竭的现象。用灸法的目的,在于振奋其欲绝之阳;如灸后依然厥冷无脉,反而增加微喘,这是正气上脱之象,可以决其必死。

下利停止后仍然脉绝厥冷,这是阴先竭而阳后脱的征象。如服药后经过一昼夜而脉复肢温,这是阳气已回,故生;如服药后脉仍不还,其手足亦必不温,故死。

小结

本篇对下利病的论述比重较大，包括泄泻和痢疾。其中除紫参汤证不易理解暂时阙疑外，从发病证候来说，可概括为虚寒和实热等类型，泄泻如此，痢疾也是如此。就泄泻方面来说，如大、小承气汤证，以及泄泻后遗证的栀子豉汤证等，皆属于实证或热证；如桂枝汤证、四逆汤证、通脉四逆汤证、诃黎勒散证等，皆属于虚证或寒证。就痢疾来说，如白头翁汤证以及休息痢的大承气汤证，是属于实证或热证；至于桃花汤证，则属于痢疾范畴的虚寒证。

此外，本篇还提出有关下利病预后诊断数节，其中绝大部分虽和《伤寒论》重复，但其辨证要点不外从邪正消长和阳气盛衰的两个方面去判断预后，这种方法既适用于伤寒，也适用于杂病。最主要的还是以辨证为主，这正是本书和《伤寒论》的共同论点。

结 语

本篇讨论呕吐、哕、下利三类疾患，由于它们都属于胃肠道疾病，所以合为一篇。现把本篇精神归纳如下，图 17－13～17－15。

- 呕吐
  - 证治
    - 虚寒性呕吐
      - ① 寒凝胸膈，致呕而胸满，吐涎沫，头痛者——茱萸汤
      - ② 中焦阳虚，干呕吐逆，吐涎沫——半夏干姜散
      - ③ 脾胃阳虚，不能化谷，而致朝食暮吐，暮食朝吐——大半夏汤
      - ④ 呕而脉弱，身有微热，小便复利，手足发冷——四逆汤
    - 热性呕吐
      - 胃肠有积热上冲，食已即吐——大黄甘草汤
      - 邪在少阳，呕而发热——小柴胡汤
    - 水饮致呕吐
      - ① 饮停心下，呕吐而谷不得下——小半夏汤
      - ② 寒饮积于胸中，以致似喘不喘，似呕不呕，似哕不哕，彻心中愦愦然无奈者——生姜半夏汤
      - ③ 呕后思水，饮多而不化者——猪苓散
      - ④ 胃反吐而渴欲饮水者——茯苓泽泻汤
    - 寒热错杂性呕吐——呕而肠鸣，心下痞——半夏泻心汤
  - 治疗时的注意点
    - 由痈脓而呕者，不可治呕
    - 正气祛邪外出而自欲吐者，不可下

图 17－13　呕吐证治

- 哕
  - ① 胃气上逆，干呕，哕，手足微冷——橘皮汤
  - ② 虚热气逆而致哕逆者——橘皮竹茹汤
  - ③ 哕而腹满
    - 小便不利——利小便
    - 大便不通——通大便

图 17-14　哕证治

- 下利
  - 泄泻
    - 虚寒
      - 下利清谷而有表证
        - 先温里——四逆汤
        - 后解表——桂枝汤
      - 里寒外热，下利清谷，汗出而厥者——通脉四逆汤
    - 实热——实邪内积，脉滑或平而心下痞，或下利谵语者——大、小承气汤
    - 气利
      - 由实滞引起者——宜通利
      - 属于气虚不固者——宜固涩——诃黎勒散
  - 痢疾
    - 热利下重者——白头翁汤
    - 虚寒而便脓血者——桃花汤

图 17-15　痢疾证治

疮痈肠痈浸淫病脉证并治第十八

本篇是讨论外科范围的疮痈、肠痈、金疮、浸淫疮等四种病候。疮痈只概论发痈的征兆，以及痈肿有脓无脓的触诊法。肠痈则列举了脓已成和脓未成的证候和治疗方法。金疮是金刃创伤的疾患。浸淫疮是由于湿热而引起的皮肤疾患。

疮　　痈

诸浮数脉，应当发热，而反洒淅恶寒，若有痛处，当发其痈。师曰：诸痈肿，欲知有脓无脓，以手掩肿上，热者为有脓，不热者为无脓。(1)

［**提示**］ 指出发痈的征兆及辨别有脓无脓的诊察方法。

［**讨论**］ 辨脉：脉浮数而恶寒，有似表证，但外感初起的恶寒，脉多浮而不数，及其数则不恶寒而从热化；今脉浮数而反恶寒，可知不是一般外感而是痈肿的初期征象，原因是卫气被阻不能发越所致。因为卫主行营气，如营过于实，反能阻遏卫气，所以一方面脉现"浮数"，另一方面又"洒淅恶寒"。此时病人身上如某一局部有了固定痛点，就进一步证明了"当发其痈"。

辨外痈有脓无脓证：辨别外痈的有脓无脓，主要是从触诊时手下有热的感觉与否来进行诊断的。《灵枢·痈疽》云："营卫稽留于经脉之中，则血涩而不行，不行则卫气从之而不通，壅遏而不得行，故热；大热不止，热胜则肉腐，肉腐则为脓。”因此，知热聚则腐肉为脓，热不聚则但肿而未成脓。这仅是从热的一个方面来加以判断，当然不够全面的。后世在这一理论指导下，进一步发展从软硬、陷起、疼痛和变色等各方面进行诊断，这就比较全面了。在治法上，一般来说，未成脓的用消散法，已成脓的用排脓法，但这仅是原则性的法则，至于具体方法，应参考后世外科专著。

肠　痈

肠痈是一种内痈疾病。《灵枢·上膈》云：“喜怒不适，食饮不节，寒温不时，则寒汁流于肠中……积聚已留，留则痈成。”《巢氏病源·肠痈候》云：“肠痈者，由寒温不适，喜怒无度，便邪气与荣卫相干，在于肠内，遇热加之，血气蕴积，结聚成痈……”由此可知，本病是由饮食、寒暑和情志等三个方面的因素所引起；在疾病发展过程中，可以分为脓未成、脓已成两个阶段。

一、脓未成证治

肠痈者，少腹肿痞，按之即痛如淋，小便自调，时时发热，自汗出，复恶寒；其脉迟紧者，脓未成，可下之，当有血；脉洪数者，脓已成，不可下也。大黄牡丹汤主之。(3)

［**提示**］　指出肠痈脓未成属于急性的证治。

［**讨论**］　如图 18－1。

肠痈（脓未成）
- 少腹肿痞——触诊有形
- 按之即痛如淋——痛引会阴和尿道部分，好像患淋病一样
- 时时发热 / 自汗出，复恶寒——营卫郁阻现象
- 脉迟紧——气方阻而热未聚

图 18－1　肠痈证候

本节是肠痈初起尚未成脓的阶段。一般来说，肠痈初起，少腹部多疼痛，并且牵引到外阴部，好像淋病，但“小便自调”。发热恶寒汗出而脉迟紧，不是一般表证，而是肠痈初起的脉证。如脉象“洪数”，则脓已酿成，故“不可下也”。“大黄

牡丹汤主之”一句，应在“当有血”之下。当有血是意味着服大黄牡丹汤后，可能会泻下恶血。

大黄牡丹汤方

大黄四两　牡丹皮一两　桃仁五十个　瓜子半升　芒硝三合

上五味，以水六升，煮取一升，去滓，内芒硝，再煎沸，顿服之。有脓，当下；如无脓，当下血。

方义：本方用大黄、芒硝去实热，牡丹皮、桃仁化瘀血，瓜子消痈利气。这是治下焦有实邪结痈的方剂。如再加败酱、银花，效果更好。

［**参考资料**］《张氏医通》：“肠痈下血，腹中疞痛，其始发热恶寒，现验其证，必少腹满痛，小便淋涩，反侧不便，即为肠痈之确候。无论已成未成，俱用大黄牡丹汤加犀角急服之。”

大黄牡丹皮汤不但对脓未成者可用，就是脓已成如不现身皮甲错、无热、呕逆、腹按无痛情形，均可用之。不过，病已久或体弱无热不痛的宜慎。原文指出“脉洪数者，脓已成，不可下也”，是指肠痈后期而言；如果误施攻下，可能导致肠壁穿孔。这点应予注意。

二、脓已成的证治

肠痈之为病，其身甲错，腹皮急，按之濡，如肿状，腹无积聚，身无热，脉数，此为肠内有痈脓，薏苡附子败酱散主之。(2)

［**提示**］　指出肠痈脓已成属于慢性的证治。

［**讨论**］　如图 18－2。

肠痈（脓已成）
- 其身甲错——营滞于中，血燥于外
- 腹皮急，按之濡，如肿状——腹皮虽紧急略有隆起，但按之濡柔不硬
- 身无热，脉数——热聚脓成，热偏血分

图 18－2　脓已成的证治

本证由于营滞于中，不能外荣肌肤，以致皮肤粗糙如鳞甲；腹皮虽紧张，略有隆起现象，但按之而软，说明腹中并无积聚，这是由于肠内有痈脓所致。痈脓的成因，本来是营卫郁阻，脓已成则营卫不郁，所以身反“无热”。邪热偏于血分，故

“脉数”。(图 18－3)

肠痈	证候	触诊
脓未成	脉迟紧,寒热	痞硬
脓已成	脉数,无热	濡软

图 18－3 肠痈证候

薏苡附子败酱散方

薏苡仁十分　附子二分　败酱五分

上三味,杵为散,取方寸匕,以水二升,煎减半,顿服,小便当下。

方义:方中薏苡仁能排脓利小便,败酱咸寒能清积热,用小量附子以振奋衰弱的功能,共奏排脓之效。

肠痈初起未至化脓之时,可用大黄牡丹汤,适当加入解毒活血药品如蒲公英、金银花等,下后病即转愈。完全治愈需两三剂。其中大黄、芒硝于第一剂后即可酌情减轻或不用,或仍服原方,这是未经化脓的处理;假使证明已有化脓证候的,不可再用攻下药,从上文“可下之,当有血”句,可以理解脓已成者不能使用下药。此时可酌用薏苡附子败酱散,或排脓汤以及排脓散,如证候偏虚的,可适当加入参、芪、归、芍等,效果较好。

[**参考资料**]《巢氏病源·肠痈候》云:“肠痈者,由寒温不适……血气蕴积,结聚成痈,热积不散,血肉腐败,化而为脓。其病之状,小腹肿而微强,按之即痛,小便数似淋,时时汗出复恶寒,其身皮皆甲错,腹皮急如肿状,诊其脉洪数者,已有脓也;其脉迟紧者,未有脓也。甚者,腹胀大,转侧闻水声,或绕脐生疮,穿而脓出,或脓自脐中出,或大便去脓血,惟宜急治之。”

金　疮

一、脉证

问曰:寸口脉浮微而涩,法当亡血,若汗出;设不汗者云何?答曰:若身有疮,被刀斧所伤,亡血故也。(4)

[**提示**] 从脉象结合症状,测知为金疮亡血。

［**讨论**］ 如图 18－4。

脉象｛微——阳虚／涩——血少｝多由亡血或汗出所致

图 18－4 金疮脉象

寸口脉轻取微而涩，应该是主亡血或汗出；因为血与汗都是阴液，亡血或汗多则阴虚，阴虚血少故脉涩，由阴虚而导致阳虚故脉微，这是一般的病理现象。现在不是由汗出或阴虚而有这种脉象，则知为创伤性出血所致。《经》云："夺血者无汗，夺汗者无血。"正说明了血汗同源，故可出现相同的脉象。

二、治疗

病金疮，王不留行散主之。（5）

［**提示**］ 承上节指出金疮的治法。

［**讨论**］ 凡是机械性创伤的外证，可用王不留行散止血镇痛，并防止外邪的侵入。

王不留行散方

王不留行十分（八月八日采） 蒴藋细叶十分（七月七日采） 桑东南根白皮十分（三月三日采） 甘草十八分 黄芩二分 川椒三分（除目及闭口去汗） 干姜二分 芍药二分 厚朴二分

上九味，桑根皮以上三味，烧灰存性，勿令灰过，各别杵筛，合治之为散，服方寸匕。小疮即粉之，大疮但服之，产后亦可服。如风寒，桑东根勿取之。前三物皆阴干百日。

方义：王不留行散是治外伤要药。本方是以王不留行为君药，能通经，行血，定痛；佐以蒴藋细叶（蒴藋，音朔调，《本草》不载治金疮；而接骨木一名木蒴藋，《唐本草》云治折伤，续筋骨，盖其功用亦同），清热毒，续筋骨；倍用甘草，益胃解毒；芍药、黄芩清热凉血，川椒、干姜加强血行；厚朴行气破滞，使血行不致凝滞；桑根白皮清热利肺气，同王不留行、蒴藋细叶入血分，可治金疮流血不止。本方总的作用是调畅血行，止血定痛，并防止外邪的侵入，是治疗外伤的有效方剂，后世伤科家予以加减而广泛使用。由于本方能调畅血行，故产后亦可服；但不宜于

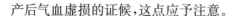

产后气血虚损的证候，这点应予注意。

［**参考资料**］ 丹波元简："王不留行，《本经》云，治金疮，止血逐痛。蒴藋，《本草》不载治金疮，而接骨木一名木蒴藋，《唐本草》云治折伤，续筋骨，盖其功亦同。桑根白皮本经云治绝脉，《别录》云可以缝金疮。知是三物为金疮之要药。"

排脓散方

枳实十六枚　芍药六分　桔梗二分

上三味，杵为散，取鸡子黄一枚，以药散与鸡黄相等，揉和令相得，饮和服之，日一服。

排脓汤方

甘草二两　桔梗三两　生姜一两　大枣十枚

上四味，以水三升，煮取一升，温服五合，日再服。

方义：排脓散以枳实苦泄破滞，芍药行血，桔梗利气排脓，佐以鸡子黄之甘润，养阴补中而解毒。

排脓汤以桔梗、甘草清热利气排脓，生姜、大枣和营卫，助正达邪。甘草用于排脓，宜生用。

以上二方，排脓散即产后篇枳实芍药散加桔梗、鸡子黄；排脓汤即肺痈篇桔梗汤加生姜、大枣。二方除桔梗外无一味同，而皆以排脓命名，可见桔梗为排脓之要药。

浸　淫　疮

浸淫疮是一种外科皮肤疾患。《巢氏病源·浸淫疮候》云："浸淫疮是心家有风热，发于肌肤，初生甚小，先痒后痛而成疮，汁出浸溃肌肉，浸淫渐阔乃遍体……以其渐渐增长，因名浸淫也。"这具体地描述了浸淫疮的病因和证状。

一、预后

浸淫疮，从口流向四肢者可治，从四肢流来入口者不可治。(6)

［**提示**］ 从病情发展中诊察病机，确定预后。

［**讨论**］ 浸淫疮虽然是一种皮肤病，但是与内脏有关，故指出从口起流向四肢的，为病势向外，故“可治”；从四肢流来入口的，为病势向内，故“不可治”。其意义与脏腑经络篇第12节相同，可以参考。

二、治疗

浸淫疮，黄连粉主之(方未见)。(7)

［**提示**］ 承上文指出浸淫疮的治法。

［**讨论**］ 浸淫疮是湿热为病。黄连苦能燥湿，寒能除热，所以能治浸淫疮。

［**参考资料**］ 《外台》：“删繁疗瘑疮多汁方，水银八分，以唾手掌中，研令入药用，黄连八分，胡粉八分，熬令黄。上三味，黄连为末，和以粉，敷疮上。”

《千金方》：“黄连胡粉散方，黄连二两，胡粉十分，水银一两。右三味，黄连为末，以二物相和，软皮裹，熟挼之，自和合也，纵不得成一家，且得水银细散入粉中也。以敷乳疮、诸湿疮、黄烂肥疮等，若干，著甲煎为膏。”

结 语

本篇所论都属于外科范围的疾患。在内容上虽不够全面，但对于痈肿的诊断，以及肠痈的治法，均作了原则性的指示。尤其是治疗肠痈的大黄牡丹汤、薏苡附子败酱散两张方子，通过实践证明都是用于临床有效的方剂。至于排脓散和排脓汤等，均为后世外科家予以加减而广泛应用。此外，对于金疮、浸淫疮的证治方剂和预后等的记载，皆是临床时极其重要的参考资料。

趺蹶手指臂肿转筋阴狐疝蛔虫病脉证治第十九

蹶，《说文》作"僵"字解；趺，即足背。趺蹶，是指病人足背僵直，属于痹厥一类的疾患。

转筋，即腨肠拘挛疼痛证，一般多见于霍乱，由于体液消耗过多，筋脉失去阳气的温煦和阴液的营养所致。

狐疝，本文称之为阴狐疝，《伤寒直格》云："狐疝，言狐者，疝气之变化，隐见往来不可测如狐也。"

蛔虫，即《巢氏病源》所说："蛔虫……发则心腹作痛，口喜唾涎及清水……"之证。

魏念庭云："仲景叙男子杂证，因收罗细碎，诸篇未及者历言之。"

趺　蹶

师曰：病趺蹶，其人但能前，不能却①，刺腨②入二寸，此太阳经伤也。(1)

［**词解**］ ① 却：后退的意思。

② 腨：指腨肠，即小腿肚。

［**提示**］ 指出趺蹶的病因和证治。

［**讨论**］ 趺蹶但能前不能却是症状，太阳经伤是病因，刺腨入二寸是治法。

所谓“但能前不能却”，就是说病人走路只能向前，往后退就很困难。因为人身的经脉，是阳明行身之前，太阳行身之后，现在太阳经伤，所以只能前行不能后退。在这种情况下宜针刺承山、合阳、飞阳等穴，使寒湿去，经脉和，其病自愈。

所谓“刺腨入二寸”，据临床体会，小腿部的腧穴，一般刺八分至一寸，这或许是古今尺寸不同的缘故。因此，对于文中的“二寸”，应该活看。

［**参考资料**］ 徐忠可：“人身阳明脉络在前，太阳脉络在后；故阳明气旺无病，则能前步，太阳气旺无病，则能后移。今倾跌之后，致蹶而不能如平人，能前步不能后却，必须刺腨肠入二寸。盖腨肠者，太阳经脉之所过，邪聚于太阳脉之合阳、承筋间，故必刺而泻之，谓伤止在太阳经也。然太阳经甚多，而必刺腨肠者，盖腨肠即小腿肚，本属阳明，太阳脉过此，故刺之，使太阳与阳明之气相通，则前后如意耳。”

周扬俊：“腨名承筋，在上股起肉处，脚跟上七寸，腨之中陷者是，法不可刺，或刺转深，遂伤其经，以致能前而不能却，此仲景自注已详。”

手指臂肿

病人常以手指臂肿动，此人身体瞤瞤[①]者，藜芦甘草汤主之(方未见)。(2)

［**词解**］ ① 瞤瞤：无意识的微微跳动。

［**提示**］ 指出手指臂肿动的证治。

［**讨论**］ 本证是风湿痰涎相持于关节经络之间，以致阳气不能外行之故。“手指臂肿动”“身体瞤瞤”，《内经》上说：“风胜则动，湿胜则肿。”本证可能即属此候。

藜芦甘草汤方　未见。

从药效来看，藜芦是催吐药，能吐膈上风痰，甘草和中。可知本方当是涌吐之剂，取其吐去风痰，则手指臂肿动自愈，这是属于原因疗法。

一般来说，治疗本病可以针药并进，除用针灸疗法之外，可内服导痰汤(胆星、枳实、半夏、陈皮、甘草、茯苓、姜、枣)或指迷茯苓丸(半夏、茯苓、枳壳、风化硝、姜汁），效果较好。

转　筋

转筋[①]之为病，其人臂脚直，脉上下行[②]，微弦，转筋入腹[③]者，鸡屎白散主之。（3）

［**词解**］ ① 转筋：即筋脉挛急。

② 脉上下行：脉象劲急不柔和的意思。

③ 转筋入腹：即痛自两腿牵引少腹。

［**提示**］ 指出转筋病的证治。

［**讨论**］ 一般来说，转筋多见于霍乱吐下之证，由于病人体液消耗过多，筋脉失去阳气的温煦和阴液的营养，其证为腨肠拘挛疼痛。至于臂转筋在临床上比较少见。“脉上下行”，是形容脉象劲急强直，全无柔和之象，与痉病的“直上下行”之义相同。

足三阴经脉从足入腹，转筋之甚者，邪随经脉上行入腹，所以痛自两腿牵引少腹。

上面已说过，霍乱转筋多由于阳微血少，在治法上就不外用四逆汤，或通脉四逆汤急救回阳。本节转筋用鸡屎白散，可知与霍乱转筋的病因不同。从药效推测，鸡屎白性寒下气，通利二便。可知这里的转筋是由于湿浊化热，热甚伤阴所致，故用鸡屎白散泻其致病之因，转筋亦因之而愈。

［**参考资料**］ 《巢氏病源》：“冷入于足之三阴三阳，则脚转筋，入于手之三阴三阳，则手转筋；随冷所入之筋，筋则转，转者，皆由邪冷之气击动其筋而移转也。”

徐灵胎：“转筋之证不一，有平时常转筋者，有霍乱而转筋者，并有转筋入腹者，当用吴萸、木瓜等药，及外治汤熨之法。”

鸡屎白散方

鸡屎白

上一味，为散，取方寸匕，以水六合，和，温服。

方义：鸡屎白能通利大小便。如由于湿浊化热，热盛伤阴，因而发生转筋的，用本方通利大小便，可以治愈。

［**参考资料**］ 丹波元简："案鸡屎白，《别录》云，治转筋，利小便，故取而用之。《素问》用鸡屎醴治鼓胀，通利大小便，验之。虽《本草》云微寒无毒，然泻下之力颇峻，用者宜知之。况霍乱转筋多津液虚燥者，恐非所宜。"

阴 狐 疝

阴狐疝气[①]者，偏有小大[②]，时时上下，蜘蛛散主之。(4)

［**词解**］ ① 阴狐疝气：《灵枢·经脉》说："肝足厥阴所生病者，狐疝。"所谓狐疝，谓疝气的变化多不可测，像传说中的"狐"那样。

② 偏有小大：指阴囊两侧大小不同。

［**提示**］ 指出阴狐疝气的证治。

［**讨论**］ 本节是包括两种不同情况的疝气病。"偏有小大"，谓睾丸或左或右，大小不同，殆即睾丸的本体受病，可能就是俗话说的"偏坠"。"时时上下"，即指阴狐疝气。张氏《儒门事亲》云："狐疝，其状如瓦，卧则入少腹，行立则出少腹，入囊中……此疝出入上下往来，正与狐相类也。"这对阴狐疝气症状的叙述，颇为具体。虽然两者在症状上有所不同，其实都是下焦寒气凝结所致，故用蜘蛛散一方兼治。

蜘蛛散方

蜘蛛十四枚(熬焦)　桂枝半两

上二味，为散，取八分之一匕，饮和服，日再服，蜜丸亦可。

方义：蜘蛛能泄下焦结气，桂枝芳香入厥阴经，专散沉寒结疝，故二药合用以治狐疝。

［**参考资料**］ 程云来："《别录》云，蜘蛛治大人小儿㿗。㿗，疝也。其性有毒，服之能使人利，得桂枝入厥阴肝经而治狐疝。"

蛔虫病

问曰：病腹痛有虫，其脉何以别之？师曰：腹中痛，其脉当沉若弦，反洪大，故有蛔虫。（5）

蛔虫之为病，令人吐涎，心痛，发作有时，毒药[①]不止，甘草粉蜜汤主之。（6）

［**词解**］ ① 毒药：泛指一切杀虫药，如锡粉、雷丸等。

［**提示**］ 以上两节指出蛔虫病的证候和治法。

［**讨论**］ 吐涎，谓吐出清水。心痛是由于蛔虫为患。《灵枢·口问》："虫动则胃缓，胃缓则廉泉开，故涎下。"

腹痛的原因很多，一般来说，如腹痛而阳虚受寒，脉象大多是沉，或者是弦。现在脉不沉不弦而"反洪大"，而且又无热证，这就要考虑可能是蛔虫病；但必须口吐清水，再加上"心痛，发作有时"，始可诊断为蛔虫病。

本病治法一般是杀虫，假使单用毒药如锡粉、雷丸一类的杀虫药品而不能解决问题的，那就需要用甘草粉蜜汤诱杀之剂进行治疗。

甘草粉蜜汤方

甘草二两　粉一两　蜜四两

上三味，以水三升，先煮甘草，取二升，去滓，内粉、蜜，搅令和，煎如薄粥，温服一升，差即止。

方义：本方用甘草、白蜜和铅粉合用，是一种诱杀剂，和其他单用杀虫的方剂不同。

［**参考资料**］ 尤在泾："吐涎，吐出清水也。心痛，痛如咬啮，时上时下是也。发作有时者，蛔饱而静，则痛立止；蛔饥求食，则痛复发也。毒药，即锡粉、雷丸等杀虫之药。毒药者，折之以其所恶也；甘草粉蜜汤者，诱之以其所喜也。白粉即铅白粉，能杀三虫，而杂于甘草、白蜜之中，诱使虫食，甘味既尽，毒性旋发，而虫患乃除，此医药之变诈也。"

曹颖甫："先母侍婢曾患此，始病吐蛔，一二日后，暴厥若死，治以乌梅丸，入口即吐。余用甘草五钱，先煎，去滓，以铅粉二钱、白蜜一两调服之。半日许，下蛔虫如拇指大者九条，其病乃愈。”

蛔厥者，当吐蛔；今病者静而复时烦，此为脏寒，蛔上入膈，故烦，须臾复止，得食而呕，又烦者，蛔闻食臭出，其人常自吐蛔。(7)

蛔厥[①]者，乌梅丸主之。(8)

［**词解**］ ① 蛔厥：是蛔动而厥，心痛吐涎，手足冷。

［**提示**］ 以上两节指出蛔厥的症状和治法。

［**讨论**］ 蛔虫病不仅可以引起心痛吐涎，还可以发生“蛔厥”和“吐蛔”。不过蛔厥和脏厥不同，脏厥是肤冷烦躁，没有片刻安静；蛔厥是“复时烦”。原因是由于“脏寒”不适于蛔虫的生存，因而移行于胃，于是发生烦躁吐逆，治以乌梅丸为主。

乌梅丸方

乌梅三百枚　细辛六两　干姜十两　黄连一斤　附子六两(炮)　当归四两　桂枝六两　人参六两　黄柏六两　川椒四两(去汗)

上十味，异捣筛，合治之，以苦酒渍乌梅一宿，去核，蒸之五升米下，饭熟，捣成泥，和药令相得，内臼中，与蜜杵二千下，丸如梧子大。先食饮服十丸，日三服，稍加至二十丸，禁生冷滑臭等食。

方义：方中乌梅为主药，能安胃止呕，杀虫止利；蜀椒温中杀虫；黄连、黄柏苦寒清热；桂枝、附子、细辛、干姜辛温散寒；人参、当归补气行血；合为辛温驱寒，苦寒清热，杀虫安胃的复方。本证是由胃虚寒热交错而发生的蛔厥，所以也用寒热错杂的方剂进行治疗。

［**参考资料**］ 丹波元简：“此方主胃虚而寒热错杂以致蛔厥者，故药亦用寒热错杂之品治之。而有胃虚以偏于寒而动蛔者，陶华因立安蛔理中汤主之(即理中汤加乌梅、川椒，出全生集)。而有胃不虚以偏于热而动蛔者，汪琥因制清中安蛔汤主之(黄连、黄柏、枳实、乌梅、川椒，出《伤寒辨注》)。此各取本方之半而治其所偏也，对证施之，皆有奇效。”

结 语

本篇虽是五种病合为一篇,但重点则论述蛔虫病。至于趺蹶有论无方,手指臂肿证候不详,转筋用鸡屎白散,事实上比较少见。至于治狐疝以蜘蛛散,虽很少应用,但确有研究价值。

蛔虫病则是本篇的重点,甘草粉蜜汤主治蛔虫心痛证,乌梅丸主治蛔虫而现蛔厥证,对症应用,效果极为显著。

妇人妊娠病脉证并治第二十

据《隋书·经籍志》载有张仲景方十五卷，疗妇人方二卷，这里的妇人病三篇，可能便是疗妇人方。

本篇主要是讨论妇人受孕期的正常征象，以及一般常见病证和治法。内容包括妊娠诊断、症与胎的鉴别、妊娠呕吐、妊娠腹痛、妊娠水气、妊娠小便难、养胎和伤胎等，全篇共11节，给后来医家对于妇人妊娠诊断以及产前诸病的治疗以很大的启发。

一、妊娠诊断

师曰：妇人得平脉①，阴脉小弱②，其人渴，不能食，无寒热，名妊娠③，桂枝汤主之。于法六十日，当有此证，设有医治逆者，却一月加吐下者，则绝之④。（1）

［**词解**］ ① 平脉：脉象平和无病态。此指妊娠常脉。

② 阴脉小弱：阴阳指尺寸。“阴脉小弱”，是说尺部脉小弱。

③ 妊娠：《说文》云，“妊，身怀孕也；娠，女妊身动也。”可知受孕开始叫妊，胎动以后叫娠。

④ 绝之：一般以为停止服药，但或解作宜用医药以断绝其病根。

［**提示**］ 指出妊娠初期的脉证及误治后的处理。

［**讨论**］ 妇人在怀孕初期，生理上会引起一些异常的变化，似乎有病；但也有因病而月经不行，疑似妊娠。因此，在研究妊娠疾病以前，首先要知道如何来

早期诊断。假设误孕为病而妄用攻伐,或误病为孕未能及时治疗,这对健康都有很大影响,所以对妊娠的早期诊断,非常重要。现将本节分作三部分讨论。

妊娠的征象:妊娠初期,脉——得平脉,阴脉小弱。证——渴,不能食,无寒热。

当妇人月经停止,如何诊断是孕是病?《素问·腹中论》说:“何以知怀子之且生也……身有病而无邪脉也。”本节就是根据“身有病而无邪脉”,指出“妇人得平脉,阴脉小弱,其人渴,不能食,无寒热”,为妊娠初期的征象。

“阴脉小弱”,是尺脉略为微弱些。既然身有病而无邪脉,为什么阴脉会小弱呢?因为寸脉为阳,尺脉为阴,由于初妊时血分不足,气分遂觉有余,所以阴脉要比阳脉小弱,这种脉象,一般见于受孕六十日左右。如妊娠到了三个月以后,胎气逐渐旺盛,则阴脉才现滑动,那就是《素问·平人气象论》“妇人手少阴脉动甚者,妊子也”,以及《千金方》所说“三月尺脉数”了。

虽然,仅凭脉象还不足以确定妊娠,而且必须询问过去的月经情况。如月经一向正常,而现在已停止两个月左右,又无寒热的外感症状,只有口渴和不能食,这样,才可诊断为初期妊娠。

为什么会口渴、不能食?这是由于阴分不足之故,其口渴必不甚。不能食可能包括了对某些食物的厌恶和呕吐在内,这是妊娠恶阻的征象。

治疗:桂枝汤主之。妊娠初期又无寒热外感,为什么用桂枝汤?因为桂枝汤用于外证,有解肌和营卫的作用;用于里证,有调和阴阳的作用。妊娠恶阻是生理上一时性的阴阳偏胜,所以只用桂枝汤调和阴阳就可以了。根据临床体验,桂枝汤用于妊娠初期胃弱者颇效;如果胃中有热的恶阻,则不宜用。

误治后的处理:“渴不能食”等现象,一般在停经六十日左右出现。假如在怀孕初期不知是孕而误治,反而加重了呕吐,增加了泄泻,这是由于误治所造成的后果。只要脉象仍然平和,没有严重病态的,就可以停止服药,用饮食调养,自可渐渐好转。

[**参考资料**] 徐忠可:“桂枝汤表证得之,为解肌和营卫;内证得之,为化气调阴阳……六十日当有此证者,谓妊娠两月,正当恶阻之时,设不知而妄治,则病气反增,正气反损,而呕泻有加矣。绝之,谓禁绝其医药也。楼全善云:尝治一二妇恶阻病吐,前医愈治愈吐,因思仲景绝之之旨,以炒糯米汤代茶,止药月余渐安。”

二、癥病与胎的鉴别

妇人宿[①]有癥[②]病，经断未及三月，而得漏下[③]不止，胎动在脐上者，为癥痼害。妊娠六月动者，前三月经水利时胎也。下血者，后断三月衃[④]也。所以血不止者，其癥不去故也，当下其癥，桂枝茯苓丸主之。(2)

［**词解**］ ① 宿：平素的意思。

② 癥：病名，积聚之有形可征者，由于瘀血停留，郁结成块所致。

③ 漏下：月经停止后，继续下血，淋沥不净。

④ 衃：音杯，紫黑暗晦的瘀血。

［**提示**］ 指出癥病与胎的鉴别，以及癥病的治法。

［**讨论**］ 本篇主要是讨论癥病与胎的鉴别诊断。有的妇人宿有癥病，初起癥尚轻微，月经尚能通行，以后癥病深痼，则影响月经不行，且腹部渐渐增大，似乎妊娠，此时必须注意和妊娠鉴别。

癥病："妇人宿有癥病……为癥痼害"，为第一段，说明妇人素有癥病，月经停止未到三月，忽然漏下不止，同时自觉脐上好像胎动一样，这是癥痼为害。为什么知道是癥病？

(1) 有癥病史。

(2) 停经未及三月，有胎也不会动。

(3) 胎动应在小腹部，不会在脐上。

所以诊断其是癥病而不是胎。

妊娠："妊娠六月动者，前三月经水利时胎也"，为第二段。妊娠六月，感到胎动，而且在停经前三个月的月经正常，可知确是妊娠而不是癥痼为害。

鉴别：癥病——经断三月，漏下不止，动在脐上。妊娠——妊娠六月胎动，停经前三个月的月经正常。

癥病下血的治疗："下血者，后断三月衃也"，为第三段。其"下血"二字是代表月经不正常的下血，先有月经不正常，而后经断三月，可见不是妊娠而是瘀血(衃)为病。

"所以血不止者……桂枝茯苓丸主之"，为第四段。即说明血不止的原因是由于癥病为患，欲止其血，必先下其癥，故用桂枝茯苓丸治疗。这是第一段与第三段的治法总结。

有些注家认为本节是癥胎互见之证，即原有癥病而又受孕，孕后因癥病的影响而下血不止。至于用桂枝茯苓丸，则根据内经“有故无殒”的理论来解释。

我们认为，素有癥病的妇人虽然有时也可怀孕，但临床上毕竟不多。根据原文精神，还是作为癥与胎的鉴别解释，比较恰当。

桂枝茯苓丸方

桂枝　茯苓　牡丹(去心)　桃仁(去皮尖熬)　芍药各等分

上五味，末之，炼蜜和丸如兔屎大，每日食前服一丸，不知，加至三丸。

方义：桂枝茯苓丸是桂枝、茯苓、牡丹皮、桃仁、芍药五种药物组成，它的主要作用是破癥行瘀，并能调和营卫。瘀去则漏下恶血自除。

本方除治癥病下血外，并适用于妇女月经困难，或停经腹胀痛，或产后恶露停潴，或难产，或胞衣不下，或死胎不下等证。

[**参考资料**] 《中医新论汇编》高思潜说：“按，《金匮》此节颇费辞解，先儒注释，皆以为经断即是受孕，胎动真为胎动。然按之实际，癥痼既阻害于中，何得安然受孕；且胎仅三月，亦无动在脐上之理也。余尝细绎其文义，乃知此节完全为胎癥对勘之文，盖仲景恐人误癥作胎，误胎作癥，故两两比较之……”

三、妊娠腹痛

妊娠腹痛的原因很多，本篇所述及的，一为里气虚寒，一为湿停血滞。

(一) 里气虚寒的腹痛

妇人怀娠六七月，脉弦发热，其胎愈胀，腹痛恶寒者，少腹如扇①，所以然者，子脏开②故也，当以附子汤温其脏(方未见)。(3)

[**词解**] ① 少腹如扇：形容自觉少腹部寒气习习如扇。

② 子脏开：“子脏”即子宫。“子脏开”，是意味着下焦阳衰不能温煦子宫，故觉寒气习习如扇。

[**提示**] 指出妊娠里气虚寒腹痛的证治。

[**讨论**] 此证多发生于妊娠六七个月的时候，主要症状是腹痛恶寒，少腹如扇，其胎愈胀和脉弦发热等。根据本节的症状及治法，可以判断其腹痛原因是由于里气虚寒。因为里虚无阳，不得温煦下焦，所以胎愈胀而腹痛且寒。脉弦主寒

主痛，发热是格阳于外而不是外感。因为外感发热的恶寒多在背部，或全身恶寒，而本证恶寒则在少腹部；外感的脉象是浮缓或浮紧，而本证则是脉弦。（图20－1）

里气虚寒，胎胀腹痛	发热	少腹部恶寒如扇，脉弦
外感风寒		全身或背部恶寒，脉浮缓或浮紧

图 20－1　妊娠腹痛证候

附子汤方缺，徐忠可等认为即《伤寒论》少阴篇的附子汤方，由附子、茯苓、人参、白术、芍药组成，主要作用是温脏回阳。方中附子辛热有毒，不利于妊娠，仲景用以扶阳祛寒，是去病安胎的方法，但必须辨证精确，才可使用。

［**参考资料**］《张氏医通》："妊娠脉弦为虚寒，虚阳外散故发热，阴寒内逆故胎胀。腹痛恶寒者，其内无阳，子脏不能司闭藏之令，故阴中觉寒气习习如扇也。用附子汤以温其脏，则胎自安，"

（二）湿停血滞的腹痛证治

妇人怀妊，腹中㽲痛①，当归芍药散主之。（5）

［**词解**］①㽲痛：㽲，音朽。"㽲痛"即绵绵作痛，不同于寒疝的绞痛、血气的刺痛。

［**提示**］指出妊娠湿停血滞的腹痛证治。

［**讨论**］本节原文简略，据《三因方》记载，当归芍药散治妊娠腹中㽲痛，心下急满。再从方中苓、术、泽泻的利水作用来看，当有小便不利，足跗浮肿等证。因此，可以理解腹中㽲痛或心下急满，小便不利，足跗浮肿者，就是当归芍药散证，其病因当是血虚气滞夹有水气。由于妊娠期间气血运行不畅，因而水湿不能运化，所以腹中绵绵作痛。本证与附子汤证虽同样有腹痛，但在其他方面有所不同，现列表鉴别如下（表20－1）。

表 20－1　附子汤证和当归芍药散证的比较

病　因	证　候	治法	方　剂
里气虚寒	腹痛恶寒，少腹如扇，其胎愈胀，脉弦发热	温脏回阳	附子汤
湿停血滞	腹中㽲痛，或心下急满，小便不利，足跗浮肿	和血利湿	当归芍药散

当归芍药散方

当归三两　芍药一斤　茯苓　白术各四两　泽泻半斤　芎䓖三两

上六味，杵为散，取方寸匕，酒和，日三服。

方义：本方由当归、芍药、川芎、茯苓、白术、泽泻组成，主要作用为和血利湿，止痛安胎。此外，后世根据本方加减，广泛地用于月经不调、痛经等证。

［**参考资料**］　黄树曾："当归芍药散，即当归散减归、芎、术以苓、泽易黄芩。其不减芍药且分量重于他味者，以芍药为治血中气结腹中痛之要药也。"又说："妇人怀孕腹中㽲痛，当归芍药散主之；产后腹中㽲痛，当归生姜羊肉汤主之。同是腹中㽲痛，何以治法则异？曰，怀孕腹中㽲痛，由于血中气结，非芍药不为功；而欲母子均安，端赖归、芎、术调其血气……若产后腹中㽲痛，显属血虚客寒阻滞气血，故用当归补血而行血滞，生姜散寒而行气滞，益以温补气血、止痛利产妇之羊肉，俾邪散痛止而虚亦复。不用芍药者，以其苦泄破阴结，非此虚寒证所宜。"

四、妊娠下血

师曰：妇人有漏下者，有半产①后因续下血都不绝者，有妊娠下血者；假令妊娠腹中痛为胞阻②，胶艾汤主之。（4）

［**词解**］　① 半产：妊娠四五个月堕胎者，称为半产。

② 胞阻：妊娠下血腹中痛，称为胞阻。

［**提示**］　指出妊娠下血腹痛的证治。

［**讨论**］　本节指出妇女下血情况不一，有无胎而月经漏下不断的；有半产后继续下血不止的；有妊娠腹痛，不因癥病而下血不止的。虽然这三种下血的情况有所不同，而其原因都属于冲任脉虚，摄纳无权所致，故都可用胶艾汤主治。（图20－2）

妊娠下血（胞阻）
- 病因——冲任脉虚，摄纳无权
- 症状——少腹痛，按之无硬块，脐下拘急，下血不止等
- 治疗——胶艾汤

图20－2　妊娠下血证治

胶艾汤方 一方加干姜一两，胡治治妇人胞动，无干姜。

芎藭 阿胶 甘草各二两 艾叶 当归各三两 芍药四两 干地黄六两

上七味，以水五升，清酒三升，合煮取三升，去滓，内胶令消尽，温服一升，日三服，不差更作。

方义：胶艾汤由川芎、阿胶、甘草、艾叶、当归、芍药、干地黄组成。本方具有补血缓痛、止血安胎的作用，除治妊娠下血外，对妇女崩漏亦有良好效果。但运用此方时，必须注意以下两点：①无癥病史。②证候是属于虚寒性的。

假如由于血分有热，肝火过旺，以致胎动下血或崩漏者忌用；又腹中有癥块而漏下不止的，亦非本方所宜。

《和剂局方》："胶艾汤治劳伤血气，冲任虚损，月水过多，淋沥漏下，连日不断，脐腹疼痛，及妊娠将摄失宜，胎动不安，腹满下堕，以及因产乳冲任气虚，不能约制经血，淋沥不断，延引日月，渐成羸瘦。"

［**参考资料**］《医宗金鉴》："五六月堕胎者，谓之半产。"

程云来："半产者，以四五月堕胎……妊娠下血，腹中痛，为胞阻。"

《巢氏病源》："漏胞者，谓妊娠数月，而经水时下……有娠之人，经水所以断者，壅之以养胎，而蓄之为乳汁；冲任气虚，则胞内泄漏，不能制其经血，故月水时下，亦名胞阻。"

丹波元坚："此条漏下与半产后下血是客，妊娠下血腹中痛是主，三证并列，以备参对也。"

五、妊娠呕吐

妊娠呕吐不止，干姜人参半夏丸主之。(6)

［**提示**］ 指出胃虚有寒呕吐的证治。

［**讨论**］ 妊娠呕吐，后世又称恶阻，是妊娠二三月间常见的现象。一般轻微的呕吐，不必治疗，至妊娠三四个月自愈。如"呕吐不止"，则其呕吐的剧烈可知，而且时间延长，必伤胃气，当及时进行治疗。

本节原文简略，仅提到呕吐不止，究竟是什么原因所引起呢？根据所用方药，可以测知其病因是由于胃气虚寒、寒饮逆上所致。

干姜人参半夏丸方

干姜　人参各一两　半夏二两

上三味，末之，以生姜汁糊为丸，如梧子大，饮服十丸，日三服。

方义：方中干姜温中去寒，半夏化痰止呕，人参补益胃气，制成丸剂，能和胃益气止呕。至于干姜、半夏二药均不利于妊娠，而本方都用于妊娠呕吐者，即《内经》所说“有故无须”的道理。但用此等药物，必须注意两点。

（1）药物配伍：须与扶正安胎药同用。例如本方用半夏，同时配了人参，这样既可以补益中气，又可以对半夏起监制作用。后世治胃虚有痰的妊娠呕吐，常用六君子汤，半夏与参、术同用，有效而不碍胎。

（2）孕妇体质：如孕妇体质薄弱，或过去曾经小产，胎气不固者，对于胎不利之药则不宜用。若固执“有故无殒”之说，可能造成堕胎的危险。

本方所治妊娠呕吐，是属于胃虚有寒饮的证候；若胃中有热的呕吐忌服。胃热呕吐，多吐酸苦，心烦口渴，舌红，苔薄黄，便结溺黄，脉滑而带数，宜选用橘皮竹茹汤加苏叶、黄连、枇杷叶等。

再妊娠呕吐的原因很多，后世对此证治疗颇多发展。这里仅举出胃热呕吐与本文所述胃虚有寒的呕吐作一对比，至于其他原因的呕吐，可参考妇产科学。

［**参考资料**］　赵以德：“此即后世所谓恶阻病也。先因脾胃虚弱，津液留滞，蓄为痰饮；至妊二月之后，胚化成胎，浊气上冲，中焦不胜其逆，痰饮遂涌，呕吐不已，中寒乃起，故用干姜止寒，人参补虚，半夏、生姜治痰散逆也。”

程云来：“寒在胃肠则令呕吐不止，故用干姜散寒，半夏、生姜止呕，人参和胃。半夏、干姜能下胎。楼全善曰：余治妊娠病累用半夏，未尝动胎，亦‘有故无殒’之义。临病之工何必拘泥。”

尤在泾：“此益虚温胃之法，为妊娠中虚而有寒饮者设也。夫阳明之脉顺而下行者也，有寒则逆，有热亦逆，逆则饮必从之，而妊娠之体，精凝血聚，每多蕴而成热者矣。按：《外台》方青竹茹、橘皮、半夏各五两，生姜、茯苓各四两，麦冬、人参各三两，为治胃热气逆呕吐之法，可补仲景之未备也。”

六、妊娠小便难

妊娠小便难，饮食如故，当归贝母苦参丸主之。（7）

［提示］ 指出血虚热郁而致小便难的证治。

［讨论］ 本节未明言病因，从“妊娠小便难”而“饮食如故”来看，可知病不在中焦；又无腹满、身重等证，则更非水气。从药测证，当是血虚热郁、津液涩少所致。

并且本文所说小便难，当是小便困难，淋沥而有痛感，不是一般的小便不利。故治以当归贝母苦参丸，养血解郁，清热利水。

关于小便难用当归贝母苦参丸问题，据《金匮要略简释》认为小便难当是大便难之误，并引证金华沈介业中医师来函，说明用当归贝母苦参丸治孕妇习惯性便秘，有良好效果。

本节小便难的病因，是由于血虚热郁、津液涩少所致；而在临床上一般津液涩少的孕妇，多有肠燥大便难的情况，所以可用此方治疗。

当归贝母苦参丸方 男子加滑石半两。

当归　贝母　苦参各四两

上三味，末之，炼蜜丸如小豆大，饮服三丸，加至十丸。

方义：本方用当归补血润燥，贝母清肺开郁，苦参清除结热，利水。主要作用是养阴清热，通利小便。

［参考资料］ 《金匮要略简释》：“小便难而饮食照常的，用当归、贝母和苦参来治，很难理解。古今注家多望文生训，理论脱离实际。近得金华沈介业中医师来信，指正这条小便难当作大便难，经他祖父五十年的经验和他自己试用，效验非凡。信里说，孕妇患习惯性便秘，有时因便秘而呈轻微燥咳，用当归四份，贝母、苦参各三份，研粉，白蜜为丸，服后大便润下，且能保持一天一次的正常性，其燥咳亦止。过去吾家对孕妇便难之不任攻下者，视此为秘方云云。用当归贝母苦参丸治大便难，非但符合理论，且下文饮食如故也有着落。”

七、妊娠有水气

妊娠有水气，身重，小便不利，洒淅恶寒，起即头眩，葵子茯苓散主之。(8)

［提示］ 指出妊娠水气的证治。

［讨论］ 本节“有水气”是病因，“身重”至“起即头眩”是症状。妊娠因内有

水气，则身重而小便不利，可能还有肢体浮肿现象；以水为阴邪，阻碍阳气不得外行，故洒淅恶寒；水气上逆故头眩，与痰饮病头眩同理(图 20 - 3)。

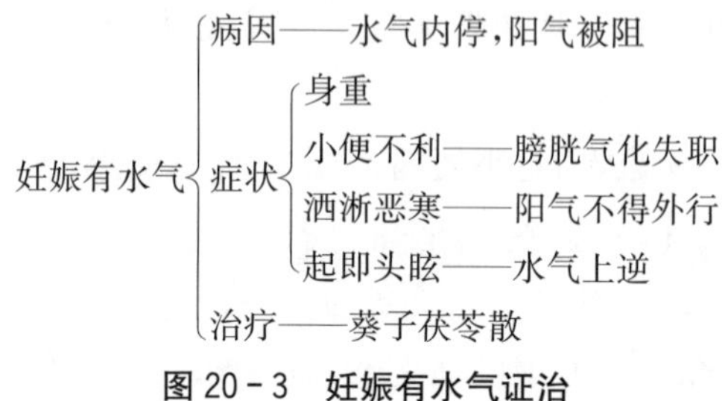

图 20 - 3 妊娠有水气证治

葵子茯苓散方

葵子一斤　茯苓三两

上二味，杵为散，饮服方寸匕，日三服，小便利则愈。

方义：葵子茯苓散由葵子、茯苓两味组成。主要作用为滑利通窍，渗湿通阳，使水气下泄而小便得利，湿去则周身之阳气通畅，而诸症皆愈。方中葵子性滑，不利于妊娠，今与茯苓同用于妊娠有水气，而不虑其滑胎，也是“有故无殒”的道理。但对体弱孕妇以慎用为是。近人拟用五皮饮加紫苏，可供参考。

八、妊娠养胎

妇人妊娠，宜常服当归散主之。(9)

妇人养胎，白术散主之。(10)

[**提示**]　指出妊娠偏于湿热和寒湿的养胎方法。

[**讨论**]　这两节是讨论养胎方法。古人对于“养胎”方法虽素来重视，但主要目的还在于：①治病；②预防。如孕妇身体健康，就无须服药养胎；如有胎孕不安，或胎萎不长，或素患半产或难产者，则必须服药调养，这就是所谓“养胎”。例如当归散方后注云：“妊娠常服即易产，胎无疾苦。”可知此方是用于素曾难产的孕妇。

《金匮要略》在养胎方面虽然只有当归散和白术散两个方剂，但却指出了养胎方剂的两大类型；故必须根据孕妇体质及证候表现，审慎处理。

(1) 血虚而有湿热者——当归散。

（2）气虚而有寒湿者——白术散。

当归散方

当归　黄芩　芍药　川芎各一斤　白术半斤

上五味，杵为散，酒饮服方寸匕，日再服。妊娠常服即易产，胎无疾苦，产后百病悉主之。

白术散方

白术　芎䓖　蜀椒（去汗）　牡蛎各三分

上四味，杵为散，酒服一钱匕，日三服，夜一服。但苦痛，加芍药；心下毒痛，倍芎䓖；心烦吐痛，不能食饮，加细辛一两，半夏大者二十枚，服之后，更以醋浆水服之，若呕，以醋浆水服之，复不解者，小麦汁服之，已后渴者，大麦粥服之。病虽愈，服之勿置。

方义：当归散——本方用芎、归、芍药养血，白术健脾，黄芩清热，总的作用是养血清热。对于血虚而有热的孕妇，最为适宜，如虚寒之体则不宜用。故《丹溪心法》附余云："此方养血清热之剂也，瘦人血少有热，胎动不安，或素曾半产者，皆宜服之。"

白术散——本方白术健脾而能益气，牡蛎坚阴，川芎和血，蜀椒去寒，总的作用是益气祛寒。故适用于气虚而有寒或兼湿者。《医宗金鉴》说："妊娠妇人，肥白有寒，恐其伤胎，宜常服此。"

总之，以上二方，一清一温，必须审证施治，后世养胎诸方多系由此发展。再从这两方都用白术，可以体会到健脾在养胎方面的重要性。因脾胃健旺，则气血充足，而胎孕自安。例如陈修园《女科要旨》的"所以载丸，治胎气不安不长，妇人半产，或三月或五月按期不移者，必终身不能大产"，就是以健脾安胎为主。如用所以载丸作汤剂加菟丝子、阿胶等治疗胎孕不安及预防习惯性流产，疗效更好。

［**参考资料**］《女科要旨》："所以载丸：白术一斤，桑寄生六两，川杜仲八两，人参八两，茯苓六两。以大枣一斤擘开，以长流水熬汁叠丸，如梧桐子大……每早晚各服三钱，以米汤送下。"按本方补益养胎，体虚者可以长服。

九、伤胎

妇人伤胎，怀身腹满，不得小便，从腰以下重，如有水气状，怀身七月，太阴当养不养，此心气实，当刺泻劳宫及关元，小便微利则愈。(11)

［**提示**］ 指出妇人伤胎的证治。

［**讨论**］ 本节经文，颇难理解。根据注家意见，认为妇人怀孕七月，当手太阴肺经养胎之时而心气实者，金为火乘，肺经受伤而胎失所养，同时又不能通调水道，故出现“腹满，不得小便，从腰以下重，如有水气状”等证，这就是所谓“伤胎”。

至于伤胎的治法，本文指出“当刺泻劳宫及关元”，以泻心气，行水气，使“小便微利”则愈，即实则泻之之意。但劳宫、关元二穴(劳宫穴在手掌心中，关元穴在脐下三寸)刺之可能堕胎，不可轻用。

《医宗金鉴》认为此节“文义未详，此穴刺之落胎，必是错简，不释”。故本节究应如何理解，尚待进一步探讨。

结语

本篇主要是讨论妊娠诊断及产前常见疾病的辨证治疗，归纳起来，有以下几个方面。

(1) 妊娠诊断：首先指出，“妇人得平脉，阴脉小弱，其人渴，不能食，无寒热”，为妊娠初期的征象。

(2) 癥与胎的鉴别：对素有癥病史，经断未及三月，而又漏下不止，胎动在脐上的疑似妊娠，作出了鉴别诊断；并指出癥病下血者，须用桂枝茯苓丸逐瘀下癥的治疗方法。

(3) 产前常见疾病的辨证治疗：本篇讨论了妊娠呕吐、妊娠腹痛、妊娠下血、妊娠有水气等，而以腹痛下血为重点。如附子汤证、当归芍药散证虽皆是妊娠腹痛，但前者属于阳虚寒甚，后者则因血虚气滞而夹有水气。至于胶艾汤的应用范围很广，不论是经水淋漓不止，或半产下血，或妊娠腹痛下血，皆有很好疗效；但必须是在无癥病而证候偏于虚的条件下，才可使用。

(4) 养胎方面：提出了当归散和白术散二方，但其目的还是在于却病，病去则胎自安。同时必须根据孕妇体质及症状表现，来辨证施治，如血虚有热的宜当归散，气虚有寒的宜白术散。后世养胎诸方，多从此发展。

(5) 仲景在治疗产前疾病的某些方剂中，还用了一些如后世所说的妊娠忌服药品，如干姜、半夏、附子、葵子等，这是根据《内经》“有故无殒”的原则而立方的。我们对于这些药物的使用，关键问题在于辨证确实，适当地掌握药物的配伍，孕妇的体质，以及有无流产病史等，只有这样，才能保障孕妇和胎儿的安全。

妇人产后病脉证并治第二十一

本篇主要是论述产后几种比较常见的疾病。因为产后气血受损，机体抗病能力至为薄弱，最容易引起外感及其他疾患。所以这里首先提出产后三病及产后腹痛等作为重点讨论之外，接着还叙述中风、下利、呕吐等病。现分别讨论如下。

产后三病

问曰：新产妇人有三病，一者病痉，二者病郁冒①，三者大便难，何谓也？师曰：新产血虚，多汗出，喜中风，故令病痉。亡血复汗，寒多，故令郁冒。亡津液胃燥，故大便难。（1）

［**词解**］ ① 郁冒：郁闷昏冒。

［**提示**］ 指出产后三病的形成原因。

［**讨论**］ 如图 21－1。

病因：
- 痉——血虚汗多（内因），喜中风（外因）
- 郁冒——亡血复汗（内因），寒多（外因）
- 大便难——亡津液，胃燥

（以上三者）→亡血伤津

图 21－1　产后三病形成原因

产后痉病：由于产后血虚汗多，筋脉失养，且表虚为风邪侵袭，因而发生筋脉拘急的痉病。这里只提到病因与病机，因为症状已于前面痉湿暍篇讨论过，所以这里从略；但必须结合产后情况和新产体虚的特点，作为论治的原则。

郁冒：是一个病名，也是一个症状。它与《巢氏病源》所说的血晕不同。血晕是由于血虚或血实所引起，这里郁冒的病因和病机，从条文中“亡血复汗，寒多，故令郁冒”来看，可以理解是由外邪引起，因此两者在治疗方法上是完全不同的。

大便难：是由于产后津液损伤，阴液不能润肠所致。

这三者虽然在证候上有轻重缓急的不同，但在发病原因上都是由于血虚津伤所致。

［**参考资料**］ 尤在泾：“痉，筋病也；血虚汗出，筋脉失养，风入而益其劲也。郁冒，神病也；亡阴血虚，阳气遂厥，而寒复郁之，则头眩而目瞀也。大便难者，液病也；胃藏津液而渗灌诸阳，亡津液胃燥，则大肠失其润而便难也。三者不同，其为亡血伤液则一，故皆为产后所有之病。”

产妇郁冒，其脉微弱，呕不能食，大便反坚，但头汗出。所以然者，血虚而厥，厥而必冒，冒家欲解，必大汗出；以血虚下厥，孤阳上出，故头汗出。所以产妇喜汗出者，亡阴血虚，阳气独盛，故当汗出，阴阳乃复。大便坚，呕不能食，小柴胡汤主之（方见呕吐中）。（2）

病解能食，七八日更发热者，此为胃实，大承气汤主之（方见痉病中）。（3）

［**提示**］ 指出郁冒的病机与证治。

［**讨论**］ 郁冒的病机：以上两节是论述由外感所引起郁冒的证治。因为新产血虚，虽有外感，脉欲浮而未能，故脉象微弱。“呕不能食，大便反坚，但头汗出”，主要是由于阴血虚弱，阳气偏胜于上而为郁冒。如果此时大汗出（遍身有汗），是郁冒将解，如但头汗出则郁冒未解。因为但头汗出，则偏胜之阳未曾减弱，故知郁冒未解。“所以产妇喜汗出者”五句是解释产妇喜汗出的道理。因为汗出即所以损阳，阳损之后，才能与阴维持平衡，所以说：“故当汗出，阴阳乃复。”

这种情况是人体的自动调节功能所发挥的作用。假如感受外邪，发热无汗，偏胜之阳无法减弱，那就不能不借重于小柴胡汤以疏散外邪，使其周身汗出，从而达到阴阳平衡，郁冒自解的目的。

郁冒→血虚（阴虚）→阳强：

大汗出→损阳→阴阳平衡→郁冒自解。

头汗出→阳未损→阴阳未调→郁冒未解。

郁冒的治法:既然郁冒自解必须通过汗出损阳之后,才能达到目的,如感受外邪,发热无汗,偏胜之阳无法减弱,那就须用小柴胡以疏邪发汗,已如前述。

由此可以理解冒家欲解的自汗出,是自动的;而服小柴胡汤后汗出而解,是被动的。但是损阳以配阴的目的,则是一致的。

郁冒的转归:服小柴胡汤后"病解能食"至"七八日更发热",是病情已转变为"胃实"的证候,当用大承气汤以攻下实热。

为什么知道病解能食,七八日更发热是里实当下证?因为小柴胡汤证是病在半表半里,服小柴胡汤后,病在半表的邪虽去,其在半里的余邪未尽,复经七八日能食,以致未尽的余邪与食相结,因而成为胃实证。

必须注意,所谓"胃实",必须具有胃实证候,才能用大承气汤,不能理解为"更发热"即是胃实证。(表 21-1)

表 21-1　郁冒与血晕的鉴别

病　名	成　因	证　　候
郁　冒	外邪引起	脉微弱,呕不能食,大便坚,头汗出(本书);舌有苔,身无汗,形气不衰(《医宗金鉴》)
血　晕	去血过多(血虚)	目闭口开,手撒手冷,六脉微细或浮
	恶露不行(血实)	胸腹胀痛,气粗,两手握拳,牙关紧闭,属血逆

[**参考资料**]《脉经》:"问曰,妇人病经水不通,而发其汗,则郁冒不知人,何也?师曰,经水下,故为里虚,而发其汗,为表复虚;此为表里俱虚,故令郁冒也。"

《医说》:"人平居无苦疾,忽如死人,身不动摇,目闭口噤,但如眩冒,移时方寤,名曰郁冒,亦名血厥,妇人多有之。"

《巢氏病源》:"运闷之状,心烦气欲绝是也。亦有去血过多,亦有下血极少,皆令运闷。若产去血过多,血虚气极,如此而运闷者,但烦闷而已;若下血过少而气逆者,则血随气上掩于心,亦令运闷,则烦闷而心满急;二者为异。亦当候其产妇下血多少,则知其产后应运与不运也。然烦闷不止则毙人。"巢氏所论如此,知产后血晕亦有两端:其去血过多而晕者属气脱,其证目闭口开,手撒手冷,六脉微细或浮。下血极少而晕者,属血逆,其证胸腹胀痛,气粗,两手握拳,牙关紧闭。这两证一虚一实,服药一差,生死立判,宜加审辨。而本篇所论,则别是一证。

产后腹痛

产后腹痛的原因很多，根据本篇约可分为：①血虚腹痛。②气滞腹痛。③瘀血腹痛。④胃实腹痛。

产后腹中㽲痛，当归生姜羊肉汤主之；并治腹中寒疝，虚劳不足（方见寒疝中）。（4）

［**提示**］ 指出血虚寒结腹痛的证治。

［**讨论**］ 本节病因由于血虚寒结，故腹中拘急，绵绵作痛。用当归生姜羊肉汤散寒、补虚、益血。本方兼治寒气郁结的寒疝及虚损不足之证（图 21－2）。

产后腹痛（一）
- 病因——血虚寒结
- 证候——腹中绵绵拘急而痛，喜得温按
- 治法——当归生姜羊肉汤——散寒，补虚，益血

图 21－2 产后腹痛（一）

［**参考资料**］ 魏念庭："妊娠之㽲痛，胞阻于血寒也；产后腹中㽲痛者，里虚而血寒也。阻则用通，而虚则用塞，一阻一虚而治法异矣。"

产后腹痛，烦满不得卧，枳实芍药散主之。（5）

［**提示**］ 指出气血郁滞腹痛的证治。

［**讨论**］ 产后腹痛，不满不烦为里虚；现在既烦且满，而且疼痛多在上腹部，则知病因由于气血瘀滞，所以用枳实芍药散主治（图 21－3）。

产后腹痛（二）
- 病因——气血郁滞
- 证候——腹痛烦满不得卧，或兼呕恶，大便略秘或泄利不畅
- 治法——枳实芍药散——破气散结，宣通气血

图 21－3 产后腹痛（二）

枳实芍药散方

枳实（烧令黑勿太过） 芍药等分

上二味，杵为散，服方寸匕，日三服，并主痈脓，以麦粥下之。

方义：本方治产后腹痛，烦满不得卧，病因由于气血郁滞，故用枳实散气积，芍药止腹痛，目的在于宣通气血，通则痛止。

［参考资料］ 唐容川："烦满腹痛，虽是气滞，然见于产后，则其滞不在气分而在血分之中也。故用芍药以利血，用枳实而必炒黑，使入血分，以行血中之气。并主痈脓者，脓乃血所化，此能行血中之滞故也。知主痈脓，则知主产后满痛矣。"

师曰：产妇腹痛，法当以枳实芍药散；假令不愈者，此为腹中有干血[①]着脐下，宜下瘀血汤主之，亦主经水不利。(6)

［词解］ ① 干血：血瘀日久为干血。

［提示］ 指出瘀血腹痛的证治，如图 21－4。

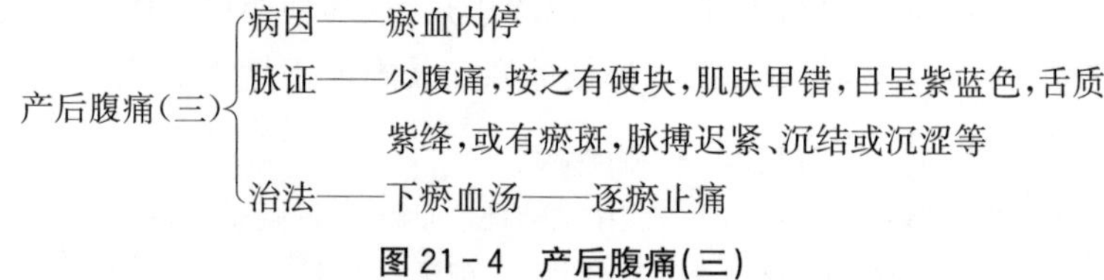

图 21－4 产后腹痛(三)

［讨论］ 产后腹痛由于瘀血内结的，其痛必在小腹，与枳实芍药散证痛在大腹不同，所以投枳实芍药散无效，必须用下瘀血汤，以攻逐脐下的瘀血。

下瘀血汤方

大黄三两　桃仁二十枚　䗪虫二十枚(熬去足)

上三味，末之，炼蜜和为四丸，以酒一升，煎一丸，取八合，顿服之，新血下如豚肝。

方义：本方由大黄、桃仁、䗪虫三味组成。方中大黄、桃仁下瘀血，破结润燥，䗪虫能逐干血，用蜜丸主要是取其缓攻，酒煎所以行气。方后谓服后下如豚肝，即是凝滞的瘀血。如经水不利由于瘀血引起的，亦可用本方治疗。

［参考资料］ 《医林改错》："古下瘀血汤，治血臌，腹皮上有青筋，是血臌腹大。桃仁八钱，大黄五分，䗪虫三个，甘遂五分或八分，为末冲服。水煎服。"

产后七八日，无太阳证，少腹坚痛，此恶露不尽，不大便，烦躁发热，切脉微实，再倍发热，日晡时烦躁者，不食，食则谵语，至夜即愈，宜大承气汤主之。热在里，结在膀胱也。(7)

［校勘］ "不大便"以下至"大承气汤主之"一段，《脉经》作"不大便四五日，

趺阳脉微实再倍，其人发热，日晡所烦躁者，不能食，谵语，利之则愈，宜大承气汤”，文气较完整。

程云来：“此条前后错简。‘热在里’八字，当在‘恶露不尽’之下，未有大承气汤而下膀胱血结也。”

［**提示**］ 指出瘀血内阻与阳明里实腹痛的证治鉴别。

［**讨论**］ 本条是说产后腹痛证中，尚有阳明里实证，应和其他腹痛鉴别。产后七八天，又没有太阳表证的发热恶寒，但少腹坚痛，此恶露不尽的证候，与干血着于脐下的腹痛相类似，可与下瘀血汤。

“不大便”至“大承气汤主之”一段文字，《脉经》较为完整，说明产后经过七八日，并没有表证，而且大便秘结四五日。因为里实不大便，所以趺阳脉微实。“再倍”二字是形容脉实之甚。发热不是表热，而是里热郁蒸。阳明旺于申酉之时，故日晡时发热烦躁更重；而且不思饮食，吃了东西以后则助长胃热而发生谵语，这便是阳明的里实证。同时还要考虑热入血室证也有发热谵语症状，但热入血室是“昼则明了，暮则谵语”，这里的阳明里实证是日晡时重，夜间就比较安静，所以原文又补出“至夜则愈”，以资鉴别。

还须指出，两病都有腹痛证，但里实不大便的承气证多为绕脐腹痛，两腹角（在腹下部）按之垒垒如块状；干血腹痛多在脐下。在脉象方面，瘀血脉象大都是沉涩，或沉弦；至于阳明实证当是数实或沉滑有力。现将阳明里实证与瘀血内结证的鉴别，列表如下（表 21－2）。

表 21－2　阳明里实证与瘀血内结证的鉴别

证别 脉证	阳明里实证	瘀血内结证
腹痛	绕脐疼痛	少腹坚痛
饮食	不能食	能食
大便	秘结	大便反易，其色必黑（《伤寒论》）
谵语	多为白天	多在夜间
脉象	微实	沉涩或沉结

本节是着重指出两证的鉴别，前者是属于恶露不尽而少腹坚痛的瘀血证；后者是说明不大便的阳明里实证，所以用大承气汤攻下。它与产后津液损伤的大便难又有根本的不同，所以必须从多方面的观察，才不致犯虚虚实实的错误。

产后中风

产后中风即产后感受风邪而引起的病证，与《伤寒论》所云“太阳病，发热汗出，恶风脉缓者，名为中风”的含义是一致的。

产后风续之数十日不解，头微痛，恶寒，时时有热，心下闷，干呕，汗出，虽久，阳旦证续在耳，可与阳旦汤（即桂枝汤，方见下利中）。(8)

［**提示**］ 指出产后外感表虚，持久不愈的证治。

［**讨论**］ 本证为产后感受风邪，持续已数十日之久而不愈，但头微痛，恶寒，时时发热，汗出，心下闷，干呕等，桂枝汤证仍然存在，故仍可与桂枝汤解肌。阳旦汤即桂枝汤，《千金方》《外台》与《金匮心典》均认为是桂枝汤加黄芩。

［**参考资料**］ 赵以德：“《伤寒论》太阳证，头痛发热，汗出恶风者，桂枝汤主之。又太阳病八九日不解者，表证仍在，当发其汗。此治伤寒法，凡产后感于风寒诸证，皆不越其规矩，举此条与上文承气为表里之例耳。”

产后中风，发热，面正赤，喘而头痛，竹叶汤主之。(9)

［**提示**］ 指出产后阳虚挟表邪的证治。

［**讨论**］ 本节指出发热头痛是感受风热，面赤而喘为虚阳上浮；因为产后大虚，阳气不固，又挟表邪而虚阳上浮所致。

证候与病机：发热头痛——感受风热。面赤而喘——虚阳上浮。

竹叶汤方

竹叶一把　葛根三两　防风　桔梗　桂枝　人参　甘草各一两　附子一枚（炮）　大枣十五枚　生姜五两

上十味，以水一斗，煮取二升半，分温三服，温复使汗出。颈项强，用大附子一枚，破之如豆大，煎药扬去沫。呕者，加半夏半升洗。

方义：本方用竹叶、葛根、桂枝、防风、桔梗解外在的风热，人参、附子固阳气的虚脱，甘草、姜、枣调和营卫。此方具有扶正祛邪、表里兼治之效，亦能治由于亡血而虚阳上浮、兼有表证的痉病。

从这里可以说明产后病的治法同样是以辨证为主，有此证即用此药，不必有所顾虑而坐失时机。如上文阳明里实证，虽产后七八日迳用承气汤；如表有风邪，虽持续数十日，亦可用阳旦汤以解肌；如阳虚挟风热，用竹叶汤表里兼治。这都说明了治疗产后病，用药可以不受产后的限制，而是以临床证候为依据的。

产后呕逆

妇人乳中[①]虚，烦乱[②]呕逆，安中益气，竹皮大丸主之。(10)

［**词解**］ ① 乳中：谓在乳子期中。

② 烦乱：谓极度心烦。

［**提示**］ 指出产后虚热烦呕的证治。

［**讨论**］ 本证是由于产妇在乳哺期中耗损津液，以致胃中有热上冲，因而发生烦乱呕逆。

竹皮大丸方

生竹茹二分　石膏二分　桂枝一分　甘草七分　白薇一分

上五味，末之，枣肉和丸，弹子大，以饮服一丸，日三，夜二服。有热者倍白薇，烦喘者加柏实一分。

方义：如图 21－5。

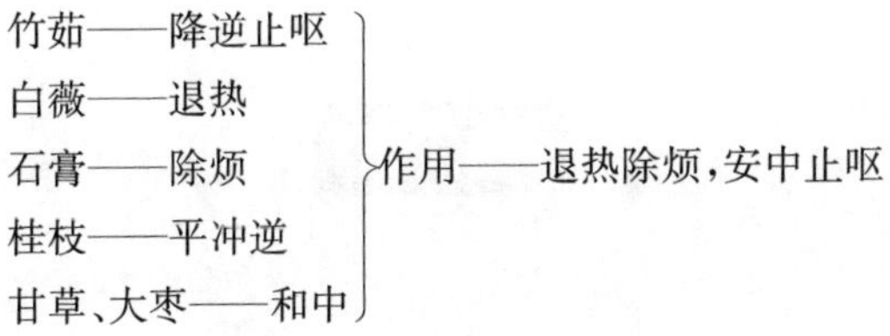

图 21－5　竹皮大丸方方义

由于中和呕止，则里气自安，故曰“安中益气”。

［**参考资料**］ 尤在泾：“妇人乳中虚，烦乱呕逆者，乳子之时，气虚火胜，内乱而上逆也。”

产后下利

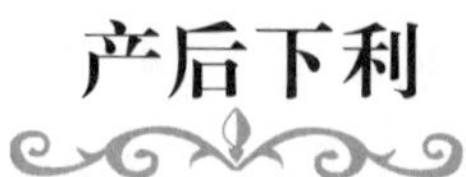

产后下利虚极[①]，白头翁加甘草阿胶汤主之。(11)

［词解］ ① 虚极：产后又加下利，气血虚弱，故云“虚极”。

［提示］ 指出产后下利的证治。

［讨论］ 本节即热利下重的痢疾证候。由于产后气血亏损，复患热利，所以用白头翁加甘草阿胶汤治疗。

白头翁加甘草阿胶汤方

白头翁　甘草　阿胶各二两　秦皮　黄连　柏皮各三两

上六味，以水七升，煮取二升半，内胶，令消尽，分温三服。

方义：白头翁汤既见于《伤寒论》，又见于本书下利篇，是治热重下利的有效方剂。由于产后血虚，故加阿胶以补血，甘草以缓其急迫，即含有补血益气之意。本方主治不必拘于产后，如不因产后而下利，见同样证候而血虚者，亦可适用。

［参考资料］ 唐容川：“此下利，是言痢疾便脓血也。仲景此数节或言产后伤寒，或言产后中风，此又言产后或得痢疾，仍当照法用白头翁汤，惟系产后血虚之极，故宜加补血之品。此仲景举例以见其概，非谓产后痢疾仅此一方，又非谓虚寒洞泻而下利，亦用是方也。”

结　语

本篇是论述产后病的证治，首先提出痉病、郁冒和大便难三种病证，这三者在证候与治法上虽有所不同，但皆由于亡血伤津所致。

这里的痉病和前面痉湿暍篇的痉病在发病因素和治法上是完全不同的，前者是以解表退热为主，后者一般是以养血镇痉为原则。

郁冒是由于外邪所引起，它具有寒热无汗的表证。至于《巢氏病源》所说的血晕，虽同样有昏冒的症状，但后者没有外邪，而是由于血虚或血实两种情况所引起，因此在治法上也是完全不同的。

腹痛是产后常见的病证，也是本篇的重点。这里除论述血虚寒结、气血郁滞以及瘀血腹痛外，并指出阳明里实证的腹痛与其他腹痛作出鉴别。其次，本篇对产后中风(伤风)，产后呕吐和下利等，均作了扼要的介绍。

此外，本篇还有附方两则，即《千金》三物黄芩汤(黄芩一两，苦参二两，干地黄四两)和《千金》内补当归建中汤(即小建中汤加当归)，前者适用于产后无外邪的血热证，后者是适用于产后"虚羸不足"的腹痛证。

通过本篇的研究，可以理解治疗产后疾病同样是以辨证为主，有此证即用此药，虽桂枝、承气在所不禁。但必须心中有数，从全面看问题，既不能拘泥于产后，但也应该考虑到产后，这是本篇的特点。

妇人杂病脉证并治第二十二

本篇是论述妇人杂病的证候、脉象和治法，涉及的范围较广，包括了热入血室、月经病、带下、崩漏、腹痛、脏躁等一些疾患。一般来说，妇人疾病首重调经，所以有关月经方面的证候和治法，又为本篇的论述重点。

一、总论妇人杂病

妇人之病，因虚，积冷，结气，为诸经水断绝，至有历年，血寒积结胞门①。寒伤经络，凝坚在上，呕吐涎唾，久成肺痈，形体损分②，在中盘结，绕脐寒疝，或两胁疼痛，与脏相连，或结热中，痛在关元，脉数无疮，肌若鱼鳞，时著男子，非止女身。在下未多，经候不匀，令阴掣痛，少腹恶寒，或引腰脊，下根气街③，气冲急痛，膝胫疼烦，奄忽眩冒，状如厥癫，或有忧惨，悲伤多嗔，此皆带下④，非有鬼神，久则羸瘦，脉虚多寒。三十六病⑤，千变万端，审脉阴阳，虚实紧弦，行其针药，治危得安；其虽同病，脉各异源，子当辨记，勿谓不然。(8)

［**词解**］ ① 胞门：指子宫。

② 损分：肌肉消瘦之意。

③ 气街：气冲穴的别名，因冲脉由此开始，故名。

④ 带下：有两种含义，一专指赤白带下；一指带脉以下的疾患，包括经、带为病。《史记·扁鹊传》云："昔扁鹊过邯郸，闻赵贵妇人，即为带下医。"

⑤ 三十六病：指十二瘕、九痛、七害、五伤、三痼。具体解释如下。

十二瘕：是所下之物，一如膏，二如青血，三如紫汁，四如赤皮，五如脓痂，六如豆汁，七如葵羹，八如凝血，九如清血，血似水，十如米汁，十一如月浣，十二者经度不应期也。

九痛：即一阴中痛伤，二阴中淋痛，三小便即痛，四寒冷痛，五月水来腹痛，六气满并痛，七汁出，阴中如虫啮痛，八胁下分痛，九腰痛。

七害：即一害食，二害气，三害冷，四害劳，五害房，六害妊，七害睡。

五伤：即一穷孔痛，二中寒热痛，三小腹急牢痛，四脏不仁，五子门不正，引背痛。

三痼：即一月水闭塞不通，二绝产乳，三羸瘦不生肌肤。（以上据《巢氏病源》《千金方》）

［**提示**］ 总论妇人月经病的原因及变证，并指出诊治方针。

［**讨论**］ 本节可分为四段讨论，自"妇人之病"至"血寒积结胞门"为第一段，讨论了妇人杂病的病因。

妇人杂病，原因很多，但总括起来，不外虚、冷、结气三个方面。虚是指病人体质薄弱，抗病力减低；冷是指感寒受冷之邪凝结不散；结气则是指由于精神的刺激以致气分郁结。但这三个方面为什么会导致一些妇人杂病呢？尤在泾说："血脉贵充悦，而地道喜温和，生气欲条达也。"如因虚、冷、结气，时间久了，则胞门闭而经络阻，于是出现一系列证候，所以说："至有历年，血寒积结胞门。"这一段是总论妇人病的病因，大多先由虚损，再由寒积。

自"寒伤经络"至"非止女身"为第二段，是论述肺胃肝脾的病变。

人体在正常生理情况下，内脏之间是既分工而又联系的，如果其中某部分有了病变，往往由于病势发展而影响其他部分。本节对这些方面，以上、中、下三焦来说明。例如：因虚、冷、结气在上，就会影响肺胃受病，发生呕吐，涎唾或咳逆，时间久了，就从热化成为肺痈，因而导致形体消瘦。如虚冷结气在中，就会影响肝脾受病，如其人中焦平素有寒，则邪从寒化，盘结中焦，或向下形成绕脐疝痛，或侵犯到两胁而发生两胁疼痛。如中焦平素有热，则邪从热化，如病势向下，则在脐下关元部分发生疼痛；由于有热，所以脉数，脉数大多数出现于疮疡的病人；如脉数而无疮疡，则热伤营血，灼烁真阴，此时病人皮肤失润，往往似鱼鳞状的干枯。但这些病不一定都见于女子，男子也有，所以原文说"时着男子，非止女身"。

从"在下未多"至"脉虚多寒"为第三段，是专论妇人疾病对身体的影响。

上面谈到许多疾病为男女所共有，但有些疾病却是妇人所独有的，如前两篇的胎产、经带等。这里所要讨论的是以经带为主，此段就是由于经候失调，因而产生了下面一系列的症状。如冲脉、任脉有了病，则阴部掣痛，或少腹冷，或上行腰背，或下连气衔及膝胫疼烦。带脉以下有了病变，则眩冒厥癫，多忧善怒，精神抑郁，或发为脏躁一类的疾患。人体的经络气血本来是联贯全身上下的，上病可以及下，下病可以及上，带脉以下属阴，阴病则下行极而上。病理如此，并不是有鬼神作祟，所以说："此皆带下，非有鬼神。"上面所述的证候，若经久不愈，则正气逐渐亏损，气血日益衰弱，脏腑经络肌肉，由于长期缺乏濡养，因而形体羸瘦，成为劳伤不复的证候。由此可见，妇人经候失调所导致的疾病，若失治或经久不愈，对于妇女身体健康影响很大。(图 22-1)

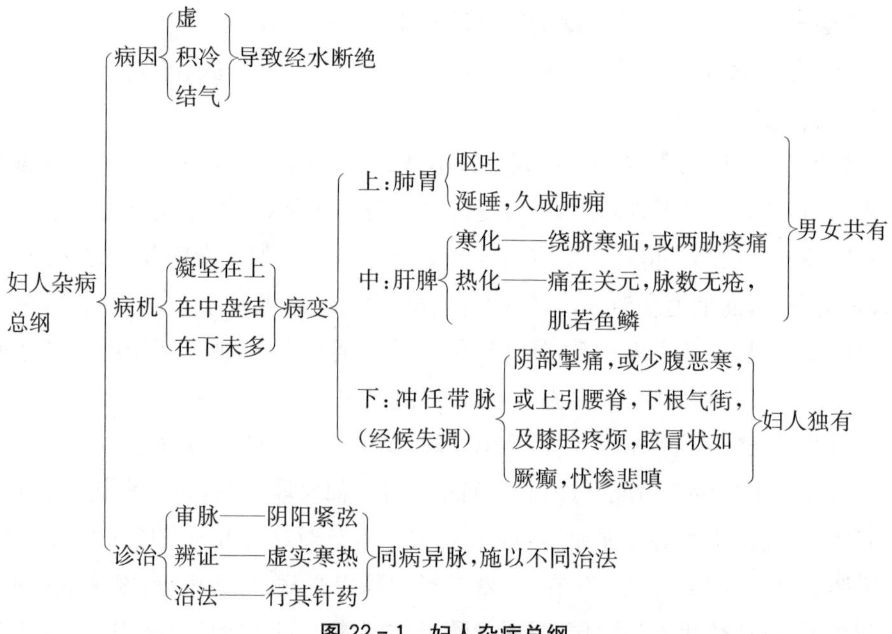

图 22-1　妇人杂病总纲

从"三十六病"到"勿谓不然"为第四段，是论述妇人杂病的诊断和治法。

"三十六病，千变万端"，是指妇人杂病，复杂多变。医家宜先审察脉象的阴阳，辨别证候的虚实寒热，然后针药并用，治疗得当，可以转危为安。但必须注意，有些病往往病同脉异，那就应当详加审辨，所以最后说："子当辨记，勿谓不然。"

二、热入血室

本篇讨论热入血室，共有四节，与《伤寒论》中原文完全相同。可见本篇所讨论的热入血室证，同样是属于外感病的范畴，不过此病多见于妇人，故列于此。

妇人中风，七八日续来寒热，发作有时，经水适断，此为热入血室，其血必结，故使如疟状，发作有时，小柴胡汤主之(方见呕吐中)。(1)

妇人伤寒发热，经水适来，昼日明了，暮则谵语，如见鬼状者，此为热入血室。治之无犯胃气及上二焦[①]，必自愈。(2)

妇人中风，发热恶寒，经水适来，得之七八日，热除脉迟，身凉和，胸胁满如结胸状，谵语者，此为热入血室也，当刺期门[②]，随其实而取之。(3)

阳明病，下血谵语者，此为热入血室，但头汗出，当刺期门，随其实而泻之，濈然汗出[③]者愈。(4)

［**词解**］ ① 上二焦：指上、中二焦。

② 期门：肝经募穴(乳下第二肋处)。

③ 濈然汗出：周身微微汗出。

［**提示**］ 论述热入血室的成因、证候与治法。

［**讨论**］ 在未讨论本文之前，首先必须了解什么是血室。关于血室这个问题，历代注家有几种不同的认识。

(1) 冲脉。(成无己、方有执等)

理由：“女子二七而天癸至”，由于“太冲脉盛，月事以时下”。

(2) 肝脏。(柯韵伯等)

理由：①肝是藏血之脏；②证不在少腹而在胁上；③男子亦有此病。

(3) 子宫。(张景岳、程氏、山田氏等)

理由：①与月事有关；②本篇第 13 节有“妇人少腹满如敦状，小便微难而不渴，生后者，此为水与血俱结在血室也”；③《伤寒论》阳明篇 216 条，热入血室不言妇人者，以少阳篇曾一再述及，且已包括在本篇文中，故而从略。

我们认为，以上三种说法，虽各有一定的理由，但其中以第三种说法比较合理，与临床实践基本相符。但是，月经的过程是生理变化比较复杂的一个问题，如果确定血室即子宫，未免太狭隘了。我们认为，不能把它单纯看作是一个实质器官，而应该理解为营月经生理的功能活动。这里面当然也包括了冲、任脉和肝脏，因冲脉为诸经之血海；任脉主胞胎，为妇人生养之本；肝脉络阴器，而肝又为藏血之脏的缘故。

根据本篇内容，热入血室可分为三种不同类型。

小柴胡汤证:原文第1节,首先指出中风已七八日。一般地讲,七八日表邪当解,今复见寒热,故有“续来”之语。这时如果适逢行经,则余热未尽,乘虚而入血室,与正气相搏,每致经水不当断而断。但为什么会出现寒热如疟、发作有时的症状?这是由于邪热与血互结,血室属肝所主,肝与胆相表里,邪陷轻浅,卫气与营气相搏,正邪分争,“故使如疟状,发作有时”。这是热入血室的初步阶段,此时正气仍欲驱邪外出,故只用和解少阳的小柴胡汤,一面清解内陷之热,一面升提下陷之邪,热邪去则血自行。后人在临床经验中有的酌加桃仁、丹皮等药,以促使既结之血从速下行,尤为妥善。

[**参考资料**] 程云来:“妇人伤寒中风,六经传变治例与男子同法,唯经水适来适断,热入血分,与夫胎前产后,崩漏带下,则治有殊也。妇人经行之际,当血弱气尽之时,邪气因入血室与正气相搏,则经为之断,血为之结也。血结则邪正纷争,往来寒热,休作有时,与小柴胡解表里而散血室之邪热。”

自愈证:原文第2节提到病人发热之期,经水适来,昼则明了,夜则谵语,如见鬼状。作者认为这也是由于热入血室。那么为什么会昼日明了而暮则谵语?这是由于气分无热,故昼日明了;血分有热,故暮即谵语。“如见鬼状”,是形容病人神志模糊。这种昼则明了,暮则谵语,是热扰血分的特征。从外表上看似乎病情很严重,其实并不如此;因为本证尚有发热情况,而且月经并没有因此而停止,可见邪陷不深。因此,作者认为本病只要“无犯胃气及上二焦,必自愈”。再分析一下,为什么要无犯胃气及上二焦?因为本证病在血分,与气分无涉,脾胃也没有病,如妄用苦寒攻下或发汗,就是诛伐无过,有损无益。又本节与上节在病情上也有所不同,上节是热入血室而为血结,故寒热如疟;本节虽热入血室而月经未停,可见血还未结。“必自愈”三字也要活看,可适当地选用清血之品进行治疗。《本事方》主张用小柴胡加地黄汤,可供参考。

[**参考资料**] 《本事方》:“治妇人室女伤寒发热,或发寒热,经水适来或适断,昼则明了,夜则谵语如见鬼状;亦治产后恶露方来,忽尔断绝,小柴胡加地黄汤,即小柴胡汤加生干地黄。”

林润云:“阳盛谵语宜下,此不可下者,犯胃气也。彼热入血结寒热者,与小柴胡汤散邪发汗;此虽热入血室而不留结,不可与发汗药犯其上焦也。若热入血室胸胁满如结胸者,可刺期门;此虽热入血室而无满结,故不可刺期门以犯其中焦也。必自愈者,以经行则热随血去,血下则邪热悉除而愈矣。”

唐容川："谵语常法，应用承气攻其胃与上二焦。此谵语在下胃焦血室，与寻常谵语不同，恐人误治，故戒之曰，无犯胃气及上二焦，意谓但治其下焦血室，而谵语必自愈。"

刺期门证：原文第 3 节里叙述了中风七八日，热除脉迟身凉，照理应当病愈，现在反见"胸胁满如结胸状"，并发"谵语"，可知这不是病解，而是邪热乘虚入于血室的现象。因为冲、任为肝经所主，上连胸胁，下通胞室，热入血室，必循经而上干胸胁，故见胸胁胀满如结胸状。血属阴液，为心所主，神明被扰，故有谵语。期门是肝经寡穴，故刺期门以泻其实邪，如此，则血室之热可随之而解。

本证即《本事方》的"血结胸"证，王海藏主张用桂枝红花汤。又《活人书》治妇人伤寒，血结胸膈，揉而痛不可接近，用海蛤散（海蛤、滑石、甘草、芒硝研末，鸡子清调下），可作我们临床上的参考。

原文第 4 节所述虽亦系热入血室而刺期门的证候，但与上节有所不同。本证为阳明里热太盛，影响血室，以致前阴下血，谵语；此亦为热入血室而非阳明燥结之证，由于里热郁蒸，故头汗出。阳明之热既入血室，故不以阳明为主，而以冲、任、厥阴为主，所以亦当刺期门以泻肝与血室之热。如此，则阴阳平衡，周身出汗而愈。

以上所论热入血室是指月经适来或适断而感染邪热，或热病期中月经来潮，邪热乘虚陷入血室，故治法不论用针用药，都以泄热为目的。

综上热入血室四节，除阳明下血谵语外，以如疟状为最轻，谵语如见鬼状为较重，热除脉迟身凉和为最重。治法除刺期门外，均可用小柴胡汤酌加丹参、赤芍、炒山栀、生地黄等，效果较好。

［**参考资料**］ 陈修园："此言阳明病亦有热入室者，不必拘于经水之来与断也。但其证，下血、头汗出之独异也。盖阳明之热从气而之血，袭入胞宫，即下血而谵语，不必乘经水之来而后热邪得以入之。彼为血去而热乘其虚而后入，此为热入而血有所迫而自下也。然既入血室，则不以阳明为主，而以冲、任、厥阴、血海为主。冲、任，奇脉也，又以厥阴为主。厥阴之气不通，故一身无汗，郁而求通，遂于其少阳之府而达之，故头上汗出。治法亦当刺期门以泻其实，刺已周身濈然汗出，则阴之闭者亦通，故愈。"

三、经水不利

引起月经病的原因很多。本篇述经水不利共三节，大多由瘀血所起，至于由

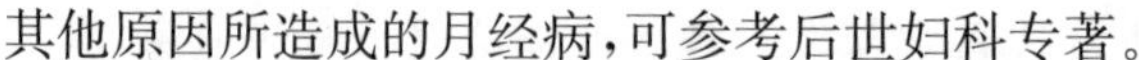

其他原因所造成的月经病，可参考后世妇科专著。

带下经水不利，少腹满痛，经一月再见者，土瓜根散主之。(10)

［校勘］《本草纲目》土瓜条引此，“一月”上补“或”字。

妇人少腹满如敦状[①]，小便微难而不渴，生后[②]者，此为水与血俱结在血室也，大黄甘遂汤主之。(13)

［校勘］“少腹满如敦状”，《脉经》作“小腹满如敦之状”。

妇人经水不利下，抵当汤主之(亦治男子膀胱满急，有瘀血者)。(14)

［词解］① 如敦状：谓少腹满而有隆起的现象。敦，音对，古代盛黍稷之器，圆形有盖，略如对剖之球。

② 生后：即产后。

［提示］上三节都是论述月经病的症状和治法。

［讨论］根据原文精神，上三节都属于瘀血所引起的月经病，但其中又可分为：①月经不调；②水血俱结；③经闭不行。

月经不调：原文第10节是论述因瘀血而引起的月经不调证。“带下经水不利”，是经水断断续续的情况，亦即尤在泾所形容的“似通非通，欲止不止”的样子，“经一月再见”，是月经一月两次，加上少腹部胀满疼痛，这些都是由于瘀血阻滞而引起的病候。宜用破瘀通经的土瓜根散进行治疗。

土瓜根散方

土瓜根　芍药　桂枝　䗪虫各三分

上四味，杵为散，温服方寸匕，日三服。

方义：土瓜根即王瓜根，能通经消瘀血，芍药止腹痛，䗪虫破瘀血，桂枝通血脉，共奏破瘀通经之效。

水血俱结：原文第13节是论述水血俱结的证治。妇人少腹满，有蓄水与蓄血的分别，若满而小便自利，则为蓄血；满而小便不利，口渴，则为蓄水。今少腹满而小便微难，口又不渴，况又在产后，所以说是水与血俱结在血室。主以大黄甘遂汤，去瘀逐水。

少腹满：小便不利，口渴——蓄水。小便利，口不渴——蓄血。小便微难而不渴，且病在产后——水与血俱结在血室。

大黄甘遂汤方

大黄四两　甘遂二两　阿胶二两

上三味，以水三升，煮取一升，顿服之，其血当下。

方义：如图 22－2。

大黄——开血闭
甘遂——逐　水　攻补兼施
阿胶——补　血

图 22－2　大黄甘遂汤方义

经闭不行：原文第 14 节是论述经闭的重证。一般来说，妇人月经不调，在治法上不外调气行血，无须如这里所指出的抵当汤的重剂。现在因经水不利下而用抵当汤，可知不是一般的月经不调，而是经闭不行。虽经水不利容或有抵当汤证，但不能仅见经水不利而遽用抵当汤。原注“亦治男子膀胱满急，有瘀血者”，可知此证是因瘀血而经闭，不是一般的月经不调，所以用抵当汤治疗。

抵当汤方

水蛭三十个(熬)　虻虫三十枚(熬去翅足)　桃仁二十个(去皮尖)　大黄三两(酒浸)

上四味，为末，以水五升，煮取三升，去滓，温服一升。

方义：本方用水蛭、虻虫专攻瘀血，大黄、桃仁引血下行。本方是逐瘀峻利，应用于少腹硬满，或腹不满而自诉腹满，小便自利，大便虽硬而易解，其色必黑，神志恍惚，或善忘，或烦躁，甚则谵语，发狂，善饥，脉沉结。在妇人则有经闭、时发热等证。

［**参考资料**］　尤在泾：“经水不利下者，经脉闭塞而不下，比前条下而不利者有别矣；故彼兼和利，而此专攻逐也。然必审其脉证并实而后用之，不然，妇人经闭多有血枯脉绝者矣，虽养冲、任尤恐不至，而可强责之哉。”

《医宗金鉴》：“妇人经水不利下，言经行不通利快畅下也，乃妇人恒有之病，不过活瘀导气，调和冲、任，足以愈之。今曰抵当汤主之，夫抵当重剂，文内并无

少腹结痛、大便黑、小便利、发狂、善忘、寒热等证，恐药重病轻，必有残缺错简，读者审之。”

四、带下

这里的带下是专指妇女的白带病，与前面作为泛指一切妇科病的“带下”，有广义与狭义的不同。本篇所论白带成因，约为湿热或寒湿两种。

妇人经水闭不利，脏坚癖不止①，中有干血，下白物②，矾石丸主之。(15)

妇人阴寒，温阴中坐药，蛇床子散主之。(20)

［**词解**］ ① 坚癖不止：沈明宗云，“止当作散字。坚癖不散，子脏有干血也。”

② 白物：即白带。

［**提示**］ 以上是论述带下病的证候及外治法。

［**讨论**］ 原文第 15 节是论述妇人子宫有干血停留，久郁而生湿热，一方面使月经停止，一方面又发生白带，应采用矾石丸的外治法。

矾石丸方

矾石三分(烧)　杏仁一分

上二味，末之，炼蜜和丸枣核大，内藏中，剧者再内之。

方义：方中枯矾除湿热，合杏仁破结润干血。因为湿热不去，则干血不下，干血不下，则白带亦未必能愈。内服药不如从局部外治，稳当而有捷效。

原文第 20 节是论述寒湿带下的治法。本节虽只提到阴寒(子宫寒湿)，而未指出带下症状，如从药以测证，则本证应有腰下重坠、阴中瘙痒、带下色白如涕、病者自觉阴中冷等证。故用蛇床子散作为坐药，进行治疗。

蛇床子散方

蛇床子

上一味，末之，以白粉少许，和令相得，如枣大，绵裹，内之，自然温。

方义：本方有燥湿杀虫的功用。据《本经》：“蛇床子主妇人阴中肿痛，男子阴瘘湿痒。”近人黄树曾谓其能逐阴中寒邪，寒能生湿，所以本证非此不能胜任。关于白粉，有的说是铅粉，有的说是米粉，但作为外用药，似以铅粉为是。

［**参考资料**］《医宗金鉴》：“妇人阴冷，皆由风寒乘虚入于子脏，久之血凝气滞，多变他证，且难于受孕。宜多服桂附地黄丸，外以远志、干姜、蛇床子、吴萸研细，绵裹纳阴中，二日易。”

曹颖甫：“妇人寒湿下注阴中，或为白带，或为败血，久之化热，皆足生虫，虫多而窜动，则痒不可忍，以川椒、百部洗之，往往不效，惟蛇床子散足以治之。”

《汉方释义》载有治带球，就是以本方合矾石丸加入樟脑一味而成，主治妇女白带下，阴中瘙痒证。据云有奇效，录之以供参考。

附　治带球方

蛇床子仁二钱　白粉三分（白粉即铅粉亦有作米粉）　明矾二钱　樟脑一钱　杏仁六分

上药为末，蜂蜜为膣球，白粉为衣。隔日一个，插入膣内。

小结

本病的成因，就本篇范围来说，是由湿热或寒湿所致。后世医家认为属湿热者居多，在临床上确是这样；但是，不等于说没有寒湿证。我们认为证候的寒热，是随病人正气的盛衰，病期的久暂而互相转化的。一般来说，往往是初病多属湿热，久病多属寒湿；但也有初病即为寒湿，到后来转化为湿热的。本病在治法上，上面两节均采用外治法，这对后世应用外用药于妇科疾患，有很大的启发。

五、漏下

本篇有关漏下方面，计有三节，其成因归纳起来，不外瘀血内阻与气不摄血两个方面。

问曰：妇人年五十所，病下利数十日不止，暮即发热，少腹里急，腹满，手掌烦热，唇口干燥，何也？师曰：此病属带下，何以故？曾经半产，瘀血在少腹不去，何

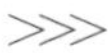

以知之,其证唇口干燥,故知之,当以温经汤主之。(9)

[**校勘**] “所”,《脉经》作“许”。“少腹”都作“小腹”,“里急”下有“痛”字,“掌”下无“烦”字。“下利”,《医宗金鉴》作“下血”。

本节用问答方式来讨论一个瘀血内阻兼有虚热的崩漏病例。一般来说,妇人年已五十,冲、任皆虚,应该月经停止,现在复下血不止,其原因正如文中所说,是由于病人曾经半产,有残余的瘀血停留,又因瘀血而引起漏血,这样更促使了阴血的耗损;由于阴虚不能藏阳,因而傍晚发热,手心烦热。瘀血不去,则新血不生,津液失于上濡,故唇口干燥。

我们就“瘀血在少腹不去”一句来分析,可知这种腹满里急与虚劳里急的腹中拘急不同。此证“腹满”必按之有块,或刺痛拒按。此外,所漏下的血液必色多紫黑不鲜,夹有血块,故用温经汤温经补虚,为本病的根本治法。

有人会问,温经汤证既云有“瘀血在少腹”,何以不用下瘀血汤或抵当汤去逐瘀呢?因为下瘀血汤证与抵当汤证皆无下血证,病的重点在于瘀血,而且病属阳证、实证,故直接使用逐瘀方剂。温经汤证是因瘀血而崩漏,并且病人年已五十余,气血衰弱,病属虚证,所以用温经汤温养气血兼以消瘀。前者用意在于逐邪而安正,后者在于养正以祛邪。

温经汤方

吴茱萸三两　当归　芎䓖　芍药　人参　桂枝　阿胶　生姜　牡丹皮(去心)　甘草各二两　半夏半升　麦门冬一升(去心)

上十二味,以水一斗,煮取三升,分温三服。亦主妇人少腹寒,久不受胎;兼治崩中去血,或月水来过多及至期不来。

方义:本方用当归、阿胶、芍药养血,丹皮、桂枝、川芎行血消瘀,麦冬、半夏润燥和胃,人参、甘草生津益气,吴茱萸、生姜暖血温经。本方既有温血养血之效,同时又能逐瘀润燥。它能治冲、任虚损,月经不调,以及久不受孕证;但在使用时应掌握有少腹痛、发热、手掌烦热、唇干口燥等证。总的来说,妇人下焦虚、腹痛、月经不调的,适用本方。

根据临床经验,温经汤证除原文所述证候外,多有少腹急痛之证,可以理解温经汤主要是治腹痛崩漏。它和胶艾汤的主治有相似处,但口唇干燥、手心烦热等的虚热证是胶艾汤证所没有的；同时又略似当归芍药散证，不过本方证无水气情况，因此又与当归芍药散证不同。

寸口脉弦而大，弦则为减，大则为芤，减则为寒，芤则为虚，寒虚相搏，此名曰革，妇人则半产、漏下，旋覆花汤主之。(11)

［**提示**］ 指出妇人半产漏下的脉象及治法。

［**讨论**］ 本节的脉象已详虚劳篇，这里专为妇科病而重复提出。

妇人得革脉为什么都属半产、漏下？这是因为革脉的出现是显示了血分虚极的缘故。

半产、漏下而用旋覆花汤，注家颇有不同看法。如《医宗金鉴》认为必有错简，理由是半产、漏下，气已下陷，哪有再用旋覆花下气之理？但也有注家认为旋覆花补中下气，气能下返则血源自裕。因此，关于本条方治尚有作进一步研究的必要。

旋覆花汤方

旋覆花三两　葱十四茎　新绛少许

上三味，以水三升，煮取一升，顿服之。

方义：本方由旋覆花、葱茎、新绛三味组成。考《神农本经》旋覆花功能补中下气，气能下返，则血源自裕。葱茎通其在内疲敝之阳，新绛行络中之血而不伤络；通则血行，瘀去则新生。

［**参考资料**］ 黄树曾："旋覆花功能补中下气，脉革为外盛中虚，舍补中而谁何！然旋覆花之补中，端赖其下气之力，盖气能下返，则血源自裕。浮取得弦脉，为内阳衰惫，故用得阳气即森然之葱茎，通其在内疲敝之阳；绛，深红色也，新绛能行络中之血而不伤络；通则血泽，瘀去而新血生矣。余遇此证，辄用此汤，投之多效。若用补血之剂，而不思所以裕其源，是犹头痛治头，脚痛治脚，其不偾事也几希。"

妇人陷经，漏下黑不解，胶姜汤主之。(12)

［**提示**］ 指出妇人陷经的证治。

［**讨论**］ 什么是陷经？注家有两种不同看法：李彣将陷经与漏下连在一起，认为是指经脉陷下而血漏不止，属于气不摄血；尤在泾认为陷经是指下而不止的

意思。两种说法都可作参考。

"漏下黑不解",据《巢氏病源》漏下黑候云:"肾脏之色黑,漏下黑者,是肾脏之虚损。"尤在泾云:"黑则因寒而色瘀。"既然病因于寒,那么在治法上当以温经理血为是。胶姜汤方已脱漏,林亿等认为可能就是胶艾汤。考《千金》胶艾汤方内有干姜,似可采用。

本证是不因瘀血而引起的漏下证,在证候上多表现神萎、面色苍白、体倦无力、头晕心悸、脉象微弱、漏下色黑等,这属于气不摄血证,可用胶艾汤加干姜。

六、腹痛

腹痛是一个症状,不是独立的病名,在许多疾病过程中可以伴发。妇人腹中痛,一般指经来前后的腹痛。本篇论述腹中痛的条文共有三节,虽均呈腹中痛,但其致痛的原因不同。

妇人六十二种风,腹中血气刺痛,红蓝花酒主之。(16)

妇人腹中诸疾痛,当归芍药散主之(方见妊娠中)。(17)

妇人腹中痛,小建中汤主之(方见虚劳中)。(18)

[**提示**] 以上是论述妇人腹痛的不同成因及证治。

[**讨论**] 原文第 16 节所述"六十二种风",现已无法考据。本证是因感受风邪与气血相搏,因而腹中刺痛。"刺痛"是指痛的性质如针刺。治疗宜以红蓝花酒。

红蓝花酒方

红蓝花一两

上一味,酒一大升,煎减半,顿服一半,未止,再服。

方义:红蓝花即红花,功能行血活血,用酒煎更加强药效,使气血通畅,则腹痛自止。本方不用驱风药而治风邪与气血相搏之证,用意在于"治风先治血,血行风自灭"。

原文第 17 节只简单地提出了"妇人腹中诸疾痛",而没有指出其他证候。从药以测证,当归芍药散的主要作用是通调气血,健脾化湿。通调气血对肝有帮助,健脾化湿对脾有帮助;肝脾舒畅,则"腹中诸疾痛"亦解。必须注意,妇人腹痛原因很多，用当归芍药散根据证候而加减则可，若以概治“妇人腹中诸疾痛”则不可，临证宜详察。

原文第 18 节的腹痛，也没有详细叙述证候。就其用小建中汤来看，可知此证属于虚寒里急的腹痛，在证候表现上应有少腹挛痛、喜按、心悸、虚烦、面色无华、舌质淡红、脉涩而弦等证。本证用小建中汤，目的在于补中生血，不在养血止痛。因为气是血的起源，血又随气以运行，所以用小建中汤建立中气，中气健运，则虚者自复，而痛自止。

腹痛是妇科常见疾病之一，由于痛的原因不同，程度不同，临床上又当辨别寒热虚实，属气属血，分别论治。现将上述三条作如下归纳。

腹痛：①因于风邪乘虚而入的，宜行血活血——红蓝花酒。②因于血行不畅，兼有水气，宜通调气血，健脾化湿——当归芍药散。③因于中气虚寒的，宜补中生血——小建中汤。

七、脏躁

妇人脏躁，喜悲伤欲哭，象如神灵所作，数欠伸，甘麦大枣汤主之。(6)

［**提示**］ 论述脏躁的证治。

［**讨论**］ 本证有发作性，文中说“象如神灵所作”，是形容它的病情复杂变幻。“脏躁”的“脏”，有的注家解释为子宫，惟黄树曾则解释为五脏之一部或全部，由于阴液不足，便发为脏躁；如肺津虚则悲伤欲哭，心血虚则神乱如有神灵所凭，脾胃虚或肾虚都会周身疲惫，而有“数欠伸”的现象。用甘麦大枣汤是因甘能补中，甘能缓急。

甘麦大枣汤方

甘草三两　小麦一升　大枣十枚

上三味，以水六升，煮取三升，温分三服。亦补脾气。

方义：本方用小麦养心气，甘草、大枣以缓急迫。《沈氏女科辑要》就本方加白芍、紫石英，名加味甘麦大枣汤，治脏躁而见反张证，效果极好，值得赏用。

［**参考资料**］ 关于脏躁的症状，余公侠医师在“从临床体会谈谈甘麦大枣汤的应用标准”一文中，作了五点归纳。

(1) 病人言行失常,或无故悲伤,或喜怒不节者。

(2) 心烦不得眠,或恍惚多梦,或坐卧不安,或身如蚁走样者。

(3) 汗多,口干,不思饮食,大便秘结,常数日不更衣者。

(4) 怕一切声光,怕与人交言,喜独居暗室者。

(5) 腹诊右直腹肌挛急,或右胁下脐傍拘急,有结块者。以上症状,不必悉具。本方加当归、白芍、茯神、枣仁、龙齿、牡蛎、柏子仁等,则效果更佳。(《江苏中医》1958 年第 8 期)

八、转胞

问曰:妇人病,饮食如故,烦热不得卧,而反倚息者,何也?师曰:此名转胞①,不得溺也。以胞系了戾②,故致此病,但利小便则愈,肾气丸主之。(19)

[**词解**] ① 胞:指膀胱而言。

② 胞系了戾:谓膀胱之系缭绕捻转。

[**提示**] 论述转胞的证治。

[**讨论**] 转胞原因,据载有因妊娠胎压膀胱,有因忍溺致胞系了戾。本节转胞的原因是下焦虚,肾阳不能振奋所致。

本证的主要症状为小便不通,小腹急痛。"烦热不得卧"而"倚息",是由于水气上逆所致。病不在胃肠,故"饮食如故"。

在治法上,本证可用肾气丸以振奋肾气。如因胎气不举下压膀胱的,则必须升阳益气,使胎举则小便自通,朱丹溪用补中益气等,程钟龄用茯苓升麻汤,均可参考。

[**参考资料**] 原文自"以胞系了戾"以下,《脉经》作:"此人故肌盛,头举身满,今反羸瘦,头举中空感,胞系了戾,故致此病。但利小便则愈,宜服肾气圆,以中有茯苓故也。"

《巢氏病源·妇人杂病胞转候》云:"胞转之病,由胞为热所迫,或忍小便,俱令水气还迫于胞,屈辟不得充张,外水应入不得入,内溲应出不得出,内外壅胀不通,故为胞转。其状小腹急痛,不得小便,甚者至死。张仲景云,妇人本肥盛,头举身满,今羸瘦,头举中空减,胞系了戾,亦致胞转。"又小便病亦有胞转候云:"其病状脐下急痛,小便不通是也。此病或由小便应下而强忍之,或为寒热所迫……此病至四五日,乃有致死者。饱食食讫应小便而忍之,或饱食讫而走马,或小便急因疾走,或忍尿入房,亦皆令胞转或胞落,并致死。"

肾气丸方

干地黄八两　薯蓣四两　山茱萸四两　泽泻三两　茯苓三两　牡丹皮三两　桂枝　附子(炮)各一两

上八味,末之,炼蜜和丸梧子大,酒下十五丸,加至二十五丸,日再服。

方义:本方的作用主要是温肾补肾,鼓舞肾气。肾气强则胞系了戾自愈,小便自通,诸证自除。

九、阴吹

胃气下泄,阴吹而正喧[①],此谷气之实[②]也,膏发煎导之(方见黄疸中)。(22)

[**词解**]　① 阴吹而正喧:"阴吹",即前阴出声如矢气状;这种声音连续不绝,便叫"正喧"。

② 谷气之实:谓大便不通。

[**提示**]　论述阴吹的成因及证治。

[**讨论**]　阴吹,在临床上不常见。本节所述阴吹的原因,是由大便闭塞所引起。后世医家对于本病的原因,作了一些补充,如有因水饮停积中焦所致的(如《温病条辨·下焦篇》:"饮家阴吹");有因气虚陷下,大便无力运行的;有因血虚津液缺乏,大便秘结的(图 22－3)。

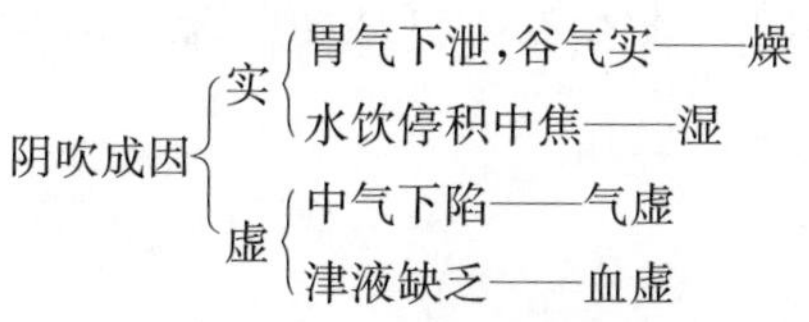

图 22－3　阴吹成因

本节阴吹是偏于胃气之燥,故用猪膏发煎润导大便。大便通利,则阴吹自止。

[**参考资料**]《萧氏女科经纶》:"妇人阴吹证,仲景以为谷气实,胃气下泄所致,此之病机,有不可解。云来注云:胃实肠虚,气走胞门。亦是随仲景之文而诠之也。夫人谷气,胃中何尝一日不实,而见阴吹之证者,未之尝闻,千百年之书,其阙疑可也。予甲寅岁游峡石,有友吴禹仲来询云,此镇有一富翁室女,病阴户中时簌簌有声,如后阴之转矢气状,遍访医者,不晓此何病也。予曰,此阴吹证也,仲景之书有之。"

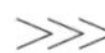

十、阴中生疮

少阴脉滑而数者，阴中即生疮。阴中蚀疮烂者，狼牙汤洗之。（21）

［**提示**］ 指出阴中生疮的证治。

［**讨论**］ 少阴诊在太溪穴。《素问·三部九候论》："下以候下。"故少阴脉滑而数，主下焦有湿热，所以阴中湿热蕴久成疮而引起蚀烂。

狼牙汤方

狼牙三两

上一味，以水四升，煮取半升，以绵缠筋如茧，浸汤沥阴中，日四遍。

方义：狼牙性苦寒，能清热杀虫，故本方用以洗涤。

十一、其他

妇人咽中如有炙脔①，半夏厚朴汤主之。（5）

［**词解**］ ① 炙脔："脔"即肉切成块，"炙脔"即烤熟的肉块。

［**提示**］ 指出咽中如有炙脔的治法。

［**讨论**］ 本证多因情志抑郁与痰搏结所致。在证候表现上为咽中自觉有物阻塞，咯之不出，咽之不下，后人称为梅核气。本病应伴有胸膺痞闷症状，或先见胸闷而后见本病。病因由于凝痰结气，故治以半夏厚朴汤理气化痰。

半夏厚朴汤方

半夏一升　厚朴三两　茯苓四两　生姜五两　干苏叶二两

上五味，以水七升，煮取四升，分温四服，日三夜一服。

方义：方中半夏、厚朴、生姜取其辛以散结，苦以降逆，茯苓佐半夏以利水消痰，紫苏芳香以宣通郁气。俾气舒涎去，其病自愈。

［**参考资料**］ 庄姓病人曾患此证，不仅咽中如有炙脔，并出现如有鱼骨鲠在喉刺痛之感。起病原因是由于他的三儿数月未通家信，连去函三次，第三封退信上注有"本处无此人"一语，因此精神抑郁而发生此病。曾疑为当日吃鱼后骨鲠在

喉，经中西医喉科检查，咽喉部并无异物存在，但一日数发，痛如刀割。服药多种无效。后来请李文杰医师诊治，认为是肝经之火上炙所致，拟舒肝清火法内服，外用喉科清热止痛之药；同时又接到他的三儿来信，忧感顿时消除，于是病也慢慢痊愈。

妇人吐涎沫，医反下之，心下即痞。当先治其吐涎沫，小青龙汤主之；涎沫止，乃治痞，泻心汤主之。(7)

［**校勘**］ 本节《千金方》作"治妇人霍乱呕逆，吐涎沫，医反下之，心下即痞。当先治其涎沫，可服小青龙汤；涎沫止，次治其痞，可服甘草泻心汤。"

［**提示**］ 指出吐涎沫的证治。

［**讨论**］ "吐涎沫"是上焦有寒，应该用温中散寒的方法进行治疗，而医反下之，以致寒饮内陷而成痞证。在治法上如沫涎未止，仍先治其寒饮，主以小青龙汤温肺散寒；待涎沫止，再以泻心汤治其痞。

小青龙汤方 见肺痈中。

泻心汤方 见惊悸中。

［**参考资料**］ 尤在泾："吐涎沫，上焦有寒也，不与温散而反下之，则寒内入而成痞，如伤寒下早例也。然虽痞而尤吐涎沫，则上寒未已，不可治痞，当先治其上寒，而后治其中痞，亦如伤寒例表解乃可攻痞也。"

魏念庭："泻心汤在《伤寒论》中为方不一，亦当合《伤寒论》中痞证诸条参观之，而求其治法。"

结 语

本篇第 8 节是妇人杂病的总纲，对妇人杂病的成因、诊断与证治都作了一些原则性的指示，故列于首。

从本篇内容上归纳，可分为热入血室、经水不利、带下、漏下、腹痛、脏躁、转胞、阴吹、阴疮等十多种疾病，但讨论重点则在于经水不利、带下和漏下数证。

本篇所列方剂如胶姜汤、温经汤、土瓜根散、抵当汤、大黄甘遂汤等都是治疗经水不利，但由于经水不利有血虚、实或血与水俱结的不同，因此对于这些方剂也宜辨证选用。其他如红蓝花酒、当归芍药散、小建中汤等，虽然都是治疗妇人腹痛证，但也必须在辨别寒热虚实、属气属血的情况下，才能适当地选择应用。

本篇对于妇人杂病在某些方面虽然还没有作出比较详尽的论述，但却已给后人以莫大的启发作用。

参考书目

《神农本草经》

《黄帝内经素问》 王　冰注

《灵枢经》

《脉经》 王叔和著

《肘后方》 葛　洪著

《诸病源候论》 巢元方等著

《千金要方》 孙思邈著

《千金翼方》 孙思邈著

《外台秘要》 王　焘著

《注解伤寒论》 成无已著

《伤寒发微论》 许叔微著

《三因方》 陈无择著

《难经本义》 滑伯仁著

《金匮玉函二注》 赵以德、周扬俊合著

《本草纲目》 李时珍著

《医门法律》 喻嘉言著

《金匮要略论注》 徐忠可著

《沈注金匮要略》 沈明宗著

《伤寒来苏集》 柯韵伯著

《张氏医通》 张路玉编著

《金匮直解》 程云来著

《高注金匮要略》 高学山著

《金匮要略方论本义》 魏念庭著

《金匮心典》 尤在泾著

《医宗金鉴》 吴谦等著

《兰台轨范》 徐灵胎著

《金匮悬解》 黄元御著

《金匮要略阐义》 汪近垣著

《金匮要略浅注》 陈修园著

《金匮玉函要略辑义》 丹波元简著

《金匮玉函要略述义》 丹波元坚著

《金匮要略浅注补正》 唐容川著

《中国医学大辞典》 谢利恒编

《伤寒金匮发微合刊》 曹颖甫著

《皇汉医学》 汤本求真编著

《金匮今释》 陆渊雷著

《金匮要略集注》 黄竹斋编

《金匮要略五十家注》 吴考槃编著

《金匮要略释义》 黄树曾著

《金匮要略新义》 余无言编

《金匮要略简释》 秦伯未著

《伤寒金匮条释》 李彦师编著

《伤寒论译释》 南京中医学院伤寒教研组编著

《金匮译释》 南京中医学院金匮教研组编著